Casais inteligentes emagrecem juntos

Casais inteligentes emagrecem juntos

THOMAS BRADBURY E BENJAMIN KARNEY

Tradução
Patrícia Azeredo

1ª edição

Rio de Janeiro | 2014

CIP-BRASIL. CATALOGAÇÃO NA PUBLICAÇÃO
SINDICATO NACIONAL DOS EDITORES DE LIVROS, RJ

Bradbury, Thomas

B79c   Casais inteligentes emagrecem juntos / Thomas Bradbury, Benjamin Karney; tradução Patrícia Azeredo. — 1. ed. — Rio de Janeiro: Best*Seller*, 2014.
il.

Tradução de: Love me slender
Apêndice
ISBN 978-85-7684-642-0

1. Nutrição. 2. Casais. 3. Saúde — Aspectos nutricionais. 4. Hábitos alimentares. 5. Qualidade de vida. I. Título.

13-07497   CDD: 613.2
CDU: 613.2

Texto revisado segundo o novo Acordo Ortográfico da Língua Portuguesa.

Título original
LOVE ME SLENDER
Copyright © 2014 by Thomas Bradbury and Benjamin Karney
Copyright da tradução © 2014 by Editora Best Seller Ltda.

Capa: Gabinete de Artes
Editoração eletrônica: FA Studio

Todos os direitos reservados. Proibida a reprodução,
no todo ou em parte, sem autorização prévia por escrito da editora,
sejam quais forem os meios empregados.

Direitos exclusivos de publicação em língua portuguesa para o Brasil
adquiridos pela
EDITORA BEST SELLER LTDA.
Rua Argentina, 171, parte, São Cristóvão
Rio de Janeiro, RJ — 20921-380
que se reserva a propriedade literária desta tradução

Impresso no Brasil

ISBN 978-85-7684-642-0

Seja um leitor preferencial Record.
Cadastre-se e receba informações sobre nossos lançamentos e nossas promoções.

Atendimento e venda direta ao leitor
mdireto@record.com.br ou (21) 2585-2002

Índice

Observações sobre os nossos casais   7

PARTE I
Relacionamentos saudáveis são a base para uma vida saudável

1. De relacionamentos saudáveis a corpos saudáveis   11
2. Como os relacionamentos afetam a saúde   37
3. O bê-á-bá de dar e receber ajuda   65

PARTE II
Unindo-se para comer corretamente

4. Comer corretamente e a influência mútua   111
5. Comer corretamente e a compreensão mútua   137
6. Comer corretamente e o compromisso de longo prazo   173

PARTE III
Unindo-se para sair do sedentarismo

7. Sair do sedentarismo e a influência mútua   209
8. Sair do sedentarismo e a compreensão mútua   241
9. Sair do sedentarismo e o compromisso de longo prazo   273

Epílogo	303
Agradecimentos	314
Notas	317

Observações sobre nossos casais

Ao longo de *Casais inteligentes emagrecem juntos*, você vai encontrar transcrições de conversas em que casais discutem a própria saúde e as melhoras que gostariam de fazer em seus hábitos alimentares e em relação à prática de exercícios. Essas transcrições vêm de fitas de vídeo feitas com casais que participaram da nossa pesquisa, e nos baseamos nelas para ilustrar exatamente o que acontece naqueles momentos em que os parceiros compartilham seus objetivos voltados para a saúde e se ajudam para transformá-los em realidade. Os casais representam um grupo diversificado em praticamente todos os quesitos imagináveis, e acreditamos que essa diversidade fortalece os nossos argumentos sobre a forma pela qual os casais tratam da saúde. Contudo, nossas observações são limitadas em aspectos importantes: todos os nossos participantes eram heterossexuais e estavam iniciando o primeiro casamento quando os estudamos. Isso significa que a nossa amostragem, pelo menos a princípio, aponta para casais saudáveis e felizes. Contudo, logo se descobrirá que ser jovem e feliz[1] não necessariamente significa estar imune a problemas e preocupações com a saúde. Na verdade, os hábitos relacionados à saúde podem mudar para pior à medida que os relacionamentos se estabilizam. Além disso, a iminente chegada dos filhos costuma aumentar a preocupação com a saúde e o peso. O fato de escolhermos casais jovens também significa que não observamos segmentos importantes da população, como casais mais velhos e homossexuais. Embora não possamos falar com autoridade sobre os desafios específicos relacionados à saúde enfrentados pelos casais homossexuais, evidências sugerem[2] que a orientação sexual dos parceiros não indica diferenças acentuadas na forma de apoiar ou prejudicar os hábitos relacionados à saúde um do outro.

As transcrições são representações precisas das conversas analisadas, embora tenhamos optado por editá-las para fins de clareza e cortar frases que fogem do tema ou são irrelevantes para o que tentávamos argumentar naquele momento. Estas intervenções mais significativas nos textos foram indicadas com reticências. Detalhes menos importantes nas transcrições foram alterados de modo a ocultar a identidade dos participantes. Além de mudar os nomes dos envolvidos, também alteramos os de determinadas atividades e locais citados pelos participantes, de restaurantes, academias, dietas, relacionamentos com outras pessoas, apelidos carinhosos utilizados por eles, as gírias ditas na conversa etc. Na descrição inicial dos casais, que difere das transcrições das conversas, também fizemos pequenas alterações não significativas na idade, histórico de vida, profissão, tipo de moradia e configuração familiar.

A honestidade com que nossos casais se dispuseram a discutir seus desafios e sucessos relacionados à saúde nos inspirou a fazer o máximo para não expor a identidade deles, a ponto de acreditarmos que nem eles se reconheceriam nestas páginas. Todos os casais têm suas particularidades, é claro, mas ao conduzir esta pesquisa nós aprendemos que há semelhanças surpreendentes nas emoções vividas e nas formas encontradas para se envolver na busca mútua pela saúde melhor. Nós eliminamos estas características específicas o máximo que pudemos, visto que as semelhanças são mais importantes tanto para os nossos objetivos quanto para o que tentamos transmitir neste livro. Esperamos que os leitores entendam que qualquer semelhança entre pessoas reais e as transcrições apresentadas neste livro é mera, e aleatória, coincidência.

PARTE I

RELACIONAMENTOS SAUDÁVEIS SÃO A BASE PARA UMA VIDA SAUDÁVEL

O fato de nossos relacionamentos mais próximos formarem a base para a nossa saúde é o principal argumento desta primeira parte. Aqui explicamos por que desenvolver e tirar forças das pessoas com quem temos mais intimidade é uma das melhores formas para começar a melhorar a saúde. Mas o que exatamente os nossos relacionamentos mais próximos têm que lhes dão tanto poder em relação à saúde e aos comportamentos relacionados a ela? Respondemos a essa pergunta destacando os três princípios básicos que fundamentam os relacionamentos e explicamos como esses princípios podem ocultar ou estimular o desejo de mudança. Por fim, compararemos os *princípios básicos* dos relacionamentos com as *habilidades básicas* usadas pelos casais inteligentes para criar e sustentar hábitos mais saudáveis.

1

De relacionamentos saudáveis a corpos saudáveis

UMA NOVA FORMA DE SE PENSAR NA SAÚDE

COMA CORRETAMENTE. Faça exercícios físicos. A ciência moderna oferece essa fórmula simples para viver bem. Sabemos que mudanças pequenas e constantes na rotina diária (comer uma porção extra de frutas e vegetais nas refeições, reduzir o sal, o açúcar e a carne vermelha e fazer caminhadas rápidas regularmente) garantem melhorias na aparência e na sensação de bem-estar. Jovem ou velho, rico ou pobre, homem ou mulher, biologicamente abençoado ou geneticamente menos favorecido, todos nós podemos aproveitar os benefícios de seguir esses hábitos geradores de saúde.

Os profissionais da área de saúde vêm trabalhando arduamente para difundir esta mensagem simples por um bom motivo: a fórmula funciona. Ter um estilo de vida mais saudável *realmente* diminui[3] a incidência geral de doenças cardiovasculares, diabetes, derrames e Alzheimer em adultos. Manter um peso saudável é *mesmo* uma das melhores[4] formas de prevenir

12   CASAIS INTELIGENTES EMAGRECEM JUNTOS

todo tipo de câncer, perdendo apenas para deixar de fumar. O governo dos Estados Unidos, visando a reduzir os custos cada vez maiores de tratar essas doenças, está ansioso para que os americanos mudem seus hábitos. Com a campanha nacional chamada Let's Move (Vamos nos Mexer), Michelle Obama quis tirar as pessoas do sofá. Além disso, ela cultiva uma pequena horta em sua casa, esperando que todos sigam o exemplo. A pirâmide alimentar foi criada há décadas e vem sendo bastante difundida, ensinando a comer mais frutas e vegetais e menos carboidratos e proteínas industrializados. Campanhas de utilidade pública divulgam essas ideias, outdoors dizem o que devemos colocar no prato e o ritmo constante das descobertas científicas, reportagens e programas de televisão de culinária saudável dizem tudo o que precisamos saber e fazer para cuidar melhor da saúde.

A mensagem é recebida em alto e bom som, e muitos de nós queremos exatamente o que a fórmula promete. Pesquisas mostram que estaríamos dispostos a abrir mão das compras, da televisão, dos computadores, celulares e até mesmo do sexo, riqueza e mais anos de vida em troca de um corpo mais esbelto. Ou seja: o assunto é sério. Nos Estados Unidos, 33% dos homens e 46% das mulheres estão tentando perder peso. Gastamos 60 bilhões de dólares por ano em academias de ginástica, dietas e suplementos alimentares na esperança de gerenciar melhor o peso. Gastamos mais de seis bilhões de dólares[5] anuais em tratamentos médicos e cirurgias bariátricas, que reduzem o tamanho do estômago e fazem com que fiquemos saciados mais rapidamente. Nosso compromisso com a perda de peso e a boa saúde é sincero. Queremos ser mais esbeltos, estamos dispostos a fazer sacrifícios pela saúde e gastamos muito do nosso suado dinheiro nessa busca frenética para ficar mais magros e definidos.

Mas, apesar de toda a preocupação e o esforço, os americanos não estão mais saudáveis nem mais magros. Algumas pessoas certamente se beneficiam desse investimento, mas a vasta maioria não está progredindo, e as mudanças que queremos fazer não estão funcionando. Se alguém está fazendo dieta agora, há grande probabilidade de não ser a primeira vez.

Como os relacionamentos afetam a saúde   13

O sistema de saúde dos Estados Unidos na verdade está se deteriorando, e o tamanho da nossa cintura só aumenta. Dois em cada três americanos estão atualmente acima do peso, e especialistas da Universidade Johns Hopkins estimam que mais de 85% da população[6] poderá estar na mesma situação em 2030 se nada mudar.

Qual é exatamente o tamanho do problema? Mesmo que a maioria das pessoas diga que quer comer melhor, a ingestão de calorias por meio de fast-food nunca esteve tão alta, enquanto o consumo de frutas e vegetais diminui. Analise as seguintes informações:

- O americano médio consome 22 colheres de chá de açúcar por dia, boa parte vinda dos 190 litros de refrigerante e outras bebidas doces que ele ingere todo ano.

- 86% de nós não comemos os dois pedaços de fruta e três porções de vegetais recomendados por dia.

- 30% ou mais do total de nossas calorias diárias vêm do fast-food e cerca de metade de todo o dinheiro que usamos para comprar comida é gasto em lanchonetes.

- 90% de nós consumimos sal demais todos os dias.

- 80% de nós não atendemos às recomendações feitas pelo governo nas Physical Activity Guidelines (Diretrizes para Atividades Físicas) para atividades aeróbicas e de fortalecimento muscular.

- 70% de nós fazemos exercícios físicos vigorosos dois dias ou menos por semana.

- 50% de nós somos quase totalmente sedentários.[7]

No fim das contas, todos os outdoors pagos pelo governo, as pirâmides alimentares e as campanhas parecem gerar mais frustração e ansiedade do que um chamado sensato a uma vida saudável. Pense: quando foi a última vez que você falou com alguém (qualquer pessoa!) que estava feliz com o próprio peso, os hábitos alimentares e a saúde em geral?

Há algo errado. Ter uma fórmula clara e cientificamente comprovada não basta, avisos do governo também não. Nem mesmo a ameaça de diabetes, câncer e morte precoce basta. Entre *saber* a fórmula da vida saudável e do gerenciamento de peso e *estar* saudável e em forma há uma longa distância. Do que precisamos para resolver isso? Mais uma dieta que promete resultados mágicos? Um aplicativo bacana para o smartphone? Algum tipo de creme, suplemento alimentar ou programa rígido de treinamento? Algum equipamento sofisticado de ginástica que promete detonar as gordurinhas? Difícil. Os métodos antiquados de sempre não estão funcionando. Apenas continuar com a mensagem "coma corretamente e faça mais exercícios físicos" não vai dar certo. É preciso ter uma abordagem totalmente diferente, e desenvolver essa abordagem exige fazer a pergunta: o que está faltando? Por que, diante de toda esta preocupação, não conseguimos melhorar nossos hábitos?

POR QUE NÃO CONSEGUIMOS MUDAR?

Para começar, falta reconhecer que *colocar o desejo de ser saudável em prática é extremamente difícil.* Temos vidas complexas, mais estressantes do que ousamos admitir, e dispomos de menos tempo do que precisamos para fazer tudo o que é importante para nós. Vivemos em ambientes que nos desestimulam a praticar atividades, recompensam o tempo que passamos na frente da televisão e nos tentam com refeições baratas e nada saudáveis. E, convenhamos: não somos perfeitos e acabamos cedendo ao estresse e às tentações. Nossa força de vontade é sólida como uma rocha no dia 2 de janeiro e frágil como uma folha de papel um mês depois. A promessa de fazer três refeições saudáveis por dia cai por terra à medida que as exigências do trabalho aumentam, levando-nos a comer lanches repletos de calorias à tarde. Os tênis de corrida novos são deixados de lado, acumulando poeira quando o joelho começa a doer ou bate o cansaço de

Como os relacionamentos afetam a saúde 15

uma longa semana de trabalho. Presos em vidas estressantes e ambientes "obesogênicos", nossas imperfeições só aumentam e fica fácil perder de vista os bons hábitos que sabemos fazer bem à saúde.

Os obstáculos que enfrentamos para mudar nossos hábitos pouco saudáveis não chegam a surpreender, assim como não surpreende o fracasso visível da maioria das dietas. Intelectuais e educadores de saúde pública procuraram de todo jeito explicar por que é tão difícil comer corretamente e encontraram várias respostas importantes. Biologicamente, nós não somos projetados para fazer dieta. O corpo luta muito contra a perda rápida de peso, respondendo à ameaça de fome com um bombardeio de vontade de comer. Do ponto de vista psicológico, não somos bem equipados[8] para manter um estilo de vida saudável. Começamos dietas e programas de exercícios físicos com expectativas absurdamente altas (e nem um pouco realistas), fazendo vista grossa para a quantidade de autocontrole e disciplina necessários para nos manter na linha. Para piorar a situação, nós constantemente[9] subestimamos os perigos de consumir guloseimas altamente calóricas, como barras de chocolate, e superestimamos os benefícios de comer alimentos saudáveis, como pão integral. Sociólogos e planejadores urbanos dizem que o ritmo rápido da vida moderna[10], somado à necessidade de ter duas pessoas trabalhando para sustentar a família, leva a longas viagens para ir e voltar do trabalho e prejudica a capacidade de comprar e preparar (que dirá apreciar) os alimentos que sabemos serem bons para nós.

Comer corretamente e fazer mais atividade física? Sim, de acordo com as últimas pesquisas científicas, melhorar a saúde significa obedecer a esta fórmula simples. Mas para muitos de nós apenas ouvir a fórmula não basta. *O que falta é uma abordagem que reconheça desde o início o quanto é difícil para nós manter a saúde. Precisamos de soluções que possam ser personalizadas de acordo com quem somos e com a realidade de nossa vida diária.* Todos os desafios para comer corretamente e fazer mais exercícios parecem assustadores. Com tantas forças unidas contra nós, começamos a pensar que o objetivo de ter uma vida mais saudável é impossível.

16   CASAIS INTELIGENTES EMAGRECEM JUNTOS

Precisamos de novas estratégias que permitam aproveitar o que já está ao nosso redor, especialmente se elas puderem ajudar a driblar ou ultrapassar os obstáculos que certamente virão. Fazer as verdadeiras mudanças que levam a uma vida de alimentação saudável e exercícios físicos exige o desenvolvimento do máximo possível de ferramentas. Mas e se as "ferramentas" de que precisamos não forem necessariamente suplementos, livros de dieta ou DVDs de exercícios físicos? E se forem na verdade as *pessoas* que fazem parte da nossa vida?

A SAÚDE ESTÁ DIRETAMENTE LIGADA AOS NOSSOS RELACIONAMENTOS SOCIAIS

O que comemos, como comemos, se fazemos exercícios ou não... Tudo isso é profundamente influenciado pelas nossas conexões sociais. Quando um colega de trabalho estressado pede uma sobremesa nada saudável depois do almoço, ficamos tentados a fazer o mesmo. Conversas com um vizinho magro levam a pensar no que vamos fazer para o jantar em casa. Saber que um de nossos amigos começou a fazer ioga pode nos estimular a acompanhá-lo e fazer novas amizades, além de convidar outros amigos para a aula. Ver um irmão ou irmã ganhar uns quilinhos pode nos levar a analisar nossa vida sedentária. Aquele telefonema de toda semana que fazemos para os nossos pais já idosos pode não ajudar, mas nos leva a questionar se estamos no caminho certo para ter uma aposentadoria com saúde.

A preocupação expressa por cientistas, governos, pela mídia e por profissionais da área é importante porque alerta para as graves consequências de ignorar a saúde (como se já não soubéssemos!). Mas é a imensa influência que os relacionamentos sociais mais próximos exercem sobre nós que alimenta o apoio e a inspiração constantes de que precisamos para *ficar* no caminho certo rumo ao bem-estar e nos motivar a seguir em frente. *Comer corretamente e praticar mais exercícios físicos, especialmente se o objetivo for fazer tudo isso regularmente e por um longo período de tempo, fica mais fácil quando somos inspirados, bajulados, elogiados e contamos com o apoio das pessoas mais importantes para nós.*

Infelizmente, a maioria dos conselhos sobre dieta, boa forma e saúde não vem com este pacote. Pelo contrário: tanto médicos quanto gurus da boa forma supõem que colocamos o comportamento saudável em prática isoladamente, como se nossos relacionamentos fossem apenas parte secundária do programa. Os livros de dieta e de exercícios físicos são escritos para indivíduos como se os amigos e familiares não tivessem um envolvimento crucial, ou até mesmo alguma participação, no resultado final. As empresas que oferecem programas de perda de peso e academias de ginástica também direcionam seus anúncios basicamente para indivíduos, não percebendo a possibilidade de que alguém próximo a nós possa se sentir ameaçado pelas mudanças que estamos tentando fazer. Os médicos nos dizem para comermos melhor e fazermos mais exercícios físicos sem saber se os nossos colegas de trabalho ou melhores amigos vão apoiar ou questionar essa recomendação. Os programas de qualidade de vida no trabalho se concentram principalmente no colaborador, e não no cônjuge que faz sobremesas deliciosas em casa.

Não tenha dúvidas: existem excelentes livros de dieta e de exercícios físicos, sistemas fantásticos para perder peso, ótimas academias, médicos inteligentes e programas de qualidade de vida no ambiente de trabalho bem-feitos. Todos nós seríamos sábios se adotássemos essas informações e atividades no dia a dia, mas o que se observa é que essas estratégias não bastam para a maioria de nós, na maior parte do tempo. *A saúde e a boa forma estão profunda e inevitavelmente ligadas aos nossos relacionamentos íntimos, mas esse fato simples e direto não se reflete na indústria multibilionária que influencia as nossas decisões sobre saúde e bem-estar.* Não surpreende que muitos de nós não estejam colaborando tanto ou de modo tão eficaz com quem está à nossa volta quanto deveríamos em relação a comer os alimentos certos e fazer atividade física.

Uma nova forma de pensar em saúde começa com a seguinte premissa: colegas de trabalho, amigos e familiares têm influência sobre o que comemos e sobre a quantidade de exercícios físicos que fazemos, e não podemos progredir até reconhecer essa imensa influência sobre nós. E usá-la a nosso favor é o melhor que podemos fazer para começar a mudar a vida. Mas a quem devemos recorrer primeiro?

A RESPOSTA ESTÁ AO NOSSO LADO

Este livro é baseado na crença de que nossos relacionamentos oferecem um conjunto fundamentalmente novo de soluções para o jeito que consumimos e queimamos calorias, mas uma pessoa em particular tem a chave para as soluções mais promissoras: seu (sua) cônjuge ou parceiro(a). Entre as várias pessoas que convivem conosco, *ninguém* afeta mais a nossa saúde do que ele(a). E *ninguém* pode nos ajudar mais. Muitos de nós imaginamos o quanto a saúde seria melhor se tivéssemos um técnico, um personal trainer, um massagista de plantão e um chef de cozinha especializado em alimentação saudável. Mas será que você não está acordando todos os dias ao lado da pessoa que é tudo isso ao mesmo tempo?

Milhões de nós têm alguém que ama bem ali ao lado capaz de nos estimular a fazer ótimas escolhas quanto aos alimentos que consumimos e os exercícios físicos que fazemos. Nossos namorados, namoradas, cônjuges, parceiros e parceiras têm o potencial de deixar a busca pela saúde muito mais fácil.

Vejamos a alimentação, por exemplo. Comer corretamente exige força de vontade, algo sujeito a altos e baixos para a maioria de nós, mas nossos parceiros podem dar o empurrãozinho que faltava para deixarmos de lado as massas comuns e adotarmos as integrais. Comer corretamente pode ser difícil, mas nosso parceiro pode torcer por nós, comemorando quando atingirmos os objetivos e não nos deixando desanimar quando os números da balança não forem exatamente o que esperávamos. Comer corretamente pode significar abrir mão de prazeres que tanto amamos (adeus, sonhos com creme!), mas o parceiro estará ao nosso lado para deixar as refeições saudáveis divertidas, para ajudar a inventar pratos novos e usar a sua agradável presença para nos impedir de cair em tentação. Comer corretamente exige tempo e energia, mas o parceiro poderá ajudar, aliviando o fardo de comprar, preparar, cozinhar e limpar que a alimentação saudável exige. Pense em como isso pode dar certo: o bufê na festa da firma é bastante tentador, mas o parceiro pode nos lembrar, ainda no carro, do quanto estamos indo bem na meta de manter as resoluções de ano-novo. Sabendo que podemos acabar não almoçando pelo excesso de trabalho e sucumbindo ao canto da sereia da máquina cheia de guloseimas no corredor, o parceiro pode colocar frutas frescas e uma salada saudável na nossa bolsa de manhã. O cansaço e a dor nas articulações podem sabotar a nossa rotina diária de exercícios físicos, mas o parceiro sente a diferença entre uma desculpa válida e uma esfarrapada e sabe quando insistir, quando ficar quieto e quando oferecer um Advil.

Em suma: o que parece uma tarefa impossível para nós individualmente pode ser muito mais fácil de realizar quando nos unimos a um parceiro.

TRABALHANDO COM O PARCEIRO

A decisão de levar uma vida mais saudável exige mudanças que dividimos com o parceiro. Se ele hesita em fazer as mesmas mudanças que nós, os desafios de manter comportamentos saudáveis aumentam. Comer corretamente já é difícil, e fica muito mais complicado quando o parceiro continua a comprar, preparar ou consumir alimentos não saudáveis. E ainda mais difícil quando ele duvida ou fica ressentido com esse desejo de cuidar melhor de nós mesmos. Se você e seu parceiro não se unirem para melhorar a saúde um do outro, estarão perdendo a oportunidade de usar uma força poderosa para ajudá-los a comer corretamente e fazer mais atividades físicas.

Há uma boa probabilidade de que você e seu parceiro já estejam trabalhando em alguns projetos bastante desafiadores de longo prazo. Pagar a prestação da casa própria ou o aluguel? Dividir as tarefas domésticas?

Continuarem em seus empregos? Criarem os filhos juntos? Cuidar dos pais idosos? Então vocês sabem instintivamente que a união permite a duas pessoas fazerem muito mais juntas do que separadas, geralmente com menos estresse e mais competência. Tudo bem, a união pode não facilitar a criação dos filhos, mas ter um parceiro pode deixar a tarefa bem menos penosa. Esta ligação pode fazer toda a diferença.

A mesma ideia se aplica à saúde e à boa forma. Quando reconhecemos o quanto pode ser difícil comer corretamente e fazer mais exercícios físicos, o próximo pensamento deve ser: *Como podemos nos unir para deixar essa tarefa mais fácil? Se eu quero que você fique saudável e você quer que eu fique saudável, como podemos unir forças e garantir que estejamos no mesmo ritmo? Como podemos trabalhar juntos para ajustar e adaptar o mantra de "comer corretamente e fazer mais atividade física" às nossas necessidades, complexidades e imperfeições?*

BONS RELACIONAMENTOS SÃO O MELHOR REMÉDIO

Enterrada profundamente em cada um de nós está uma necessidade física de conexões íntimas. Chamado pelos psicólogos de *vinculação* ou *apego*, esse anseio é bastante forte. Quando essa necessidade visceral não é preenchida, nós nos sentimos sozinhos, isolados, e as dificuldades da vida caem pesadamente em nossos ombros solitários. Se você já passou por essa experiência ou se viu alguém nesse estado, já tem uma ideia do que a literatura científica revela sobre a saúde física das pessoas socialmente isoladas: comparadas a quem possui fortes conexões sociais, as pessoas que se sentem isoladas e sozinhas consomem mais calorias vindas de alimentos com alto teor de gordura, o coração trabalha mais para circular o sangue pelas artérias estreitas, a qualidade do sono se deteriora, elas são menos inclinadas a fazer exercícios físicos vigorosos e o sistema imunológico entra em alerta máximo, levando à secreção de hormônios como adrenalina e cortisol para combater o estresse e a inflamação que o corpo

Como os relacionamentos afetam a saúde   21

está enfrentando. Na verdade, a relação entre conexão social e saúde é tão forte[11] que pessoas com menos relacionamentos e emocionalmente mais distantes têm artérias coronárias mais espessas e evoluem mais rapidamente para doenças cardíacas, comparadas às que têm mais apoio e maior capital social.

Felizmente, o oposto também é verdadeiro. Quando nossa necessidade de conexão íntima é atendida, temos uma chance muito maior de comer corretamente e fazer exercícios com frequência, além de nos sentirmos melhor, termos mais disposição, uma recuperação mais rápida após doenças e procedimentos médicos e, a longo prazo, tudo isso traz benefícios à saúde. Segue-se uma percepção impressionante quando reconhecemos a ligação direta que existe entre os relacionamentos, a psicologia e a saúde. O peso e o tamanho da cintura, os níveis de colesterol e triglicerídeos, além da nossa disposição e fome, tudo isso obviamente caracteriza quem somos como indivíduos, mas as forças que os governam têm suas raízes em nossos relacionamentos mais íntimos. O seu nível de colesterol é apenas seu, mas o fato de o seu parceiro adorar comer peixe certamente conta a favor. A sua capacidade pulmonar está localizada inteiramente dentro do seu corpo, mas o fato de você e seu parceiro adorarem fazer longas caminhadas juntos sem dúvida ajuda. A conexão social que obtemos[12] com os nossos relacionamentos pode ser realmente um ótimo remédio.

Mas nem todos os relacionamentos dão o remédio certo na dose certa. O simples fato de estarmos em um relacionamento não garante que tenhamos esses benefícios. A saúde de algumas pessoas realmente melhora quando não estão sozinhas, mas, para outras, isso não acontece. Por quê? Primeiro, é importante saber que dois parceiros tendem a ser altamente semelhantes quando se trata da saúde. Os casais geralmente têm os mesmos benefícios e vivem as mesmas dificuldades no relacionamento. Vários estudos representativos feitos em escala nacional nos EUA mostram que maridos e esposas se assemelham visivelmente[13] em vários aspectos da saúde cardiovascular, como índice de massa corporal (IMC), circunferência da cintura e o porcentual de calorias oriundas de gorduras. Mesmo que não tenhamos genes em comum com o parceiro, em termos de saúde somos mais parecidos com ele do que com uma pessoa escolhida aleatoriamente.

Algumas dessas semelhanças ocorrem porque, desde o início, as pessoas escolhem parceiros com quem tenham várias coisas em comum, mas para muitos casais os paralelos na saúde vêm do fato de eles estarem o tempo todo tomando decisões (conscientemente ou não) que afetam diretamente as calorias que consomem e queimam. As escolhas e ações realizadas pelos parceiros criam um ambiente que vai facilitar ou dificultar a manutenção da boa forma. Quando você compra um novo par de tênis de caminhada, pode levar outro para o seu parceiro. O pacote de salgadinhos tamanho família que você decide deixar na prateleira do supermercado não vai fazer o seu parceiro cair em tentação quando abrir o armário da cozinha. Mas quando você leva para casa os cupcakes da festa de aniversário de um colega do escritório, força o seu parceiro a resistir à tentação de comer um. Para o bem e para o mal, nossa saúde e a capacidade de gerenciá-la é um pacote familiar diretamente relacionado à saúde e aos hábitos do parceiro.

Isso significa que quando um parceiro adota práticas saudáveis ou tem uma recaída nos maus hábitos, o outro acompanha. Os estudos são bem claros quanto a isso. Quando um parceiro começa a caminhar mais, comer menos doces ou toma vacina contra a gripe, o outro tem probabilidade muito maior de fazer o mesmo. E quando um parceiro começa a passar mais tempo[14] no sofá, a consumir mais bebidas alcoólicas ou adiar o check-up de rotina, o companheiro tem grande probabilidade de acompanhá-lo. Num exemplo particularmente dramático[15] deste fato, um estudo realizado por três décadas mostrou que, quando o marido fica obeso, a probabilidade de a esposa ficar obesa aumenta 44%. E, quando a esposa fica obesa, a chance de o marido ficar obeso aumenta 37%. O interessante é que os parceiros num relacionamento adquirem os hábitos e as características relacionados à saúde do outro, independentemente de ser intencional ou não. Isso acontece com tanta frequência que alguns profissionais da área de saúde agora recomendam[16] examinar o parceiro saudável e assintomático quando o cônjuge apresenta uma doença grave, como cardiopatia ou câncer.

APOSTANDO NO APOIO SOCIAL

Se os relacionamentos são um ótimo remédio, qual é o princípio ativo? O que especificamente podemos fazer em nossos relacionamentos para solidificar o desejo de melhorar a saúde e transformar esse desejo numa vida de hábitos inteligentes? Vários nutricionistas, médicos, especialistas em saúde pública e psicólogos estão apostando diretamente no conceito de *apoio social*. Enquanto os relacionamentos sociais podem assumir diversas formas (como amizade, casamento, parcerias profissionais e a relação entre pais e filhos), o apoio social é a conexão e compreensão existente entre duas pessoas que estão envolvidas. Numa palavra, o apoio social significa *responsividade*, surgindo quando uma pessoa responde às necessidades da outra. E psicólogos acreditam que essa responsividade[17] funcione porque transmite preocupação e carinho, reafirma algo significativo na identidade da outra pessoa, destacando os sentimentos e aumentando a capacidade de lidar com os problemas. O apoio social ativa e preenche a forte necessidade de vinculação que todos nós temos.

Definido desta forma, é fácil imaginar como o apoio social pode ser o princípio ativo dos nossos relacionamentos que leva à melhoria na saúde. Como não gostar? Toda essa resposta às nossas necessidades parece o currículo do técnico/personal trainer/parceiro/chef dos nossos sonhos! Felizmente, nós (junto com os nossos parceiros) podemos assumir essas funções um para o outro. Sabendo pouco mais que o básico sobre boa saúde, parceiros que se apoiam na batalha para comer corretamente e fazer mais exercícios têm probabilidade muito maior de fazer essa fórmula funcionar para eles do que parceiros que não se uniram para conquistar esses objetivos.

Um grande volume de excelentes pesquisas justifica a aposta no apoio social. Veja alguns exemplos:

24 CASAIS INTELIGENTES EMAGRECEM JUNTOS

- Parceiros que falaram um com o outro[18] de modo carinhoso e deram apoio mútuo *se recuperaram mais rapidamente* das pequenas bolhas criadas durante o experimento, provavelmente porque a comunicação que gera apoio estimula a secreção de hormônios peptídicos como a ocitocina e a vasopressina, que aceleram o processo biológico de cura.

- Pacientes com problemas cardíacos graves *vivem mais* se o parceiro falar com eles sobre saúde de modo carinhoso e dando apoio. Eles se recuperam mais rapidamente[19] se o parceiro disser como "*nós* vamos" gerenciar a doença e que isso é "nossa" responsabilidade, em vez de falar o que "você" precisa fazer para melhorar.

- Os parceiros num relacionamento têm *muito mais sucesso ao estimular a prática de exercícios físicos* se tiverem ideias e objetivos semelhantes em relação às atividades. Quando os parceiros preferem tipos diferentes[20] de exercícios físicos, o esforço que eles fazem para se ajudar mutuamente vai para o espaço.

- As pessoas que tentam comer melhor[21] têm *maior probabilidade de conseguir cortar a gordura da alimentação* em 12 a 24 meses se tiverem um parceiro apoiando constantemente essa iniciativa.

A lista de estudos continua, mas a conclusão é surpreendentemente uniforme: escolha um hábito relacionado à vida saudável (parar de fumar, seguir uma dieta, fazer exercícios físicos regulares, cuidar da higiene oral, fazer autoexame, realizar check-ups anuais, usar filtro solar, seguir tratamentos médicos), e existe uma grande probabilidade de haver algum estudo mostrando que o simples fato de estar num relacionamento com um parceiro que lhe dê apoio aumenta muito a probabilidade de que você mantenha esse hábito e tenha uma saúde melhor.

O APOIO TEM BENEFÍCIOS — E CUSTOS

Com o intuito de obter recursos pesquisando sobre grandes efeitos naturais de um relacionamento no qual os parceiros se apoiam para melhorar a saúde, várias equipes fizeram experimentos formais rigorosos de modo a avaliar se o apoio do parceiro afeta a perda de peso e os programas de vida saudável. Em algumas instâncias, como seria de se esperar, quem tem um cônjuge que se envolve e coopera com o projeto perde mais peso e mantém a perda por mais tempo do que as pessoas que se trataram sozinhas. Outros estudos, por sua vez, não mostram diferenças na perda de peso quando o parceiro está envolvido, e alguns apontam até que a melhora na saúde é maior quando o parceiro *não* está explícita e intencionalmente envolvido no projeto. E, para aumentar o mistério, às vezes homens e mulheres relatam efeitos diferentes quanto ao apoio dado pelo parceiro até no mesmo experimento. Um grande estudo feito em 2013 por pesquisadores da Universidade de Connecticut mostrou, por exemplo, que um grupo de mulheres acima do peso perdeu cerca de oito quilos em 18 meses quando tinha o apoio do parceiro, mas outro grupo perdeu apenas metade disso (cerca de quatro quilos) quando suas integrantes fizeram o programa de perda de peso sozinhas. Por outro lado, homens acima do peso seguiram o padrão *oposto*: perderam o dobro do peso[22] fazendo o tratamento sozinhos (dez quilos). Com o envolvimento da parceira, a perda não passou de cinco quilos.

Quando se trata de apontar a característica específica dos relacionamentos que mais ajudaria a promover a saúde, mobilizar o apoio social é um ótimo lugar para começar. Diversos estudos mostram que o tipo de apoio que os parceiros dão um ao outro tem um efeito poderoso nos hábitos de saúde e até na fisiologia que sustenta essa saúde. Ainda assim, tentar canalizar esse poder às vezes funciona perfeitamente bem e em outras ocasiões é um fracasso total. Há um mistério a ser resolvido aqui, e acreditamos que ele se resuma a uma pergunta enganosamente simples: *Quais são as melhores formas para duas pessoas trabalharem juntas de modo a apoiar a melhora na saúde uma da outra?* Por mais informativos que sejam, os estudos realizados anteriormente sobre a mudança de hábitos relacionados à saúde com o apoio do parceiro não geraram benefícios consistentes, pois os pesquisadores não tiveram uma compreensão total[23] de como os parceiros naturalmente melhoram a saúde um do outro.

A HISTÓRIA CONTADA PELAS FITAS

Com as informações coletadas em nossos estudos ao longo dos últimos vinte anos, nós acreditamos na possibilidade de oferecer uma solução para este mistério que tem grande relevância para quem está em relacionamentos e quer melhorar a saúde. Ao gravar em vídeo mais de dois mil casais conversando em nossos laboratórios e em casa, fomos capazes de ouvir todas as formas pelas quais os parceiros tentam melhorar a saúde, bem como as boas soluções encontradas e também como eles se frustram e se boicotam. Fomos capazes de observar os debates ricos e emocionalmente envolventes em que os casais discutiram a saúde e o peso. Além disso, com o auxílio de um botão de rebobinar, fomos capazes de identificar especificamente as palavras e ações que parecem tirar as conversas do rumo. Acreditamos que nossa análise detalhada dessas conversas íntimas nos dê informações singulares sobre o funcionamento do apoio social quando os parceiros se unem na luta para entrar em forma e se sentir melhor.

Essas fitas de vídeo nos surpreenderam de várias formas. Sim, em vários casais os parceiros realmente inspiram uns aos outros na conquista de uma saúde melhor. Estudar as conversas deles nos deu pistas sobre os detalhes de como eles conseguiram essa proeza impressionante. Mas, para muitos casais, correr atrás da vida saudável de modo eficaz e trabalhar em equipe foi um desafio. Mesmo quando os parceiros estavam dispostos e ansiosos para gerenciar o peso juntos, eles se viram despreparados diante dos obstáculos para uma comunicação eficaz sobre alimentação e exercícios físicos. Mas também descobrimos que quando os casais divergem nas conversas sobre saúde, eles o fazem de formas bastante previsíveis e repetidamente. Apesar dos diferentes tipos de relacionamentos, estilos e personalidades dos parceiros, bem como das diversas necessidades e objetivos, descobrimos que os casais tendem a empacar nos mesmos lugares. Aprendemos que é possível reconhecer essas armadilhas e começamos a identificar soluções simples e viáveis que podem ser usadas por praticamente todos os casais.

OS PERIGOS E AS ARMADILHAS DE DAR E RECEBER AJUDA

Pedimos aos casais para conversar sobre as mudanças que mais gostariam de fazer na vida. Livres para escolher qualquer assunto com o qual se sentissem confortáveis para conversar, mais da metade desses casais (na maioria, jovens e saudáveis) escolheu falar sobre o desejo de se cuidar. Alguns querem fazer dieta ou perder peso, outros desejam praticar mais atividades e muitos querem tudo isso. Boa parte deles entende que ser saudável exige muito esforço e precisa da ajuda do parceiro. Bem antes de entrar em nossa sala de pesquisa, eles descobriram que é impossível fazer essas mudanças sem ajuda.

Sabendo que esses parceiros felizes estavam ansiosos para se ajudar a ter mais saúde, esperávamos que a vasta maioria das conversas fosse positiva, empolgada e talvez até reconfortante. *Estávamos totalmente enganados.* Embora muitos casais concordassem que comer corretamente ou entrar em forma fosse uma questão importante na vida deles, descobrir como se unir para conquistar esses objetivos se mostrou bastante difícil. Esses jovens casais se amavam (eles disseram isso tanto nas entrevistas individuais quanto nas respostas dadas em questionários padronizados) e queriam se ajudar, de verdade. Dava para ver que eles até tentavam, mas muitos não tinham ideia de como fazê-lo. Casais bem-intencionados caíam sempre nas mesmas armadilhas, em que ambos ficavam na defensiva, sentiam-se criticados, incompreendidos e paradoxalmente menos capazes de conquistar seus objetivos.

Por que as discussões sobre dieta e exercícios físicos são tão perigosas para um relacionamento? Por um lado, admitir a vontade de ser saudável e procurar a ajuda do parceiro pode fazer a pessoa se sentir um pouco inferiorizada e vulnerável. Pessoas bem-sucedidas em todos os outros aspectos da vida podem decepcionar quando se trata de gerenciar o apetite ou fazer os exercícios físicos que sabem ser necessários. Em conversas que giravam principalmente em torno da vontade de perder os quilinhos a mais, por exemplo, as pessoas também expressam insegurança quanto à própria aparência, autoestima e força de vontade, além de medo de envelhecer e às vezes até dúvidas quanto ao compromisso do parceiro em relação a um futuro juntos. Os casais que conseguem resolver com facilidade as disputas sobre tarefas domésticas ou sobre ter ou não outro filho podem ter dificuldades para articular essas emoções. Muitos casais conversam pensando que estão discutindo apenas alimentação e boa forma quando na verdade estão falando (e, como sempre, não sendo muito bem-sucedidos) sobre questões fundamentais para o relacionamento.

Passamos a acreditar que essas conversas ineficazes eram um motivo importante para tantos casais engordarem, apesar do desejo claro de perder peso e entrar em forma, e ficarem cada vez mais frustrados com os próprios hábitos alimentares e a prática de exercícios físicos. Acreditamos também que descobrimos uma posição privilegiada e singular para compreender por que tantas pessoas têm dificuldades para melhorar a saúde e entrar em forma e começamos a interpretar todas as terríveis estatísticas de saúde nos Estados Unidos de um novo ângulo. Suspeitando que as verdadeiras soluções para os maus hábitos relacionados à saúde podem muito bem estar nos nossos relacionamentos mais próximos, investigamos profundamente essas conversas e aprendemos mais sobre os motivos desses fracassos. Um exemplo ajuda a ilustrar o nosso ponto de vista.

"MAS NÃO ESTOU FELIZ COM O MEU PESO!"

A webdesigner Sara e o dentista Brian são um casal típico entre os que observamos. Quando visitaram nossa sala de pesquisa pela primeira vez, eles tinham 20 e poucos anos e estavam casados havia três meses. Quando pedimos que ela identificasse o que mais gostaria de mudar em si mesma, Sara expressou a vontade de perder peso fazendo mais exercícios físicos. Após concordarem que isso não gerava tensão no casamento, Sara e Brian foram orientados a ter uma conversa particular de dez minutos sobre o desejo de Sara de mudar seus hábitos relacionados a exercícios físicos, exatamente como fariam se o assunto surgisse em casa. Em seguida, deixamos o casal sozinho. Veja como eles começaram a conversa:

Sara: Tá, você já sabe o meu problema, a gente já falou disso.

Brian: Já, mas o que isso tem de mais?

Sara: A gente fez um tipo de resolução, dizendo que íamos passar a caminhar juntos e talvez fazer outras atividades físicas. Acho que a gente nem falou de hábitos alimentares ou coisas assim. Mas essa resolução não levou a nada. Acho que a gente não caminhou nem uma vez.

Brian: Então vamos à solução antes mesmo de começarmos a falar disso: você faz uma dieta para nós, a gente segue essa dieta, você me convence a caminhar e talvez 10% das vezes eu vá...

Sara: Dez por cento das vezes!

Brian: ...e a gente vai ficar saudável e em forma em seis meses.

Sara prepara o terreno ao recordar as tentativas malsucedidas de desenvolver uma rotina de exercícios em conjunto. Várias respostas eram possíveis para Brian: ele poderia ter tentado analisar o que deu errado, ter ajudado a dar ideias para implementar um novo plano ou apenas ter elogiado a esposa por reconhecer a importância do exercício físico para o bem-estar do casal. Mas, desde o início, Sara e Brian estão em posições diferentes. Antes mesmo de terminar de descrever o que sente, ela é ridicularizada por Brian. Ele não se mostra desagradável de uma forma explícita, e Sara até responde com um sorriso, mas a piada sarcástica do marido

30   CASAIS INTELIGENTES EMAGRECEM JUNTOS

manda uma mensagem bem clara: ele não leva a sério os objetivos dela. A zombaria continua ao longo da conversa.

Sara: Eu sei que quando você chega do trabalho e eu estou em casa, você quer que eu sente no sofá e assista à televisão em vez de sair... Se eu disser que vou caminhar, você fala: "Não, não, não. Fica aqui para ver televisão comigo." Isso dificulta muito as coisas, porque já não é fácil eu me animar e dizer "Tá, vou sair pra caminhar!", ainda mais quando você tenta me convencer a *não* fazer isso...

Brian: Por que você tem que caminhar em horários tão estranhos?

Sara: Bom, agora eu estou trabalhando todos os dias. Que outro horário eu tenho para isso?

Brian: Tipo, assim que eu boto o pé em casa você fala: "Vamos caminhar!" Eu não quero caminhar, acabei de chegar do trabalho.

Quando Sara tenta fazer Brian entender que o desejo dele de assistir à televisão com ela no fim do dia está atrapalhando o objetivo de praticar mais exercícios, Brian não se desculpa e nem sente empatia pela esposa. Ao contrário, ele joga a revelação de Sara contra ela, sugerindo que o fato de querer o apoio do marido é inconveniente e até irritante, pois ele está tentando relaxar no fim de um dia de trabalho. Bastaram dois minutos de conversa para que Sara e Brian chegassem a um impasse, o que os levou a ficarem mais exaltados.

Sara: Você não precisa me motivar a fazer exercícios, basta cooperar e dizer: "Tá bom, tá bom, vou me aprontar e caminhar com você." E não dizer: "Ah, mas logo hoje? Que tal amanhã?" Porque assim fica muito mais fácil eu responder: "Tudo bem, vamos amanhã, então." Já foi difícil o bastante eu me motivar para caminhar e quando você me desestimula, bem... Acaba me sabotando.

Brian: Tá, então o problema que deveria ser *seu* agora é *meu*, é isso?

Sara: Não, o problema ainda é meu, mas, na nossa situação específica, sabe como é, acho que preciso da sua ajuda.

Brian: Eu não quero ajudar!

Uma conversa que começou com Sara pedindo a Brian que passassem a caminhar juntos termina com ela acusando o marido de sabotá-la. A esposa pode até ter razão, mas apontar o dedo para ele não ajuda, apenas faz com que Brian fique na defensiva. Ao ser acusado de não se envolver, ele declara não ter interesse em ajudar a esposa. Então Sara tenta uma abordagem mais inteligente, lembrando a Brian que ele também mostrou interesse em perder peso.

Sara: Você também já falou que gostaria de fazer mais exercícios físicos.

Brian: É.

Sara: Então, se você me ajudar, também vai estar se ajudando. Você se lembra daquela única caminhada que a gente fez? Nem foi tão ruim assim. Foi divertido! A gente seguiu a trilha em volta do campo de golfe, subiu uns morrinhos...

Brian: Mas levou uma hora e meia!

Sara: Não precisa demorar tanto... A gente só estava andando e falando. Foi uma extensão do que fazemos no sofá, só que em vez de ficar sentados, a gente estava andando.

Brian: Eu fiquei cansado. Cansado e suado.

Sara: Suar é bom, significa que você está queimando calorias. Além do mais, quando você faz exercícios, o cérebro libera endorfinas e melhora o humor...

Brian: Tá, vamos ver quem consegue diminuir o peso corporal em 15 por cento. O primeiro a conseguir ganha uma mesa de jantar nova [*apontando para ela*] ou uma televisão de tela plana [*apontando para si mesmo*].

Brian não entende o quanto a identidade da Sara está associada ao peso, como é difícil para ela falar do assunto nem o quanto ela quer estar com ele. O marido resiste aos pedidos de apoio, recebendo cada sugestão de atividade que eles poderiam fazer juntos com alguma reclamação. A proposta final, no mínimo egoísta e no máximo totalmente irreal, apenas reafirma a falta de interesse na saúde da esposa. Sara continua tentando passar a mensagem, mas perde a oportunidade de motivar Brian de um jeito que ele entenda. Por exemplo, ela poderia ter dito: "*Se perder 15 por cento do peso merece uma televisão, perder cinco por cento vale o quê?*" Enquanto a vontade de recrutar Brian como aliado diminui, Sara tenta mudar o foco da discussão para algo mais simples:

Sara: Amor? Tá, eu disse que o meu problema era não estar feliz com o meu peso e que gostaria de fazer exercícios físicos.
Brian: Eu acho que o seu peso está ótimo.
Sara: Eu sei, mas não estou feliz com ele.
Brian: De repente você só está com um ou dois quilos a mais.
Sara: Está mais pra três ou cinco quilos a mais.

Diante de um parceiro ansioso para perder peso, muitas pessoas agem exatamente como Brian, que tentou tranquilizar a esposa garantindo que aceita Sara como ela é. Alguns parceiros fazem isso de modo mais afetuoso que Brian, mas todos ficam inevitavelmente surpresos quando as tentativas de tranquilizar o outro não têm o efeito desejado. Sara faz um bom trabalho ao expressar o problema em relação a essa atitude. Ela nunca disse que *ele* estava infeliz com o peso dela, a questão é a infelicidade *dela* com o próprio peso. Quando essa tentativa de tranquilizar encontra resistência, indica uma incapacidade de reconhecer ou captar os sentimentos do parceiro. O resultado acaba sendo uma crítica, o que os deixa frustrados e confusos.

Sara não desiste, o que merece elogios, embora a essa altura a discussão, que deveria estar concentrada nas necessidades dela, muda de foco.

Sara: Acho que precisamos definir objetivos mais realistas...

Brian: Tá, então vamos bolar uma dieta quando chegarmos em casa.

Sara: Tá bom. Eu já sei o básico que precisamos fazer, mas você gosta de carne vermelha. Você gosta... de pizza.

Brian: Eu gosto de peixe...

Sara: Você gosta de peixe? Se eu fizer peixe, você vai comer?

Brian: Claro.

Será que Sara e Brian estão com dificuldades para chegar a um acordo porque não se amam o bastante? Ou estão apenas alheios aos princípios básicos de "comer corretamente e fazer mais exercícios físicos"? Não, Sara e Brian estão absolutamente comprometidos um com o outro e é evidente que querem perder peso. Eles também sabem que exercícios físicos regulares são essenciais e que o certo é substituir a carne vermelha pelo peixe. Mas é difícil confiar na capacidade deles para fazer essas mudanças. E quando Sara e Brian voltaram ao laboratório um ano depois, ambos engordaram e não estavam felizes com a situação.

REESCREVENDO O ROTEIRO

Acreditamos que conversas como esta são cruciais para levar mais pessoas a comer corretamente, fazer mais exercícios físicos e ter uma vida mais saudável. Enquanto as discussões sobre o apoio e o aumento da determinação entre parceiros têm potencial ilimitado para nos estimular a ser mais saudáveis, as discussões que sufocam o desejo de mudança um do outro fazem nossos hábitos pouco saudáveis continuarem os mesmos. E, se você for como nós, é impossível não ver a conversa entre Sara e Brian e se perguntar como o resultado poderia ter sido diferente, que ela poderia se sentir amparada e quem sabe até otimista quanto a controlar o peso. E se, em vez de apressar a conversa com o *"Então vamos à solução antes mesmo de começarmos a falar disso"*, Brian apenas repetisse o que Sara já tinha falado?

> É, eu me lembro. A gente tinha um plano de caminhar e nunca seguiu.

> E se, depois que Sara falasse: *"Você não precisa me motivar... basta cooperar"*, Brian tivesse falado: *"Tá bom. Não prometo nada porque vou ter acabado de chegar do trabalho e sabe como é. Mas eu entendo o seu ponto de vista."*?

Além disso, e se Sara, em vez de começar já citando os fracassos anteriores, lembrasse o quanto gostou de um desses momentos em que eles conseguiram colocar em prática a ideia de fazer uma atividade física?

> Sempre que penso em voltar a fazer exercícios físicos regularmente, acabo me lembrando daquela caminhada ótima que fizemos juntos no parque. A gente até brincou nos balanços. Você se lembra disso?

Todas essas afirmações tentadoras estão a um passo de Sara e Brian. Não há nada difícil aqui, não é física nuclear, não exige uma ginástica interpessoal complexa. Fazer afirmações como essas pode não levar Sara e Brian a caminhar todos os dias depois do trabalho, mas lhes dá um ponto em comum, algo de que eles precisam desesperadamente para conversar melhor sobre a saúde no futuro.

Mas não há como catalogar todas as reviravoltas que acontecem nas conversas. Elas saem demais de rumo para que isso dê certo. E as divagações de Sara e Brian podem não ter relevância para você e o seu relacionamento. Afinal, nós queremos uma solução memorável e personalizada para o nosso relacionamento e, de acordo com as nossas circunstâncias, que se ajuste como uma luva ao nosso dia a dia.

Se você lesse mais transcrições de conversas como as de Brian e Sara, logo veria uma abordagem mais simples e passaria a pensar menos em *afirmações específicas* que melhorariam os hábitos de saúde dos parceiros e mais em *princípios básicos* fundamentais para promover a saúde e aplicáveis a todos os relacionamentos. Você passaria a enxergar padrões nas formas encontradas pelos parceiros para coordenar (ou não) suas ações enquanto trabalham para realizar seus objetivos relacionados à saúde.

Estamos escrevendo este livro para divulgar esses princípios básicos, descobertos ao estudar centenas de casais falando sobre tornarem-se mais saudáveis. Vamos apresentar vários casais como Sara e Brian, mostrar visões originais sobre as conversas deles e ajudar você a enxergar os princípios que estão por trás do sucesso e do fracasso das abordagens utilizadas. Depois de aprender esses princípios e padrões básicos, você vai perceber como aplicá-los a seus relacionamentos e ajustá-los à rotina diária. Conhecendo esses princípios e adquirindo as habilidades que vêm junto com eles, você e seu parceiro serão capazes de aproveitar plenamente o potencial que a ligação entre ambos tem para promover hábitos saudáveis.

PONTOS PRINCIPAIS DO CAPÍTULO 1

- "Comer corretamente e fazer mais exercícios físicos" é o caminho cientificamente comprovado para melhorar a saúde, embora muitos de nós não sigamos esta fórmula simples. Para que a fórmula funcione regularmente, é preciso aprender jeitos novos e criativos de colocá-la em prática.

- Soluções novas têm maior probabilidade de eficácia caso reconheçam como e por que comer corretamente e fazer mais exercícios físicos é difícil para nós. Soluções novas também apresentam maior probabilidade de serem adotadas e mantidas se aproveitarem o que as pessoas já têm para aprimorar a saúde.

- Supõe-se que a saúde e os hábitos relacionados a ela nos caracterizem como indivíduos. Quase todos os conselhos relacionados à saúde são voltados para indivíduos, como se cada pessoa controlasse sozinha os alimentos que consome e a capacidade de fazer exercícios físicos regularmente. Porém, várias pesquisas demonstram que nossos relacionamentos sociais afetam profundamente a forma pela qual consumimos e queimamos calorias.

- O relacionamento que temos com o parceiro mais próximo tem probabilidade muito maior de influenciar nossos hábitos relacionados à saúde. As pessoas envolvidas em um relacionamento têm saúde física muito parecida e oportunidades inigualáveis de afetar quase todos os aspectos da vida um do outro. As escolhas e decisões tomadas pelo casal afetarão os dois, bem como o ambiente no qual vivem, os alimentos que têm em casa e a disposição para fazer atividades físicas.

- O apoio social é o princípio ativo dos relacionamentos, que permite aos parceiros ficarem saudáveis e manterem-se assim. Mas, os estudos realizados para examinar os efeitos do apoio do parceiro na saúde e na perda do peso não chegaram a conclusão alguma. Isso indica que o apoio social é complexo, pode sair pela culatra e não vem naturalmente quando os casais estão discutindo assuntos com forte carga emocional como saúde, alimentação e perda de peso.

- Utilizando as extensas observações que fizemos de casais falando sobre as mudanças relacionadas à saúde que desejam fazer, este livro apresenta e ilustra os princípios básicos que permitem aos parceiros darem-se apoio e melhorar os hábitos alimentares e de atividade física um do outro.

2

Como os relacionamentos afetam a saúde

AS TRÊS FONTES DE PODER EM NOSSAS LIGAÇÕES ÍNTIMAS

AO CONTRÁRIO DOS FILHOTES de pássaro, ninguém mastiga a comida para nós. Somos responsáveis por levar cada pedaço à boca e engolir. Da mesma forma, ninguém pode fazer exercícios físicos e suar por nós. Nossos próprios músculos precisam trabalhar. Por isso não é imediatamente óbvio por que os atos de nossos amados parceiros afetam tanto a forma pela qual comemos e fazemos exercícios físicos. Mas, como observamos no Capítulo 1, esses comportamentos são profundamente influenciados por eles. Quando maridos entram[24] numa dieta de pouca gordura e carboidratos, as esposas perdem peso, mesmo se não seguirem a dieta! Como isso acontece? Como os relacionamentos passam a ter tanto poder sobre a nossa saúde?

Responder a essa pergunta exige dar um passo para trás e pensar em como nossos relacionamentos íntimos afetam a vida de modo geral.

Filósofos e dramaturgos vêm refletindo sobre essa questão por milhares de anos, mas a pesquisa sistemática sobre os relacionamentos é uma ciência relativamente recente, com menos de meio século de vida. Nesse breve período, milhares de estudos exploraram como os parceiros íntimos influenciam nossas ações, emoções e a forma de pensar sobre nós mesmos e o mundo.

Quanto mais lemos tudo o que a ciência aprendeu sobre os relacionamentos, mais percebemos que muitas dessas descobertas podem se resumir a um pequeno grupo de *princípios* gerais. Claro que as pesquisas também revelam uma complexidade imensa (afinal, estamos falando sobre desvendar mistérios do amor e da ligação humana), e certamente reconhecemos a singularidade de cada relacionamento. Mas no geral os relacionamentos tendem a seguir padrões bem definidos. Na verdade, estes três princípios formam a base para o resto deste livro.

O que dá poder aos relacionamentos? Apenas três coisas:

O princípio da influência mútua	Seu relacionamento torna-se poderoso porque é inevitável que você afete os pensamentos, sentimentos e comportamentos de seu parceiro, assim como ele afeta os seus.
O princípio da compreensão mútua	Seu relacionamento é poderoso porque você e seu parceiro têm um imenso potencial para entender (e também para não entender) as necessidades, objetivos e experiências um do outro.
O princípio do compromisso de longo prazo	Seu relacionamento é poderoso porque estar comprometido com alguém muda o seu comportamento e permite que você abra mão de recompensas de curto prazo em prol dos objetivos de longo prazo.

Ilustrar o funcionamento destes três princípios nos leva a um longo caminho desenvolvendo formas específicas de dar apoio em vez de sabotar os objetivos relacionados à saúde um do outro. Neste capítulo discutiremos cada princípio, o que faz com que eles sejam verdadeiros e como eles ajudam a explicar a relação entre os nossos relacionamentos e a saúde.

O PRINCÍPIO DA INFLUÊNCIA MÚTUA

Seu relacionamento torna-se poderoso porque é inevitável que você afete os pensamentos, sentimentos e comportamentos de seu parceiro, assim como ele afeta os seus.

Das decisões diárias sobre aproveitar o tempo às grandes decisões relacionadas à carreira e aos filhos, a presença dos parceiros muda o rumo da nossa vida. Quando se trata de saúde, a influência que um parceiro tem no outro parece bastante óbvia. Nós aceitamos agradecidos ou rejeitamos com raiva conselhos sobre comer corretamente, consolamos ou criticamos um ao outro quando enfrentamos tentações e aprovamos ou reprovamos o gasto extra com academias de ginástica, tênis confortáveis para caminhar ou produtos orgânicos.

Mas o Princípio da Influência Mútua[25] reflete uma verdade mais profunda: a influência que temos uns sobre os outros é a característica que define qualquer relacionamento. Em outras palavras, essa influência *é* o relacionamento. Pense só: qual a diferença entre você e seu parceiro e você e o príncipe de Mônaco, por exemplo? A diferença é que você e seu parceiro se influenciam mutuamente. O seu comportamento e suas decisões mudam a experiência do seu parceiro e o comportamento e escolhas feitas por ele mudam a sua experiência. Isso provavelmente não acontece entre você e o príncipe de Mônaco. Você até pode jogar o nome no Google e decidir se gosta dele ou não, mas (a menos que você o conheça) não poderá afetá-lo, e é por isso que você não tem um relacionamento com o príncipe de Mônaco. Estar num relacionamento é influenciar alguém. Influenciar alguém é estar num relacionamento com essa pessoa.

Claro que temos relacionamentos com várias pessoas diferentes na vida e todos eles nos afetam de uma forma ou de outra. Mas a influência que existe entre parceiros íntimos é especial. Resumindo, a influência dentro de um relacionamento é:

Poderosa
Insubstituível
Inevitável

A influência entre parceiros é *poderosa*. Nós não só afetamos nosso parceiro; nós o afetamos *muito*. Como observamos no Capítulo 1, os relacionamentos estão fortemente ligados ao nosso bem-estar emocional como um todo. A qualidade do relacionamento que temos com nosso parceiro íntimo não é apenas um bom indicador de satisfação ou insatisfação com a vida (melhor do que a saúde física, a quantidade de dinheiro que temos ou do quanto gostamos de nosso emprego), é o *melhor* indicador já encontrado.[26] Este é o lema de praticamente todos os livros que ensinam a ter uma vida feliz. Vá em frente e seja uma pessoa rica, famosa e bem-sucedida, se puder, mas sem a conexão que um bom relacionamento fornece fica difícil ser feliz. E, se você estiver num bom relacionamento, muitos problemas e fontes de estresse perdem a força.

Não devemos ficar surpresos com esse efeito que os relacionamentos têm sobre nós: os seres humanos não conseguiriam sobreviver sem a capacidade de criar fortes laços emocionais. Como outros primatas, nós nascemos completamente indefesos, incapazes até de encontrar alimento. A única forma de sobreviver à infância é recebendo amor e carinho de um adulto, por isso nossos cérebros devem ter evoluído de modo a desenvolver uma sensibilidade aguda à intimidade e à proximidade. E pesquisas modernas sugerem que foi exatamente isso o que aconteceu.

Vejamos um exemplo: num estudo recente, as esposas foram colocadas em aparelhos de ressonância magnética[27] e lhes disseram que receberiam uma série de pequenos choques elétricos que não lhes causariam dor.

Como os relacionamentos afetam a saúde   41

O objetivo do estudo era observar como o cérebro delas reagia à ameaça quando sabiam que o choque estava por vir. O efeito dos choques antecipados na atividade cerebral foi examinado sob três condições:

1. Quando as esposas estavam sozinhas, o cérebro registrava muita atividade assim que lhes antecipavam um choque, como seria de se esperar.

2. Quando era permitido que as mesmas esposas segurassem a mão dos maridos enquanto estivessem no aparelho, o cérebro delas reagia muito menos à ameaça do choque. Além disso, quanto mais felizes elas estavam com o casamento, maior a redução na atividade cerebral. Pense só: apenas segurar a mão do marido mudou o funcionamento dos neurônios diante de uma ameaça.

3. Por fim, as esposas também foram expostas à ameaça de choque enquanto seguravam a mão de um assistente de pesquisa do sexo masculino a quem elas não conheciam. O contato humano ajudou essas esposas da mesma forma que o contato com os maridos? Não. O cérebro dessas esposas teve a mesma reação de quando enfrentaram a ameaça sozinhas.

A influência entre parceiros íntimos acaba sendo *insubstituível*. Podemos ter amigos próximos a quem amamos e familiares que nos dão carinho e orientação, e sem dúvida esses relacionamentos são importantes. Ainda assim, reservamos as maiores alegrias e os medos mais profundos para nossos parceiros íntimos. Os cônjuges, namorados e namoradas nos afetam e nós os afetamos de um jeito que ninguém mais consegue.

Não surpreende, portanto, a descoberta de que casais enfrentando grandes mudanças, como ter mais um filho ou morar em outra cidade, são mais felizes quando podem confiar um no outro quanto às expectativas e preocupações geradas por essa mudança. Mas pode ser surpreendente descobrir que, para os casais próximos um do outro, ter família e amigos

42 CASAIS INTELIGENTES EMAGRECEM JUNTOS

fora do casamento[28] em quem possam confiar não faz qualquer diferença em seu bem-estar. Ter uma relação de proximidade com o parceiro ajuda muito mais a ter boa saúde mental e emocional, e o inverso também é verdadeiro: casais que não podem confiar um no outro,[29] mesmo aqueles com vários familiares e amigos, apresentam maior risco de depressão.

Há um lado sombrio nessa influência singular exercida por nossos relacionamentos íntimos. Assim como os relacionamentos podem trazer à tona o que há de melhor em nós, eles também têm o poder singular de trazer o que há de pior em nós. Responda com sinceridade: a quem você contou a pior mentira que já disse na vida e quem contou a você a pior mentira? Quando pesquisadores fizeram essas perguntas a uma vasta gama de pessoas, elas deram a mesma resposta: as maiores traições ocorrem[30] entre parceiros que estão em relacionamentos íntimos. Parceiros que estão em relacionamentos infelizes[31] podem ser perfeitamente cordiais e amigáveis ao falar com estranhos, mesmo enquanto brigam entre si. O motivo é claro: passamos mais tempo com os parceiros do que com qualquer outra pessoa, dividimos mais a vida com eles e lhes reservamos as partes de nós que geralmente não mostramos a mais ninguém. Por isso os parceiros íntimos nos afetam de um jeito diferente das outras pessoas em nossa vida, para o bem e para o mal.

Se tudo isso é verdade, então por fim (e talvez isto seja o mais importante) a influência entre parceiros deve ser *inevitável*. Afetar e ser afetado por nossos parceiros não é algo que possamos escolher. Quando há alguém com quem vivemos, dormimos e acordamos, é impossível que essa pessoa não nos afete e também impossível não afetar essa pessoa em cada escolha que fazemos, querendo ou não.

Há exemplos aos montes. Vejamos Paul e Lisa, um casal de 30 e poucos anos, que tem empregos que exigem muito deles. Paul trabalha como agente de seguros e, no fim de um dia particularmente difícil no escritório, chega em casa exausto e irritado. Tudo o que ele quer é jantar, ligar a televisão num jogo qualquer e ficar sozinho por um tempo. Isso é problema da Lisa? Claro que é! Paul pode não estar pensando no efeito que tem sobre a esposa, mas a experiência dela pode ser totalmente alterada por ter um parceiro cansado e retraído em vez de um ativo e presente. Lisa pode até entender o estresse causado pelo trabalho de Paul, compreender o que ele está passando e se dispor a dar um pouco de espaço para ele se recuperar. Mesmo assim, essas são emoções que as experiências *dele* fazem com que ela as sinta, e pensamentos que as escolhas feitas por *ele* exigem que ela tenha. As experiências de um parceiro,[32] mesmo em eventos que acontecem fora de casa, inevitavelmente afetam as experiências do outro dentro de casa.

Como a influência mútua afeta a saúde

O princípio da influência mútua reconhece que os parceiros num relacionamento íntimo se afetam fortemente, de modo singular e inevitável. O que isso significa para o seu peso e forma física? Significa que, se você está num relacionamento, tentar mudar a saúde sozinho é uma batalha perdida. Se você tem um parceiro, está diretamente ligada à vida e as escolhas feitas por ele, assim como o seu parceiro está ligado às escolhas que você faz.

De modo mais óbvio, os parceiros românticos podem nos pressionar a cuidar da saúde. Quando se trata da alimentação, essa pressão geralmente se revela já na primeira saída para jantar. As preferências alimentares estão em posição bem alta na lista de coisas que levamos em conta ao escolher parceiros românticos (*"Ah, então você é vegetariano?"*). Discordâncias explícitas sobre alimentação são especialmente comuns nos estágios iniciais de um relacionamento, quando os casais negociam o tipo de refeições que farão juntos. De monitorar a alimentação pouco saudável (*"Nossa, você gosta mesmo desses cupcakes!"*) a influenciar as escolhas (*"Que tal a gente dispensar a carne hoje e ficar na saladinha?"*), passando por restrições diretas a determinados alimentos (*"Não, você não vai comer mais sorvete!"*), os parceiros têm um impacto constante[33] nos hábitos alimentares um do outro.

O mesmo vale para os exercícios físicos. Um grande fator para determinar o quanto um casal será adepto à prática de exercícios é se eles

44 CASAIS INTELIGENTES EMAGRECEM JUNTOS

têm atividades físicas entre os interesses em comum. Um casal unido pelo amor às caminhadas provavelmente será bem mais ativo do que outro unido pelo amor que sentem pelas comédias televisivas da década de 1970. Mesmo se os parceiros não tiverem exatamente o mesmo interesse em atividades físicas, um pode atuar como treinador e técnico do outro (*"Ei, vamos fazer uma trilha/correr/dar uma volta no quarteirão!"*).

O menos óbvio é que mesmo os parceiros sem interesse em controlar o comportamento do outro em relação à saúde acabam fazendo isso. Quando se trata de ser saudável, o ambiente é importante. Num relacionamento íntimo, especialmente quando o casal divide cozinha, quarto e sala de estar, cada parceiro tem forte influência nesses ambientes, facilitando ou dificultando o acesso a determinados alimentos ou a prática de determinadas atividades. Se o seu parceiro é viciado em biscoito Oreo, então você vai morar numa casa que regularmente terá Oreos. Se o parceiro gosta de ciclismo, então provavelmente sua casa terá bicicletas, capacetes, uma bomba de encher pneus e todos os outros objetos que facilitam aquela voltinha de bicicleta quando der vontade. Quando compramos alimentos e os trazemos para casa ou escolhemos alguns hobbies e evitamos outros, podemos pensar que estamos fazendo isso apenas para nós, mas na verdade também afetamos diretamente o leque de opções disponíveis para nosso parceiro.

Além disso, o simples fato de cuidar da própria saúde perto do parceiro dá a ele dicas sobre a quantidade de comida a consumir, além de quando começar e parar de fazer exercícios físicos. Por exemplo, seria conveniente se comêssemos quando estivéssemos com fome e parássemos quando satisfeitos. Contudo, o psicólogo Brian Wansink e seus colegas da Universidade Cornell mostraram que as pessoas não agem assim. A maioria de nós é bem ruim para determinar o quanto de comida é o suficiente. Nossa barriga não manda sinais fortes o bastante até estarmos realmente famintos ou totalmente empanturrados. Entre esses dois extremos, confiamos no quanto as pessoas ao redor estão comendo para decidir a quantidade apropriada para colocar no prato. Dividiu uma refeição com uma família de gulosos? A tendência é comer mais que o normal. Saiu para comer com um grupo de veganos exigentes? A moderação deles inspira a comer menos. Imagine o que isso significa se você está tentando seguir uma dieta e o seu parceiro não! Você pode querer comer menos do que costumava, mas para as pessoas que estão num relacionamento o "menos" é definido como "menos que o meu parceiro". Se o parceiro ainda está se empanturrando, então o "menos" ainda pode significar comer em excesso. Infelizmente, as pessoas que já têm dificuldades[34] de controlar a alimentação são particularmente suscetíveis a esse efeito.

A atividade física funciona da mesma forma. Os psicólogos sabem há mais de cem anos que as pessoas se exercitam com mais determinação[35] quando estão acompanhadas. Se você já comparou a experiência de assistir a um DVD de aeróbica em casa a ter uma aula de aeróbica numa academia, vai entender o motivo. Sozinho na sala de estar, ninguém vai ver se você diminuiu o ritmo ou "roubou" na execução dos exercícios. A simples presença de outra pessoa ou de uma sala cheia de gente faz com que seja preciso prestar contas a uma plateia, e por isso tendemos a nos exercitar com mais determinação. Pesquisadores da Universidade da Califórnia em Santa Barbara documentaram essa reação ao observar corredores enquanto sofriam ao passar por uma pequena ladeira no campus. Quando a ladeira estava vazia, os corredores passavam em velocidade constante, mas quando havia alguém os observando, o que você acha que acontecia? Sabendo que estavam sendo observados, os corredores aceleravam o ritmo, é claro! Quando se trata de exercícios físicos, a plateia importa. E, quando estamos num relacionamento, a plateia mais importante tem apenas uma pessoa: o nosso parceiro.

Em nossos estudos, observamos milhares de casais lutando para se ajudar a comer melhor e entrar em forma, além de prestar atenção especial a como o Princípio da Influência Mútua apareceu nas conversas. Alguns casais veem erroneamente o trabalho de alcançar e manter um peso saudável como algo a ser feito individualmente. Como colegas de trabalho ou amigos solidários, esses casais podem tratar um ao outro com carinho e respeito e até dar conselhos sinceros e sensatos. Mesmo assim, esse conselho é dado de uma certa distância (*"Por que você não experimenta esses jantares congelados com baixo teor de gordura?"*), sem qualquer ideia de encarar o desafio como uma equipe. Os casais subestimam o impacto que têm no bem-estar um do outro (*"Como o fato de eu beber refrigerante afeta a sua dieta?"*). Eles perdem oportunidades de se dar apoio verdadeiro quando este é mais necessário (*"Você viaja bastante, então não há muito o que fazer para comer corretamente e sair do sedentarismo."*). Ao não reconhecer a influência positiva que poderiam ter, esses casais podem deixar a tarefa de comer corretamente e fazer exercícios mais difícil do que já é, sendo derrotados até pelos menores desafios relacionados à perda de peso.

Mas os casais que entendem o Princípio da Influência Mútua reconhecem que devem trabalhar juntos em prol da saúde. Eles veem que ninguém está em posição melhor do que eles para serem os motivadores, treinadores e colegas de equipe dos quais vão precisar se quiserem ficar saudáveis. Por isso eles conversam sobre manter a forma e comer corretamente como objetivos em comum. Essas conversas são salpicadas de pronomes *nós* e *nosso*. Cada parceiro trata o outro como colaborador e se sente responsável pelo bem-estar do companheiro. Em vez de dar conselhos sem graça para o outro (*"Talvez fosse uma boa ideia deixar um par de tênis de caminhada no trabalho."*), eles se aproveitam do relacionamento, não só fazendo sugestões, como também dando a ajuda crucial e necessária para implementá-las.

Por exemplo, um homem num dos nossos estudos sugeriu para a esposa: *"Quase todo dia a gente se fala ao telefone na hora do almoço. Que tal se você der uma caminhada em vez de me ligar ou então caminhar* enquanto *a gente se fala..."* A ansiedade em relação ao peso é encarada com uma preocupação sincera, os parceiros se sacrificam um pelo outro e os casais se descrevem como uma unidade (*"Não queremos acabar como Mike e Carol, isso é certo."*). Mesmo quando os parceiros se envolvem individualmente em atividades relacionadas à saúde, eles tratam a busca pela boa forma como tarefa conjunta e têm maior probabilidade de obter resultados.

Acumulada ao longo de incontáveis momentos, decisões e interações, essa influência mútua explica por que os relacionamentos atuam tanto sobre quem somos, como gerenciamos a vida e sobre o tamanho da cintura. Portanto, essa influência pode ser uma ferramenta a ser utilizada pelos casais ou pode ser a fonte de vários obstáculos que os impedem de realizar seus objetivos relacionados à saúde. Aprender a controlar esse poder da influência mútua é o primeiro passo que os parceiros devem dar em busca de um peso saudável.

Pergunte a si mesmo

Mais adiante, vamos dar sugestões para que você e seu parceiro possam aproveitar a influência mútua a fim de realizar seus objetivos de perder e depois manter o peso. Por enquanto, pare e pense em algumas formas pelas quais você e seu parceiro já se influenciam em termos de hábitos relacionados à saúde.

> Você já fez algum esforço direto para afetar o comportamento do seu parceiro em relação à alimentação e exercícios físicos? O seu parceiro fez o mesmo com você? Esses esforços foram bem-sucedidos ou não?

> Como as escolhas feitas por vocês individualmente dificultaram ou facilitaram a realização do objetivo de ter um peso saudável para cada um de vocês?

> Como a presença do parceiro na sua vida afeta a forma de você pensar sobre alimentação e exercícios físicos?

Depois de pensar nessas perguntas, pode ser uma boa ideia discuti-las com seu parceiro.

O PRINCÍPIO DA COMPREENSÃO MÚTUA

Seu relacionamento é poderoso porque você e seu parceiro têm um imenso potencial para entender (e também para não entender) as necessidades, objetivos e experiências um do outro.

Infelizmente, é preciso mais do que boas intenções para ter boa saúde. Querer ajudar é ótimo, mas não basta. Saber *como* ajudar é crucial e isso exige o segundo elemento que dá força aos nossos laços íntimos: a compreensão mútua. Ninguém tem o potencial para nos entender tão bem quanto o cônjuge ou parceiro. Quem mais pode conhecer as nossas alergias alimentares, histórico médico e o fato de o estresse nos deixar com desejo de sorvete de passas ao rum? Quem mais está em posição de usar esse conhecimento para nos ajudar? Se reconhecer a influência mútua estimula os parceiros a se ajudarem, a compreensão mútua direciona esses esforços.

Todos os dias nós tentamos expressar nossos sentimentos e pensamentos para os parceiros de modo que eles saibam quando precisamos deles e exatamente do que precisamos. É essa relação recíproca que faz os relacionamentos mais próximos funcionarem, mas o poder da compreensão vai além de deixar os relacionamentos mais eficientes: os parceiros também são a fonte mais importante[36] de informações sobre *nós mesmos*. Pense nas perguntas que fazemos regularmente a eles:

> *"Esta calça jeans deixa a minha bunda grande?"*
> *"Será que eu devo correr atrás daquela promoção no trabalho?"*
> *"Eu fui muito severa com a nossa filha?"*
> *"Você me ama?"*

Passamos a nos conhecer pelos olhos do parceiro, descobrindo por meio deles se somos atraentes, eficazes e dignos de ser amados. Os parceiros seguram um espelho que reflete a nossa autoimagem, seja corroborando o que vemos ou dando uma nova visão a nosso respeito. Quando a visão que eles têm de nós bate com a nossa, a sensação é boa. Na verdade, quando a opinião que maridos e esposas[37] têm um sobre o outro estão de acordo com a forma pela qual se veem, eles são mais felizes no casamento e têm maior probabilidade de continuar casados. E os benefícios de ser compreendido existem mesmo quando os parceiros reconhecem as partes de nós que preferíamos ignorar. Pense sobre isso. O que você escolheria: um parceiro que ama você, mas não sabe nada a seu respeito ou um que reconhece os seus limites, falhas e até as partes mais desagradáveis, mas ama você mesmo assim? A forma pela qual o parceiro nos entende[38] pode até alterar, ao longo do tempo, a forma como nós nos entendemos, de modo que nossas percepções mudam gradualmente para se igualarem às dele.

Porém a incompreensão é a base dos problemas mais sérios num relacionamento. Quando os casais discutem ou discordam, o que está por trás de tudo é o desejo frustrado de ser compreendido e elogiado. Pense no que os casais costumam dizer quando brigam:

"Você pode me ouvir um segundo?"
"Dá para você tentar ver isso do meu ponto de vista?"
"Você não está me ouvindo!"
"Você não entende mesmo, não é?"

Esse tipo de linguagem revela que, durante os conflitos, o desejo de ganhar a discussão é menos importante do que o desejo de ser ouvido, isto é, de ser compreendido.

As consequências dos mal-entendidos se acumulam. Quando os casais discutem e se mostram incapazes de comunicar suas verdadeiras intenções, a discordância permanece insolúvel, levando à frustração e ao desespero que impedem a compreensão em conversas futuras. Em outras palavras: quando a compreensão entre os parceiros não ocorre, atrapalha todo o resto. Se influência é a característica que define qualquer relacionamento, então a compreensão seria a característica que define um relacionamento *satisfatório* e a incompreensão, o problema central num relacionamento desgastado. Dá para ver o motivo: se temos uma grande expectativa de ser compreendidos pelo parceiro, então ficamos proporcionalmente decepcionados quando a expectativa não se cumpre.

O nosso segundo princípio diz respeito não só à compreensão, como à compreensão *mútua*. Quando podemos ver o mundo do mesmo modo que o nosso parceiro, o comportamento dele fica muito mais previsível e isso ajuda os relacionamentos a serem mais tranquilos. O parceiro fica feliz quando é compreendido e isso também nos deixa felizes. Sem dúvida, ajudar parceiros a passar menos tempo tentando ser compreendidos e mais tempo tentando compreender *um ao outro* acaba sendo o elemento central numa das terapias de casal mais eficazes[39] desenvolvidas até hoje, a Terapia Comportamental Integrativa de Casal (TCIC). A premissa central da TCIC vem do Princípio da Compreensão Mútua: quanto mais entendemos o parceiro (suas origens e quais são suas motivações), maior a probabilidade de que o aceitemos como um todo, em vez de nos concentrarmos nos comportamentos específicos (como procrastinação ou queimar uma torrada) que não correspondem ao que consideramos ideal. Até os casais infelizes melhoram na terapia quando começam a entender como aquilo que o parceiro faz e o deixa furioso pode estar ligado ao que fez esse mesmo parceiro ser atraente quando o casal se conheceu.

Como a compreensão mútua afeta a saúde

A compreensão mútua é crucial quando os casais estão buscando um objetivo difícil e importante, como manter ou alcançar um peso saudável. Se quisermos obter apoio eficaz para mudar a alimentação ou fazer mais atividade física, precisamos expressar claramente essa necessidade de modo que o parceiro saiba o que gostaríamos que ele fizesse e o que atrapalharia tudo. Se quisermos dar apoio a um parceiro que está lutando com a balança, precisamos saber o que fazer para ajudar. Nos dois casos, a compreensão mútua é o combustível que mantém o motor do apoio funcionando perfeitamente. As pesquisas confirmam: mesmo entre recém-casados que se dizem completamente apaixonados, os que também se compreendem[40] com precisão são mais eficazes em dar apoio um ao outro.

Considerando a importância disso para o bom funcionamento de uma relação, seria ótimo se compreender e ser compreendido pelos parceiros fosse algo que fizéssemos de olhos fechados. Infelizmente, quando se trata de pensar e falar sobre peso, a compreensão mútua pode ser complicada, pois nem sempre está claro o que os parceiros precisam e querem um do outro.

Pense numa esposa que reconhece a necessidade de mudar a alimentação e os hábitos sedentários. Quando conversa sobre o assunto com o marido, o que ela quer ouvir? Por um lado, sentindo-se frustrada pela falta de progresso, ela pode querer que o marido a motive e oriente, ajudando-a a ser quem *ela deseja*. Sabendo por experiência própria que não consegue chegar sozinha ao peso desejado, ela pode esperar a ajuda do marido, seja por meio de sugestões úteis ou apenas palavras de apoio. Por outro lado, ela também pode querer ouvir do marido que ele a ama *exatamente como ela é* e vai continuar a amá-la, não importa o que aconteça. Para muitos de nós, ser aceitos exatamente como nós somos é o que significa ser amado. Sendo assim, a esposa pode procurar o marido esperando essa aceitação, querendo ouvir que o amor dele não vai mudar mesmo se ela continuar fracassando na luta contra a balança.

Sentiu o potencial para tensão aqui? Há um equilíbrio delicado entre comunicar ao parceiro que o amamos e aceitamos totalmente e estimulá-lo a mudar a forma de agir e a aparência. Em nossa pesquisa, vimos casais lutando com essa tensão o tempo todo. Geralmente um dos parceiros, que costuma ser a esposa (mas nem sempre), diz: "*Acho que poderia perder um pouco do peso que ganhei desde que nos casamos. O que você acha?*" O outro parceiro, geralmente o marido (mas nem sempre), lança um olhar amoroso, mas, ao abrir a boca para responder, é possível ver os olhos se arregalarem de pavor. Prestando atenção, é possível ouvir as engrenagens da mente dele girando enquanto analisa as opções. *Se eu concordar, então estou chamando minha esposa de gorda. Não posso fazer isso! Mas se eu disser que ela está bem assim, não estou apoiando o desejo dela. Também não posso fazer isso!* Aí ele olha para ela, indefeso, esperando que o solo se abra num buraco e o poupe do que parece ser um dilema insolúvel.

Resolver esse dilema não é impossível, apenas difícil. Nosso parceiro quer tudo: ser aprovado, aceito, motivado e orientado. E temos obrigação de ajudá-lo a fazer o mesmo por nós, sem medo de expressar claramente nossas necessidades e reconhecendo quando o parceiro está tentando ser justo, mesmo quando não acerta. Desenvolver o equilíbrio é a chave para a compreensão mútua.

Nem todos os casais exploram o poder da compreensão mútua. Nos que vimos, os mal-entendidos são comuns e sabotam várias discussões sobre alimentação e exercícios físicos. Por exemplo, já tendo afastado as caras dietas pré-prontas como solução para o problema de peso da esposa, um marido que observamos deu uma sugestão que pareceu feita para atender às necessidades dele: *"Tá, eu sei... Vamos contratar um personal trainer. Isso ajudaria você e a mim também. Eu poderia ganhar mais massa e condicionamento."* Ela ficou com raiva, pois se não havia dinheiro para a dieta pré-pronta dela, como ele estava disposto a investir num personal? Essa esposa não está recebendo a compreensão mútua de que precisa na conversa.

Em outros casais, as expressões sinceras de dor, frustração e desamparo são ignoradas ou minimizadas, gerando mais oportunidades perdidas de fortalecer a relação:

Marido: Quando vou à academia eu me sinto um idiota. Não importa quantas vezes eu vá, sempre parece que não estou progredindo, especialmente comparado às outras pessoas que vejo lá.

Esposa: E, para completar, é longe e contramão.

Ficamos constantemente impressionados com as dificuldades que casais totalmente carinhosos e bem-intencionados enfrentam quando

Como os relacionamentos afetam a saúde   53

tentam negociar mudanças na alimentação e prática de atividades físicas. E repetidamente vimos que o cerne dessas dificuldades estava em mal-entendidos desastrosos, porém corrigíveis.

Os casais que se esforçam para ouvir um ao outro chegam a algum lugar, em vez de falar a esmo. Deixando de lado os próprios interesses, os parceiros desses relacionamentos se concentram com sinceridade e de modo abnegado na preocupação com a saúde e o peso um do outro. Fazem perguntas inteligentes que levam a uma compreensão mais profunda dos desafios que têm pela frente, e essa compreensão os motiva a enfrentar esses desafios. Um homem, professor do ensino médio, queria muito sair do sedentarismo, mas tinha dificuldade para se afastar do trabalho. Conhecendo bem o marido, a esposa antecipou a resistência, dizendo: "*Olha, eu sei que você ama os seus alunos, mas eu também sei que você considera a atividade física como recreação, como ver um jogo de futebol ou algo assim. Isso é diferente, estamos falando da sua saúde.*" Sim, ela o estimulou a mudar de hábito, mas isso não a impediu de reconhecer que ele é um bom professor e transmitir uma mensagem de preocupação sincera.

Embora a influência mútua nos relacionamentos seja inevitável, a compreensão mútua não é. Como os parceiros não são idênticos e jamais serão, a compreensão mútua sempre vai exigir trabalho, um esforço de ambas as partes para conhecer o outro e deixar-se conhecer por ele. Pode ser um balé delicado, mas os casais que aprendem a reconhecer o poder da compreensão mútua enfrentam melhor os desafios e estão mais bem equipados para correr atrás dos objetivos relacionados à saúde juntos.

Pergunte a si mesmo

O Princípio da Compreensão Mútua indica que as pessoas têm uma vasta gama de motivos para alcançar e manter um peso saudável, desde preocupações com o bem-estar e a aparência até a vontade de ter mais disposição. O tipo de apoio que as pessoas acham mais útil depende do que as motiva.

Quais são os seus motivos para querer chegar a um peso saudável? Quais são os motivos do seu parceiro?

Ter uma ideia clara do que motiva você e o seu parceiro vai ajudá-los a adaptar o apoio às necessidades um do outro.

O PRINCÍPIO DO COMPROMISSO DE LONGO PRAZO

Seu relacionamento é poderoso porque estar comprometido com alguém muda o seu comportamento e permite que você abra mão de recompensas de curto prazo em prol dos objetivos de longo prazo.

Alguns parceiros chegam ao ponto de reconhecer que mudar os hábitos relacionados à saúde exige trabalho em equipe (Princípio da Influência Mútua) e valorizam o que o desejo de mudar significa para eles (Princípio da Compreensão Mútua). Juntos, esses casais estão prontos para fazer mudanças reais na alimentação e na forma de fazer atividades físicas.

E o que acontece depois? Para muitos casais, mesmo os que têm as melhores intenções, a vida acaba atrapalhando. Um período particularmente agitado no trabalho deixa menos tempo para fazer compras e cozinhar e, de repente, é delivery de pizza para o jantar de novo. Atividade física? Esqueça. Depois de passar a noite em claro com o filho doente ou chegar tarde porque fez hora extra no trabalho, a ida à academia é a primeira coisa a ficar para trás.

Quando se trata de mudar radicalmente o estilo de vida, muitos especialistas dizem que começar é meio caminho andado. Mas manter o esforço é a outra metade, e é aí que as tentativas sinceras de ficar mais saudável fracassam porque as outras prioridades na vida exigem atenção imediata. Com tantas exigências, como podemos continuar a comer corretamente e manter a rotina de atividade física a longo prazo?

Os casais que mantém esse esforço se aproveitam do *compromisso*, o terceiro elemento que fortalece nossos relacionamentos. O compromisso, conforme discutiremos neste livro, é a determinação de buscar uma certa linha de ação. Pensando desta forma, percebemos que a vida é repleta de compromissos. Nós nos comprometemos a levar as crianças para a escola na hora certa, a ir àquela festa no próximo sábado, a lavar a roupa duas vezes por semana.

Por que nos comprometemos com tudo isso? Por reconhecer que cada objetivo definido para o futuro exige a necessidade de fazer concessões no presente. Corremos o risco de chegar atrasados ao trabalho por causa do compromisso de levar os filhos à escola, mas como pais nós decidimos que é importante para nosso relacionamento vê-los todas as manhãs. Não temos tempo ou disposição para socializar no fim de semana, mas queremos investir nas preciosas amizades que temos. Adiamos o início de um novo hobby ou daquele romance que pretendemos escrever para fazer as tarefas domésticas, mas mantemos a casa limpa e arrumada, talvez criando um ambiente que favoreça a criatividade a longo prazo. O compromisso é a força que nos mantém concentrados nos objetivos de longo prazo mesmo quando pensamos em desistir ou não se importar no presente. Na batalha entre as necessidades do agora e os objetivos futuros, o compromisso ajuda o futuro a ter uma chance de vitória.

O poder do compromisso está mais claro nos relacionamentos íntimos. Todos os casais que pretendem ficar juntos fizeram promessas uns aos outros, independentemente de serem casados ou não. O compromisso não é o ato de se casar ou de ficar juntos em si, e sim o esforço de longo prazo que fazemos para nos manter mutuamente seguros, amados e valorizados. O compromisso tem a mesma função nos relacionamentos e em todos os outros aspectos da vida: dar a capacidade de transcender o momento atual em busca de um objetivo maior. Nenhum relacionamento, nem mesmo os melhores, são 100% satisfatórios o tempo todo. Às vezes o parceiro nos decepciona, às vezes nós discordamos e às vezes ficamos incrivelmente irritados um com o outro. Ainda assim, em geral nós não abandonamos o parceiro após um único aborrecimento ou mesmo após uma divergência séria. Por que não? Porque o nosso compromisso de estar com ele num futuro próximo ajuda a encarar melhor as decepções e irritações do presente. Nós aturamos desconfortos e cedemos porque antecipamos as recompensas de continuar juntos a longo prazo.

Pense nas escolhas que enfrenta toda vez que você e seu parceiro precisam negociar algo. De repente você está a fim de comida chinesa, mas ele prefere um restaurante italiano. Ou algo mais importante: você recebeu a oferta de uma grande promoção no trabalho, mas aceitá-la significaria passar mais tempo longe da família. O que você escolhe: a opção que lhe dá satisfação pessoal ou a que protege o relacionamento? Diversos estudos confirmam que quando os parceiros estão comprometidos com o relacionamento, eles ficam mais dispostos a abrir mão[41] da satisfação imediata em prol de ações que beneficiam a estabilidade do relacionamento a longo prazo.

Um motivo pelo qual o compromisso tem um efeito tão grande nas nossas escolhas é que ele muda a forma de avaliá-las. Será que você queria comida chinesa tanto assim, no fim das contas? Acaba que o apelo da comida chinesa (ou daquela promoção no trabalho ou de qualquer outra coisa) depende se isso vai ameaçar o nosso relacionamento. Numa demonstração impressionante desse efeito, pesquisadores pediram que pessoas envolvidas em relacionamentos com diferentes graus de comprometimento se imaginassem numa situação de namoro virtual e depois avaliassem fotografias de possíveis namorados e namoradas, dizendo quais eram mais atraentes. No grupo de fotografias estava uma que havia sido pré-julgada como altamente atraente (imagine o catálogo da loja Abercrombie & Fitch). Quando os parceiros menos comprometidos com o relacionamento viram essa foto, eles concordaram com os outros e também a classificaram como altamente atraente. Já as pessoas mais comprometidas com o relacionamento encararam a situação de modo diferente. Quando viram a mesma fotografia,[42] elas a consideraram significativamente *menos* atraente do que a maioria das pessoas. Por quê? Porque os parceiros mais comprometidos sabiam que se sentir atraído por alguém poderia ameaçar o seu relacionamento, considerado tão importante por eles. Pensar no que poderiam perder se o relacionamento atual acabasse diminuía o apelo dos parceiros em potencial. Portanto, o compromisso com um objetivo de longo prazo ajuda a resistir à tentação, fazendo com que algo capaz de nos desviar do foco nos pareça menos atraente.

Os pesquisadores sobre relacionamentos usam o termo *transformação de motivação* para se referir a essa ideia de que investir num objetivo futuro muda a motivação no presente. Essas transformações afetam os relacionamentos até na forma de comunicação entre os casais. Quando nossos parceiros dizem algo grosseiro (*"Essa calça está meio apertada em você, não acha?"*), o impulso imediato geralmente é responder na mesma moeda (*"Olha só quem está falando, balofo!"*), e estudos feitos sobre as reações imediatas de casais à traição mostram que, nos primeiros segundos, a maioria das pessoas se sente inclinada a retaliar de alguma forma. Se a pessoa que nos magoou for alguém que nunca mais pretendemos ver de novo, haveria poucos motivos para resistir a esse impulso. Você já leu os comentários que as pessoas fazem em sites? O jeito que as pessoas reagem a desconhecidos anônimos deixa claro que indivíduos sem compromisso uns com os outros cedem a esse impulso retaliatório o tempo todo, levando a um ciclo cada vez maior de ofensas e contraofensas que raramente leva a algo útil.

Em nossos relacionamentos íntimos, no entanto, costumamos resistir à ânsia de retaliar quando nos sentimos magoados, e os casais que mais resistem são os mais comprometidos. Para os casais que pensam em ficar juntos a longo prazo, a ânsia inicial de contra-atacar[43] é menos atraente do que para os casais sem planos de um futuro juntos.

O ponto principal é o seguinte: a menos que estejamos num relacionamento com o nosso próprio clone, manter uma relação de longo prazo exige sacrifícios e ceder em vários aspectos. Estamos sempre calculando o equilíbrio entre as nossas necessidades e as do parceiro. O compromisso com um futuro em comum muda o jeito de calcular esse equilíbrio. Ao manter o foco na recompensa de longo prazo, o compromisso nos estimula a fazer escolhas que fortalecem esses objetivos, mesmo se elas nos derem menos prazer imediato agora. Portanto, assim como a influência mútua cria relacionamentos e a compreensão mútua faz com que eles sejam satisfatórios, o compromisso de longo prazo é a base dos relacionamentos *duradouros*.

Como o comprometimento de longo prazo afeta a saúde

Como qualquer pessoa que começou uma dieta ou plano de exercícios sabe muito bem, manter um peso saudável também envolve a tensão entre os relacionamentos de longo e curto prazos. Confrontados com a escolha entre brócolis no vapor e bolo de chocolate, poucos de nós realmente preferem brócolis. Para muitas pessoas, subir na esteira não é tão recompensador quanto deitar confortavelmente no sofá. Mas alguns de nós conseguimos ter força de vontade para escolher brócolis ou subir na esteira mesmo assim, pois sabemos que este é um pequeno sacrifício para investir numa vida longa, plena de boa saúde e tudo o que a acompanha, incluindo, sim, a ocasional fatia de bolo de chocolate ou uma noite vendo televisão no sofá. Optar pelo caminho mais longo ajuda a motivar escolhas saudáveis e que melhoram os relacionamentos.

O problema é que as pessoas geralmente não mantêm essa visão de longo prazo quando se trata de alimentação e exercícios físicos. Todas as estatísticas americanas sobre comer corretamente e fazer mais atividade física indicam uma conclusão: os comportamentos saudáveis são fáceis de começar, mas difíceis de manter ao longo do tempo. Vejamos os problemas enfrentados por tanta gente na alimentação. Um dos mistérios interessantes sobre a alimentação é por que tantas pessoas tendem a começar planos de dieta, mesmo tendo fracassado nas tentativas anteriores de segui-la. Você pode pensar que quem teve uma longa série de decepções e frustrações com dietas ficaria desanimado e acabaria desistindo, mas as pesquisas mostram que *o simples fato de iniciar* novos hábitos alimentares ou um novo regime de exercícios físicos é muito recompensador em si. À medida que os primeiros quilinhos[44] somem, nós ficamos empolgados, otimistas, e as pessoas ao redor comentam e reforçam o nosso sucesso inicial. Quando, esta empolgação inicial vai embora, porém, leva junto o novo comportamento e os benefícios obtidos com ele.

Quando se trata de dieta e exercícios físicos, é sabidamente muito difícil manter o foco nos objetivos de longo prazo. Na correria do dia a dia, várias distrações e tarefas exigem atenção imediata. Sim, gostaríamos de fazer uma refeição saudável, mas aquele projeto no trabalho é para *hoje* e fica bem mais fácil pedir comida. Sim, os tênis de corrida estão ali pertinho da porta, mas alguém precisa dar comida às crianças e arrumar tempo para um banho depois. O fato é que, por mais útil que seja manter o foco no objetivo de longo prazo o tempo todo, não é assim que somos biologicamente programados. Nossa inclinação natural é de manter o foco nas batatas fritas.

Do ponto de vista evolucionário, essa dificuldade em manter objetivos de longo prazo era esperada. Os primeiros seres humanos (quase sem pelos e visivelmente sofrendo com a falta de caninos ou garras) tinham poucos motivos para se dar ao luxo do planejamento a longo prazo. Quando a vida é curta e a comida, escassa, restringir a alimentação tem poucos benefícios adaptativos. Muito pelo contrário: diante de qualquer coisa remotamente nutritiva, a melhor estratégia para os nossos ancestrais pré-históricos era devorar tudo! Como saber quando encontrariam algo nutritivo de novo? Quanto a fazer exercícios físicos, a necessidade constante de procurar comida e evitar predadores não deixava muito tempo para ficar à toa. Muito pelo contrário: qualquer oportunidade de relaxar devia ser preciosa e altamente valorizada.

A sociedade humana mudou consideravelmente desde a pré-história, mas o cérebro humano não acompanhou as mudanças. Embora muitas pessoas hoje em dia passem a vida inteira sem saber o que é fome de verdade e nossa expectativa de vida tenha mais do que dobrado, especialmente no último século, nossa caixa craniana ainda tem o cérebro fraco e espantado dos caçadores e coletores que éramos há milhares de anos.

E, para esses caçadores e coletores, o pensamento de longo prazo garantia a sobrevivência. O resultado dessa herança é que continua a ser muito difícil manter o autocontrole[45] ao longo do tempo, especialmente no que diz respeito ao comportamento.

O truque para resolver este problema é associar os comportamentos relacionados à saúde com outras partes do cérebro mais adequadas ao pensamento de longo prazo. É aí que entram os relacionamentos. O Princípio do Compromisso de Longo Prazo destaca o fato de adotarmos rapidamente uma perspectiva de longo prazo em nossos relacionamentos, mais do que em outras áreas da vida. Ainda que o futuro geralmente pareça distante e difícil de imaginar, nós pensamos nele de modo natural e frequente em nossos relacionamentos. Casais apaixonados ficam bastante à vontade usando palavras como *para sempre*. Recém-casados planejam ficar juntos "até que a morte os separe". A própria ideia de ter um compromisso com alguém, dividindo um lar e criando filhos juntos, destaca de modo indiscutível o nosso objetivo de longo prazo. Esta é a terceira razão pela qual os relacionamentos mais próximos têm um papel tão importante em manter nossos esforços para comer corretamente, fazer mais atividades físicas e manter um peso sadio. Reconhecer o relacionamento e o futuro saudável que queremos dividir com o parceiro faz com que fique mais fácil se comprometer com escolhas benéficas hoje.

E podemos facilitar ainda mais para que o nosso parceiro faça o mesmo. Quando um decide levar uma vida mais saudável, o outro pode não adotar a mesma atitude de imediato, o que pode ser frustrante. Afinal, por que alguém resistiria à mudança em prol da saúde e da boa forma? Mas o fato é que maridos e esposas, namoradas e namorados nem sempre têm os mesmos objetivos, mesmo sobre algo tão básico quanto a saúde e o peso. O que um parceiro percebe como óbvio e desejável pode ser considerado pelo outro como desnecessário, inconveniente e até irritante. O Princípio do Compromisso de Longo Prazo, porém, sugere não só uma explicação para essas discordâncias como uma estratégia para resolvê-las. Quando os casais discordam sobre os objetivos de perder peso, frequentemente estão discordando sobre a forma de priorizar as recompensas de *curto prazo*. Um parceiro pode querer mudar agora, enquanto o outro pode não considerar a mudança necessária para já. Mas, no *longo prazo*, a maioria dos casais tem grande probabilidade de ter os mesmos objetivos, esperando ter uma vida longa e frutífera com o outro. O objetivo em comum a longo prazo é a alavanca para levar um parceiro relutante a mudar de ideia. Em vez de "faça o que eu quero que a gente faça agora", a mensagem passa a ser "vamos investir no objetivo de longo prazo que temos em comum".

A mudança de foco das recompensas de curto para as de longo prazo não é fácil para todos os casais. Dez anos depois da primeira conversa sobre o que gostariam de mudar em suas vidas, pedimos a alguns participantes da pesquisa para voltar aos nossos laboratórios e conversar mais sobre o assunto. A perda de peso surgiu novamente, claro, mas ficamos surpresos ao ver que alguns dos casais que tinham sido muito bem-sucedidos na compreensão mútua não estavam mais indo tão bem neste quesito. Os quilos ganhos durante a gravidez se mostraram difíceis de perder, as dietas foram esquecidas à medida que as exigências no trabalho aumentaram e os planos de exercícios físicos foram abandonados à proporção que dores nas costas foram surgindo. Descobrimos que os pequenos solavancos e obstáculos comuns que a vida nos oferece bastaram para afastar até os casais mais dedicados à saúde do caminho que escolheram.

Os casais que tiveram sucesso após dez anos foram os que mais valorizaram o Princípio do Compromisso de Longo Prazo. Tendo sempre em mente a esperança no futuro, eles se recusaram a deixar as tarefas e discussões do dia a dia atrapalharem seus projetos. Um casal já estava definindo os detalhes de como a esposa perderia peso depois da gravidez do segundo filho por saber como ela lutou para recuperar a forma após o nascimento do primeiro. Quando um marido machucou o joelho jogando basquete, a esposa o ajudou a encontrar uma piscina no caminho entre a casa e o trabalho onde ele poderia nadar. Sabendo dos problemas sérios de saúde enfrentados pelos pais, os parceiros persuadiram um ao outro para aprender mais sobre dietas e exercícios físicos de modo a reduzir o risco de câncer e doenças cardíacas. Flexíveis, porém obstinados, esses parceiros se uniram para manter um peso saudável e redobraram os esforços quando surgiam obstáculos a esse plano. Um marido expressou isso perfeitamente ao explicar para a esposa por que estava motivado a comer melhor e fazer mais exercícios físicos: *"Porque é importante. Quanto mais tempo eu estiver por aqui, mais tempo nós ficaremos juntos."*

Pergunte a si mesmo

O Princípio do Compromisso de Longo Prazo reconhece que conquistar objetivos de longo prazo geralmente envolve fazer sacrifícios no presente. Sobre o seu peso e saúde:

Quais são os seus objetivos de longo prazo? Como vocês querem viver juntos daqui a dez anos?

E daqui a vinte anos?

Quais são os objetivos de longo prazo do seu parceiro?

O que vocês dois estariam dispostos a sacrificar hoje para conquistar esses objetivos?

PONTOS PRINCIPAIS DO CAPÍTULO 2

- Todos os relacionamentos têm poder, mas nenhum tem mais poder do que os mantidos com nossos cônjuges, namorados e namoradas. Os relacionamentos mais próximos afetam nosso comportamento, a forma de pensar sobre nós mesmos e os objetivos para o futuro.

- O *Princípio da Influência Mútua* diz que relacionamentos são poderosos porque é inevitável que os parceiros afetem os pensamentos, sentimentos e comportamentos um do outro. Eles afetam a saúde um do outro diretamente, por meio de pressões explícitas para seguir comportamentos específicos e evitar outros, e indiretamente, ao facilitar ou dificultar as escolhas saudáveis. Reconhecer este princípio significa que um casal terá mais sucesso em obter e manter um peso saudável quando tratar a empreitada como objetivo em comum e encarar a tarefa como um trabalho de equipe.

- O *Princípio da Compreensão Mútua* diz que relacionamentos são poderosos porque os parceiros podem se entender da melhor maneira ou se desentender da pior forma, mais do que qualquer pessoa. A compreensão é especialmente vital quando casais discutem o peso, pois pode haver tensão entre o desejo de contar ao parceiro que o amamos e aceitamos do jeito que é e o desejo desse parceiro de mudar a forma de agir e a aparência. Resolver esta tensão exige que o casal se esforce para entender as necessidades um do outro e comunicar claramente quais são essas necessidades.

- O *Princípio do Compromisso de Longo Prazo* diz que relacionamentos são poderosos porque estar comprometido com alguém muda o nosso comportamento e a forma de pensar sobre nós mesmo. Mais especificamente, o compromisso ajuda a manter o foco nos objetivos de longo prazo, facilitando abrir mão dos prazeres de curto prazo que possam atrapalhar esses objetivos. Embora o cérebro humano não seja programado para o pensamento de longo prazo, nossos relacionamentos nos levam a pensar naturalmente nisso. Podemos, portanto, usar o compromisso com um futuro saudável ao lado do parceiro como trampolim para motivar escolhas saudáveis no presente.

3

O bê-á-bá de dar e receber ajuda

COMO O BOM APOIO É IGUAL AO BOM SEXO

BSTÁCULOS DE TODO TIPO (falta de motivação, problemas crônicos de saúde, trabalho estressante, exigências familiares, lanches tentadores na madrugada etc.) podem frustrar até os esforços mais dedicados para nos manter fisicamente ativos e escolher os alimentos que consumimos de modo inteligente. Em momentos assim, ninguém melhor do que nosso parceiro para dar aquele lembrete carinhoso, dar aquela levantada na moral de que tanto precisamos para continuar no caminho certo. Quando as cartas estão na mesa (e o saquinho de batatas fritas também), precisamos da nossa metade da laranja para mostrar que é melhor comer frutas em vez de frituras.

Qualquer livro de autoajuda digno de nota recomenda aos leitores para se unirem a alguém e conseguir apoio. É uma boa ideia, mas esses livros raramente vão além dessa receita simples, e o motivo é que pedir, fornecer e receber apoio eficaz pode ser surpreendentemente difícil. Pode ser que os lembretes carinhosos soem como implicâncias impertinentes, as conversas para levantar a moral passem longe do objetivo e comentários bem-intencionados sejam encarados como críticas. Mesmo quando os parceiros só querem se ajudar a comer corretamente e fazer mais atividades físicas, acabam perdendo oportunidades de estimular as decisões adequadas que vão mantê-los saudáveis. E, pior ainda: quando parceiros empacam na tentativa de se ajudar a manter uma dieta saudável ou uma rotina de exercícios físicos, podem ficar cada vez mais frustrados e se afastar um do outro justamente na hora em que mais precisam de apoio. Assim, uma parceria que poderia ser uma tremenda vantagem vira um problema, e a busca por uma vida saudável vira uma batalha.

Analisar mais de perto um casal desse tipo pode ajudar a entender por que um apoio que realmente nos beneficie (que realmente nos mantém na linha e nos impele a ter hábitos mais saudáveis) pode ser tão difícil de conseguir. Aqui nós ouvimos uma mulher, preocupada por estar acima do peso, pedindo a ajuda do marido para comer porções menores e mais saudáveis:

Marido: Mas a gente já está tentando comer corretamente.
Esposa: Eu estou tentando, mas não estou conseguindo.

Até aí, tudo bem. A declaração positiva e afirmativa feita pelo marido permite que a esposa responda expressando a sua insegurança. Ela quer o apoio dele. Agora, ele poderia optar por dar ênfase ao esforço que ela está fazendo, destacando a parte do "estou tentando", ou por expor a vulnerabilidade dela ao ressaltar a parte do "não estou conseguindo".

Marido: Eu sei. Você fica comendo besteira o tempo todo.
Esposa: Ah, mas eu sou assim [*risada nervosa*].

Todos nós queremos que o parceiro concorde, mas só até certo ponto. Esse homem concorda com a esposa na avaliação negativa que ela faz de si mesma, além de ampliá-la e transformá-la em crítica. Ele tenta ajudar diagnosticando o problema, mas não consegue entender que a esposa precisa de apoio em vez de reprovação. Para piorar a situação, ele acrescenta detalhes certamente incorretos (afinal, ninguém come besteira "o tempo todo"). Ela aceita essa imagem desagradável (*"Ah, mas eu sou assim"*), provavelmente como forma de evitar ainda mais críticas sobre seus hábitos alimentares pouco saudáveis. Talvez ela tenha aprendido com experiências anteriores que não adianta nada dizer o que sente sobre esse assunto. O resto da conversa não avança. Depois, quando ela pergunta *"Um dia, quando formos ricos, cheios da grana mesmo, posso ter um personal trainer?"*, podemos entender por que essa mulher está tão ansiosa para terceirizar o apoio que não está recebendo em casa.

Será que o deslize cometido por esse homem por um breve momento pode condenar a esposa a uma vida inteira de lanches pouco saudáveis e bebidas cheias de açúcar? Provavelmente não. Outras oportunidades de conversa produtiva sem dúvida acontecerão a esse casal no futuro, e eles podem se engajar na causa da vida saudável, mas é difícil alcançar uma mudança verdadeira quando as chances de se ajudarem são constantemente deixadas de lado. Nosso trabalho sugere que a forma de os parceiros reagirem em momentos como esse mostra a capacidade ou incapacidade de formar uma equipe forte. Várias oportunidades perdidas como essa podem levá-los a se afastar, diminuindo assim a probabilidade de se darem apoio quando surgirem novos desafios. Por enquanto esse casal quer se alimentar bem, juntos, mas nenhum deles entende com muita clareza como empacaram nessa etapa ou como podem sair dessa situação.

COMO UM BOM APOIO É IGUAL AO BOM SEXO

Adotar uma alimentação saudável é muito mais fácil quando os parceiros colaboram um com o outro. Contudo, a simples recomendação de "obter apoio" ou "dar apoio" não chega nem perto de dizer o quanto isto pode ser desafiador e quanto tempo leva para desenvolver este comportamento.

Para começo de conversa, o apoio eficaz exige uma boa dose de habilidade de *ambos* os envolvidos. Neste exemplo, os erros do marido estão claros, mas a esposa também poderia ter sido mais específica ao pedir o que precisava e não ter entregado os pontos com tanta facilidade diante das críticas.

Um apoio realmente benéfico é igual a sexo: para fazê-lo bem, os dois parceiros precisam estar envolvidos de modo construtivo, concentrados e "presentes". Os dois precisam se envolver nas necessidades e experiências um do outro. Conversar pode ajudar a acelerar o processo, mas nem sempre isso é necessário (e às vezes pode desviar do que é mais importante). Coordenação é fundamental, pois interrupções têm seu preço, e críticas podem estragar tudo. Afirmações constrangidas como "ah, mas eu sou assim" são sinais claros de que aconteceu um *apoius interruptus*. O clima muda, o resultado não é satisfatório e, como vimos aqui, a busca dos objetivos voltados para a saúde perde o rumo. Tentar recapturar o clima é difícil, e o próximo encontro precisa compensar os erros cometidos neste.

Momentos assim são um sinal óbvio de que os parceiros não estão alcançando todo o potencial de serem aliados nessa busca. O verdadeiro progresso rumo a uma alimentação mais saudável fica parado até os parceiros aprenderem a reconhecer quando as conversas desviaram-se do objetivo e como estão perdendo oportunidades de colaborar um com o outro. Conectar-se a um parceiro na busca pela saúde parece simples. Por exemplo: para melhorar os hábitos alimentares basta assumir esse compromisso, definir um plano, comprar e cozinhar os alimentos certos e comer esses alimentos nas quantidades corretas. Fácil, não é? Alguns casais conseguem fazer exatamente isso, trabalhando com afinco e em conjunto para diminuir as calorias e aumentar os exercícios físicos, colhendo os benefícios no devido tempo. Mas o que mais vemos é um ou ambos verbalizando o desejo de se alimentar de modo mais saudável ou fazer exercícios físicos regularmente, mas fracassando ao tentar levar esse desejo para a rotina diária do casal.

POR QUE ALGUNS CASAIS TÊM MAIS SUCESSO NA LUTA PARA COMER CORRETAMENTE E FAZER MAIS ATIVIDADES FÍSICAS?

Afinal, qual é a diferença? Como alguns casais conseguem lidar com os desafios de se alimentar corretamente e fazer mais atividades físicas, enquanto outros sempre empacam nos mesmos pontos? Os casais mais eficazes são apenas mais preocupados ou dedicados a um estilo de vida mais saudável? Talvez. Dedicação e preocupação certamente contam a favor, mas todos os casais que nós estudamos estavam bastante preocupados com a saúde e pareciam motivados a ter uma alimentação mais saudável, fazer mais atividades físicas e perder alguns quilos. Contudo, apenas alguns conseguiram. Então esses casais bem-sucedidos sabem mais sobre alimentação saudável ou conhecem exercícios específicos que queimam mais calorias? É pouco provável. Praticamente qualquer quantidade razoável de exercícios dará resultado, e hoje em dia todos sabemos a importância de comer menos gorduras e mais frutas e vegetais. Mas este conhecimento não basta para colocar esses alimentos na sacola do supermercado e na mesa do jantar.

Nossa pesquisa indica que há algo muito mais poderoso acontecendo. *Os casais bem-sucedidos estão trabalhando com mais afinco e de modo mais eficaz para formar e manter a parceria de que precisam para vencer a batalha da saúde.* À medida que essa parceria cresce, a capacidade de ser verdadeiramente útil um ao outro também se desenvolve. Esses casais reconhecem o quanto pode ser difícil fazer mudanças no estilo de vida e sabem das emoções envolvidas no processo. Eles dão crédito um ao outro e se elogiam nas pequenas vitórias conquistadas na prática de exercícios físicos e nas escolhas inteligentes na alimentação (mesmo que isso signifique apenas optar por consumir uma porção de vegetais por dia). Sim, eles sabem como fazer uma dieta saudável e, sim, eles querem comer corretamente juntos, mas é a capacidade de formar uma verdadeira parceria que os leva a avançar rumo a esse objetivo. Sem isso, vão empacar e acabar deixando de lado o desejo de adotar hábitos alimentares saudáveis e fazer mais atividades físicas. Com isso, eles se permitem assumir o controle dos alimentos que consomem e se mantêm inspirados na luta para queimar calorias.

O que há de especial nesses casais não é o fato de terem necessariamente alcançado uma parceria forte, e sim de estarem envolvidos ativamente e de modo contínuo no processo de obter essa parceria. Eles concordam que há problemas realmente importantes a serem resolvidos: *Por que não estamos comendo melhor? O que podemos fazer para dar apoio à necessidade um do outro de fazer exercícios físicos regularmente? Como podemos encontrar uma solução inteligente para isso?* Como dois detetives de seriado de TV, esses parceiros são muito bons em fazerem-se as perguntas certas, mantendo-se abertos a uma vasta gama de possíveis culpados, sendo pacientes e persistentes, aproveitando os pontos fortes um do outro e se concentrando nas pistas mais promissoras. O sucesso não é tanto uma questão de dizer a coisa certa na hora certa, mas sim de refletir para chegar a uma atitude e uma abordagem diferente ao desafio de consumir alimentos saudáveis e nutritivos com regularidade, além de se estimularem mutuamente a queimar muitas calorias.

Para alguns casais, melhorar a forma como se ajudam na busca por uma vida mais saudável pode parecer assustador e difícil. Porém a boa notícia é que a nossa pesquisa indica que *todos* os casais podem desenvolver uma estratégia de sucesso desde que saibam canalizar o poder do relacionamento.

A IMPLEMENTAÇÃO DOS TRÊS PRINCÍPIOS BÁSICOS FORTALECE A PARCERIA

Felizmente, aprender a dar e receber ajuda não precisa ser complicado. O apoio e o auxílio eficazes não significam ter de fazer cem coisas diferentes da forma perfeitamente correta em cem situações diferentes. E, para que os parceiros consigam se apoiar de uma forma realmente salutar, não é necessário que eles precisem ter habilidades sobre-humanas em termos de empatia emocional, que concordem em tudo ou tratem a alimentação e exercícios da mesma maneira. Na verdade, dar e receber uma boa ajuda se resume a aprender algumas ideias básicas e adaptá-las às situações. Quando os parceiros conseguem isso, eles se transformam em verdadeiros aliados na busca pela saúde.

Para melhorar a situação, você já está familiarizado com essas ideias básicas. Elas vêm diretamente dos princípios destacados no capítulo 2. Nele você aprendeu os três princípios que fazem com que seu relacionamento afete a si mesmo e a sua saúde.

O Princípio da Influência Mútua: Seu relacionamento torna-se poderoso porque é inevitável que você afete os pensamentos, sentimentos e comportamentos de seu parceiro, assim como ele afeta os seus.

O Princípio da Compreensão Mútua: Seu relacionamento é poderoso porque você e seu parceiro têm um imenso potencial para entender (e também para não entender) as necessidades, objetivos e experiências um do outro.

O Princípio do Compromisso de Longo Prazo: Seu relacionamento é poderoso porque estar comprometido com alguém muda o seu comportamento e permite que você abra mão de recompensas de curto prazo em prol dos objetivos de longo prazo.

Como esses princípios podem ajudar a navegar pelas emoções e diferenças de opinião que certamente vão surgir nas conversas sobre saúde? Como podemos traduzir os três princípios em ações significativas que facilitem a adoção de práticas saudáveis em nosso dia a dia? Para responder a essas perguntas e ver como esses três princípios levam diretamente a tipos específicos de ações para dar apoio, vamos analisar um casal em que a esposa está lutando para voltar a ter o peso ideal.

"VOCÊ IRIA SE INCOMODAR SE EU FICASSE GORDA IGUAL À MINHA MÃE?"

Quando pedimos para que falasse sobre uma preocupação pessoal com o parceiro Jack, Tanya (que trabalha na área médica e por isso conhece as noções básicas sobre saúde) escolheu falar da infelicidade e frustração que sente por estar 15 quilos acima do peso. Resignada e um pouco nervosa, Tanya enfatiza o quanto precisa fazer mais exercícios físicos, também comentando sobre os hábitos alimentares pouco saudáveis dos quais deseja se livrar. Ela precisa de ajuda para se motivar, mas logo descobrimos a sua vontade ferrenha de saber o que Jack realmente pensa sobre a aparência dela:

Tanya: E aí, você me acha gorda?

Jack: Não!

Tanya: Mentira! Acha, sim.

Jack: Não, não acho.

Tanya: Tá, você não me acha gorda, mas acha que eu estou acima do peso?

Jack: Talvez... Um pouquinho?

Tanya: Você me acha balofa?

Jack: Não...

Tanya: Você me acha obesa?

Jack: Claro que não!

Tanya: Não quero ficar gorda igual a minha mãe.

Jack: Você não vai ficar.

Tanya: Mas então por que ganhei tanto peso? Eu bebo muito refrigerante! É nisso que você precisa me ajudar: preciso parar de beber tanto refrigerante. Mas sempre que você toma um eu quero beber também.

Jack: Não acho que seja o refrigerante. Eu bebo seis por dia e não ganho peso, mas você só bebe um...

Tanya: Refrigerante engorda muito. É cheio de açúcar, tem trezentas calorias. Você me acha gorda, não acha? Diz o que você pensa sobre o meu peso e a minha rotina de exercícios físicos.

Jack: Sei lá, acho que você deveria pelo menos tentar se esforçar mais...

Tanya: Mas... Você iria se incomodar se eu ficasse gorda igual à minha mãe?

Jack: Eu iria me preocupar com você, mas não a amaria menos por isso.

Tanya: Preocupar? Você iria se preocupar com o quê?

Jack: Ah, quando você está mais gorda significa que não está saudável. Foi assim com a minha mãe. Ela ficou enorme. Tente se motivar mais.

Tanya: [*choramingando, encostada na cadeira*] Mas o que posso fazer? Não estou motivada... Eu leio uma revista ou vejo alguma coisa sobre o assunto na televisão, fico motivada por cinco minutos e depois estou pronta para comer mais cookies.

Jack: Está vendo? Você nem tenta!

Tanya: É difícil quando se está sozinha nessa. Todas as minhas amigas que poderiam fazer atividades físicas comigo estão bem acima do meu nível. Ainda não estou motivada. E não estou satisfeita com essa conversa.

Jack: Vou tentar ajudar você a se motivar.

Tanya: Não vai, não. Você chega em casa e tem ainda mais preguiça do que eu.

Jack: É porque eu chego esgotado depois de trabalhar o dia inteiro.

Tanya: Então vamos acordar às sete da manhã para fazer alguma atividade física. É o que eu preciso fazer, mas sei que você não vai topar. Você sempre diz que vai fazer alguma coisa e acaba não fazendo é nada...

Jack: [*rindo*] Você não vai acordar tão cedo assim!

Tanya: Mas, se eu levantar às sete da manhã para fazer alguma atividade física, você vem comigo?

Jack: Tá.

Tanya: Todos os dias?

Jack: Quase todos.

Tanya: Sem desistir?

Jack: Isso.

Tanya: Você está mentindo!

Jack: Não estou!

Como muitas pessoas, Tanya se sente frustrada por estar acima do peso desejado e perplexa com a aparente incapacidade de mudar isso. Ela pede ajuda a Jack desesperadamente e, embora reconheça estar "um pouco acima do peso", pressiona o marido para que a tranquilize dizendo que não a acha gorda, obesa ou balofa. Além disso, Tanya quer ajuda para descobrir por que ganhou peso e precisa saber se o marido está disposto a fazer alguma atividade física com ela. É possível sentir o passado pesando para esse casal (sem trocadilhos), pois Tanya acusa Jack de mentir sobre o que pensa e também quando diz: "*Você sempre diz que vai fazer alguma coisa e acaba não fazendo é nada...*" Agora vamos explicar como estes três princípios poderiam ajudá-los a unir forças de modo a permitir que a esposa fique um pouco mais inspirada a começar uma atividade física.

Como o Princípio da Influência Mútua pode melhorar os hábitos relacionados à saúde

O Princípio da Influência Mútua tem implicações surpreendentes nas possíveis formas de dar apoio ao parceiro. Como duas pessoas num relacionamento estão constantemente se afetando, as mudanças feitas por *qualquer um* dos parceiros certamente vão repercutir em *ambos*. Você provavelmente já leu ou ouviu falar dos resultados de estudos científicos comparando vários tipos de dieta (South Beach, mediterrânea, de baixo teor de carboidratos) entre si ou com algum grupo de controle no qual as pessoas seguem uma dieta normal. Pelo menos a curto prazo, essas dietas realmente levam à perda de peso. O que não deve ter sido tão divulgado é que os cientistas responsáveis por esses estudos acabaram examinando os parceiros das pessoas que faziam dieta. Mesmo sem seguir formalmente[46] a dieta, cônjuges, namorados e namoradas perderam quase tanto peso quanto os participantes oficiais e definitivamente mais do que os parceiros nos grupos de controle. É quase como levar[47] duas dietas pelo preço de uma.

Reflexo direto do Princípio da Influência Mútua, este "efeito derivado", também conhecido como "efeito propagador" ou "efeito auréola", significa que se um dos parceiros está tomando medidas para ser mais saudável, os dois se beneficiam disso. A dedução é clara: o bom apoio pode ser tão simples quanto observar e adotar os passos iniciais que o parceiro está tomando para ficar mais saudável e depois capitalizar e cultivar esses hábitos. Podemos ser *modelos* de saúde em nossos relacionamentos, pois basta nos tornarmos um pouco mais saudáveis para persuadir a nós mesmos e ao parceiro a ter uma vida mais saudável. O apoio inteligente nos leva a atingir os objetivos mais rapidamente do que faríamos sozinhos.

Você pode pensar que o único jeito de obter este benefício é reformular totalmente a alimentação ou então convencer o parceiro a começar a treinar para um triatlo. *Na verdade, o Princípio da Influência Mútua sugere que mesmo pequenas mudanças na vida diária têm grandes efeitos nos hábitos relacionados à saúde.* Esta é uma percepção importante. Sem a necessidade de uma discussão tensa ou complicada, cada parceiro pode fazer pequenas mudanças que aumentam bastante a chance de ambos se alimentarem corretamente e fazerem mais atividades físicas. Na verdade, as mudanças menos visíveis podem ser mais eficazes para melhorar a saúde do que as maiores e mais visíveis. Um momento de reflexão ajuda a entender por que isso ocorre.

SUBSTITUA EM VEZ DE SUGERIR. Imagine dois cenários:

- Você acorda morrendo de fome, procura o iogurte de sempre na geladeira e encontra apenas um de uma marca desconhecida. Com pressa para ir trabalhar, você come e vai embora, só notando que o iogurte era sem gordura ao jogar a embalagem fora. Não é o seu favorito, mas até que estava bem gostoso e você sente a satisfação de saber que fez algo mais saudável.
- Assim que você abre a geladeira, o seu querido parceiro oferece uma colherada e diz: "*Amor, vamos conversar? Estou preocupado com a sua saúde. Decidi que a gente vai comer apenas iogurte sem gordura de agora em diante. Sei que você adora o seu iogurte de sempre, com aquele monte de gordura, e que não gosta de mudar a alimentação, mas vou ter que insistir nisso. A gente precisa cuidar um do outro!*"

A segunda versão soa mais como apoio social do que a primeira, mas obviamente tem um custo bem maior. Você, fã de iogurte, com pressa para ir trabalhar, tem de aturar o discurso, ouvir acusação de preferir uma dieta com alto teor de gordura e agora se sente na obrigação de ajudar o parceiro a melhorar os hábitos. Considerando esses custos, a maioria de nós provavelmente iria preferir uma forma mais discreta de dar apoio. Quando muito, se o parceiro dissesse algo como "*Você já experimentou este iogurte novo? Estava na promoção, achei bem gostoso*", você poderia facilmente concordar, sabendo que não faz tanta diferença assim e os pequenos benefícios para a saúde certamente valem a substituição.

Em resumo: num relacionamento, nós estamos conectados à outra pessoa como se fôssemos cercados por uma rede invisível. O fato de atuarmos como unidade integrada garante que todas as mudanças, mesmo as pequenas, terão efeito em todo o sistema. Indo mais além, o melhor apoio geralmente é quase invisível,[48] pois penetra nas defesas do parceiro discretamente, fazendo com que as decisões saudáveis sejam mais fáceis e automáticas. Atentos ao Princípio da Influência Mútua, começamos a prestar atenção às formas de promover a alimentação saudável e a prática regular de atividades físicas no nosso relacionamento. Surpreendentemente, adotar uma vida saudável estando em um relacionamento se resume aos parceiros facilitarem a tomada de boas decisões. E, quando conseguimos que essas decisões sejam tomadas sem esforço, o céu é o limite.

PERGUNTE EM VEZ DE ALFINETAR. Como isto permitiria que Jack ajudasse Tanya? Para começar, ele reconheceria o fato de o casal representar uma unidade e por isso ele pode escolher se vai facilitar ou dificultar o desejo dela de levar uma vida saudável. Lembre-se de que quando Tanya disse *"Não estou motivada... Eu leio uma revista ou vejo alguma coisa sobre o assunto na televisão, fico motivada por cinco minutos e depois estou pronta para comer mais cookies"*, Jack respondeu *"Está vendo? Você nem tenta!"*. Tanya já sabia disso e não ganha nada com essa acusação, mesmo sendo verdade. Nossa pesquisa e vários excelentes estudos mostram que críticas e alfinetadas quase nunca[49] geram hábitos mais saudáveis. Também somos vulneráveis demais. A maioria de nós quer se sentir forte antes de entrar de cabeça em novos hábitos de saúde. Portanto, Jack precisa achar algo positivo e trabalhar em cima disso. Seguindo o nosso primeiro princípio, a resposta dele poderia ser: *"Tudo bem, você não está motivada no geral, mas há momentos em que você se motiva. Eles não duram muito, mas já é alguma coisa! Quer dizer, o que consegue motivá-la? Vamos trabalhar em cima disso?"*

ELOGIE O COMPORTAMENTO POSITIVO EM VEZ DE APONTAR OS FRACASSOS. Jack também poderia elogiar o pequeno passo feito por Tanya para sair do sedentarismo. Ele poderia ajudá-la a entender o que a motiva e evitar a resposta em tom de autocrítica que provavelmente viria. Apenas o parceiro num relacionamento íntimo tem acesso a essa breve oportunidade de

78 CASAIS INTELIGENTES EMAGRECEM JUNTOS

fornecer inspiração: *"Que legal você de tênis de corrida e garrafa de água na mão!"*, e o Princípio da Influência Mútua é uma das ideias que destacam a importância desses momentos. Ao não perceber seu grande potencial de influência, Jack não usa este princípio a seu favor e muito menos a favor da esposa. Como não consegue entender que pode contribuir para a solução do problema, acaba apelando para uma acusação: *"Está vendo? Você nem tenta!"*, o que leva Tanya a dizer *"Não estou satisfeita com essa conversa."* E é fácil perceber o motivo desta reação. Jack não consegue entender como poderia ser uma força positiva na luta de Tanya para perder peso.

SIGA O COMPORTAMENTO QUE VOCÊ QUER ESTIMULAR. E Jack poderia fazer ainda mais para ajudar Tanya com um pouco de inteligência e sem se esforçar muito. Tendo como base apenas a transcrição anterior, aqui vão algumas opções:

> Ele poderia parar de tomar refrigerantes em casa, ou até de tê-los em sua geladeira, sabendo da tendência de Tanya de acompanhá-lo quando ele bebe.

> Ao ver Tanya lendo uma revista ou assistindo à televisão, Jack poderia perguntar à esposa se ela gostaria de fazer uma caminhada rápida pelo bairro com ele.

> Ele poderia acordar às sete da manhã no dia seguinte, dar uma xícara de café para Tanya e perguntar que tipo de exercício físico ela gostaria de fazer com ele.

O ponto principal é que conhecer um princípio relativamente simples (neste caso o Princípio da Influência Mútua) pode mostrar novas formas de agir que têm maior chance de ajudar os parceiros a atingirem objetivos relacionados à saúde.

Usando o Princípio da Influência Mútua a seu favor

OS ELEMENTOS FUNDAMENTAIS. Adaptar o Princípio da Influência Mútua ajuda a definir com precisão algumas formas concretas para Tanya e Jack se unirem e se ajudarem mais. Porém esta é apenas uma pequena parte das opções disponíveis para todos nós. Ao examinar outros casais, conseguimos identificar tipos diferentes de obstáculos que costumam aparecer, e também formas inteligentes de evitar estas armadilhas:

- Concentre a energia em aumentar as habilidades e o arsenal de recursos um do outro. Agora é hora de explorar os pontos fortes, não os fracos.

- Descubra jeitos fáceis de fazer *pequenas* mudanças na alimentação ou na prática de exercícios físicos que são mais importantes para você. Literal e metaforicamente, você pode ter que aprender a andar antes de correr.

- Dê elogios construtivos. Reconheça as realizações sutis, porém importantes, e use-as para convencerem-se de que mudanças maiores são possíveis.

- Tome a iniciativa de comer corretamente e fazer mais atividades físicas e veja a reação do seu parceiro.

- Evite a tentação de criticar e agir de modo negativo, seja em relação a você ou ao parceiro. Mesmo que ele ainda não esteja pronto para acompanhar o seu ritmo, *especialmente* neste o caso, "agir de modo negativo" dificilmente ajudará.

- Encontre formas de ajudá-lo a melhorar a saúde sem que ele note. Ninguém disse que é proibido agir sorrateiramente!

O Princípio da Influência Mútua

AVALIEM-SE. Enquanto você se antecipa, desenvolvendo abordagens novas e melhores para comer corretamente e fazer mais atividades físicas, este é

80   CASAIS INTELIGENTES EMAGRECEM JUNTOS

um bom momento para fazer um levantamento dos pontos fortes já conquistados. As afirmações abaixo foram criadas para avaliar se o Princípio da Influência Mútua está funcionando bem no seu relacionamento. Individualmente ou com o parceiro (que é o ideal), leia cada afirmação e circule o número correspondente à frequência com que esse tipo de situação acontece no seu relacionamento. O resultado no fim deste teste ajudará vocês a interpretar as respostas:

Nós lidamos com a saúde e os hábitos relacionados a ela com sensibilidade e respeito.

0	1	2
Nunca ou quase nunca	Às vezes	Sempre ou quase sempre

Pensamos em nós como uma equipe quando se trata de melhorar os hábitos relacionados à saúde.

0	1	2
Nunca ou quase nunca	Às vezes	Sempre ou quase sempre

Cada um de nós assume a responsabilidade pela própria saúde, mesmo quando damos apoio um ao outro.

0	1	2
Nunca ou quase nunca	Às vezes	Sempre ou quase sempre

Nós notamos os esforços que fazemos para ficar mais saudáveis.

0	1	2
Nunca ou quase nunca	Às vezes	Sempre ou quase sempre

Tiramos proveito de cada pequeno passo que damos para comer corretamente e fazer mais atividades físicas.

0	1	2
Nunca ou quase nunca	Às vezes	Sempre ou quase sempre

O bê-á-bá de dar e receber ajuda   81

Achamos formas construtivas de criar e estimular hábitos melhores relacionados à saúde.

0	1	2
Nunca ou quase nunca	Às vezes	Sempre ou quase sempre

Fazemos de tudo para melhorar os alimentos que consumimos e as refeições que preparamos.

0	1	2
Nunca ou quase nunca	Às vezes	Sempre ou quase sempre

Chegar a um consentimento nas discussões sobre alimentação e exercícios físicos é uma luta.

2	1	0
Nunca ou quase nunca	Às vezes	Sempre ou quase sempre

Nós nos concentramos nos fracassos e limitações um do outro quando se trata de saúde.

2	1	0
Nunca ou quase nunca	Às vezes	Sempre ou quase sempre

Dependemos demais um do outro para adotar hábitos mais saudáveis. Não tomamos a iniciativa sozinhos.

2	1	0
Nunca ou quase nunca	Às vezes	Sempre ou quase sempre

Nós ignoramos ou menosprezamos mutuamente as tentativas de ter uma alimentação mais saudável e fazer exercícios físicos regularmente.

2	1	0
Nunca ou quase nunca	Às vezes	Sempre ou quase sempre

Nós nos criticamos ou alfinetamos pela falta de apoio mútuo e pelos péssimos hábitos relacionados à saúde.

2	1	0
Nunca ou quase nunca	Às vezes	Sempre ou quase sempre

82 CASAIS INTELIGENTES EMAGRECEM JUNTOS

Após somar os números circulados, vocês terão um resultado que vai de 0 a 24. Veja o que esse número significa

SE O RESULTADO FICOU ENTRE 0 E 7: Ou vocês não estão tendo muita influência sobre os hábitos alimentares e de exercícios físicos um do outro ou a influência que estão tendo é mais negativa do que positiva. Releia o Princípio da Influência Mútua, bem como os fundamentos, para colocá-lo em prática e ajudarem-se a identificar mudanças pequenas, porém promissoras, que podem ser feitas imediatamente.

SE O RESULTADO FICOU ENTRE 8 E 16: Vocês estão fazendo um belo trabalho influenciando-se de modo positivo. Ao mesmo tempo, vocês podem estar sabotando esses efeitos positivos com algumas deficiências corrigíveis. Comece cortando o máximo de situações contraproducentes que puderem e depois trabalhem para se unir em torno das mudanças positivas que já conseguiram fazer.

SE O RESULTADO FICOU ENTRE 17 E 24: Vocês reconhecem a influência que têm sobre os hábitos relacionados à saúde um do outro e transformam essa influência em apoio eficaz. Solidifique ainda mais essa base forte para garantir que ela se estenda a todas as formas pelas quais vocês podem afetar os hábitos saudáveis um do outro.

COMO O PRINCÍPIO DA COMPREENSÃO MÚTUA PODE MELHORAR OS HÁBITOS RELACIONADOS À SAÚDE?

O Princípio da Influência Mútua é poderoso porque orienta os parceiros nas várias formas pelas quais podem se ajudar, mas é o Princípio da Compreensão Mútua que direciona para os alvos prioritários: os desafios emocionais que dificultam a busca pela saúde. A maioria de nós pode apoiar muito bem o parceiro quando ele está tentando escolher entre

O bê-á-bá de dar e receber ajuda **83**

o simulador de caminhada ou o elíptico ou entre salmão e frango. Mas é algo totalmente diferente consolar um parceiro que quer e precisa desesperadamente perder peso, mas não entende por que é tão exaustivo fazê-lo, e procura diretamente a sua ajuda para aliviar o fardo ou preferia não falar nada sobre o assunto.

Quando pensamos em ter uma alimentação correta, fazer mais atividades físicas e gerenciar melhor o peso, estamos nos julgando: a nossa aparência, quem somos, o que o futuro nos reserva, se podemos ou não mudar etc. Para a maioria de nós, essa autoavaliação envolve algumas emoções, ainda mais quando não estamos nos alimentando bem e fazendo exercícios físicos regularmente há algum tempo. E quando nos abrimos com o parceiro sobre a vontade de ser mais saudáveis, estamos abrindo a porta para julgamentos sobre nós e também sobre o significado que a comida e o peso têm no relacionamento. É muita coisa acontecendo! A forma de lidar com esses sentimentos é crucial para que as conversas fluam e aumentem a capacidade de dar apoio a hábitos mais saudáveis. Quando esses sentimentos são bem gerenciados, os parceiros fortalecem a capacidade de se ajudar a conquistar os desafios. Quando mal gerenciados, contudo, eles fazem as conversas sobre exercícios físicos e alimentação saudável empacarem.

Infelizmente, pode ser difícil reconhecer emoções tanto em nós quanto no parceiro. Nas conversas observadas em nosso estudo, os sentimentos a seguir foram expressos várias vezes (e frequentemente incompreendidos ou minimizados):

Eu me sinto *impotente* quando se trata de fazer exercícios físicos regularmente.

Estou realmente *infeliz* com a minha aparência quando me olho no espelho.

Odeio esta sensação de *cansaço* e falta de produtividade no trabalho.

Eu *duvido* que consiga fazer mudanças duradouras na minha alimentação.

Eu sinto *inveja* das pessoas que conseguem controlar o peso sem esforço.

Tenho *vergonha* dos meus ataques de comilança.

Fico *desconfortável* quando vejo toda aquela gente saudável e em forma na minha academia.

Sinto *ansiedade* em relação à minha saúde e ao quanto me sinto velha.

Eu me *preocupo* com a forma pela qual a alimentação da família afeta os nossos filhos.

Se você paga a academia e não consegue entender o parceiro que reluta a ir malhar porque fica desconfortável perto de toda aquela gente saudável, então sua tentativa de apoiá-lo pode ser algo como: *"Por que você tem tanta preguiça? A gente paga uma academia que tem todos os equipamentos possíveis e fica bem no caminho entre a nossa casa e o trabalho!"*, *"Por que você não cuida mais da sua saúde?"* ou, ainda, *"Como você pode ser tão irresponsável com o nosso dinheiro? Você sabe o quanto a mensalidade é cara!"* Isso não ajuda. Mas ao entender as emoções que estão em jogo, é possível abordar o problema de outra forma:

"De repente, a gente precisa é de outro tipo de academia."

"Talvez a gente devesse pesquisar no eBay o preço de uma boa esteira usada."

"Malhar pode ser meio chato. Você acha que o seu amigo Chris pode ir com você?"

"Você costumava jogar basquete. Esta ainda é uma opção?"

"Existem determinadas horas na academia que seriam melhores para você? Eu sei que lá fica lotado por volta das seis da manhã."

O segundo princípio nos lembra que se compreendermos melhor o nosso parceiro, nós o apoiaremos de uma forma melhor — o que nos levará a soluções melhores também.

Vamos a um exemplo do quanto as grandes questões emocionais podem atrapalhar uma conversa que poderia ser produtiva. Este homem, um corretor de imóveis, está casado com uma professora universitária há dois anos.

Marido: Comer corretamente é difícil para mim. Muito difícil mesmo.

Esposa: É difícil. Quer dizer, não acho que seja algo impossível de mudar. Mas você tem razão, é muito difícil mesmo.

Marido: Parece que temos drogas na geladeira e na despensa. É assim que eu me sinto. Sério. Parece que tem algo lá que eu não deveria fazer, mas a vontade é avassaladora.

Esposa: Então vamos nos livrar dessas coisas...

Marido: Eu sei... Mas o problema é que não tenho o menor controle sobre a minha alimentação. Independentemente de ter algo lá ou não, parece que não tenho controle sobre isso e quero mudar a situação, mas sinceramente não sei como. Acho que vou precisar fazer terapia a vida inteira [rindo].

Esposa: Não necessariamente. Existem coisas que você pode fazer sozinho.

Marido: Tá, você pode fazer o favor de me explicar, então?

Esposa: Algumas afirmações positivas, algumas leituras. Tem um monte de livros que ajudam, sabe? Desenvolvem a percepção...

Marido: [faz uma pausa, suspirando] Eu não consigo sistematizar isso. Quer dizer, talvez seja possível, mas não consigo isso agora. Estou num momento em que não consigo nem pensar nessa possibilidade.

Após receber o sinal claro de que o marido precisa de apoio, a esposa começa confirmando o que ele sente quanto à dificuldade de comer corretamente. Após a esposa mostrar que confia na capacidade dele para fazer essas mudanças, o marido expressa em termos precisos a profundidade "avassaladora" do desejo que sente pela comida. Ela se envolve no problema e está motivada a ajudar, mas acaba se afastando dos sentimentos do marido como se fossem uma batata quente demais para manusear e opta por uma solução prática: vamos nos livrar dos alimentos problemáticos. Após indicar que a disponibilidade de alimentos não é o verdadeiro problema, ele repete seu ponto de vista e mais uma vez tenta fazer com que ela entenda o quanto ele está preocupado com esses desejos. E de novo ela se afasta da batata quente com uma sugestão prática: leia alguns livros! Como a esposa interpretou incorretamente a verdadeira preocupação do marido, a sugestão passa longe do alvo. Ela está usando o Princípio da Influência Mútua para criar várias soluções quando o que ele realmente precisa é de compreensão. Antes de poder ajudá-lo de verdade, ela precisa entender e validar a luta emocional do marido.

O seu parceiro está pronto para mudar?

O Princípio da Compreensão Mútua leva o casal para os alvos de prioridade mais alta, mas essa esposa está longe de acertá-los. E qual é o alvo aqui? Sim, esse homem está sentindo várias emoções complicadas e se beneficiaria de ter uma parceira que as entendesse. Porém o atrito surge porque a esposa não entende exatamente onde ele está no processo de mudança. Ela acha que o marido está pronto para as soluções práticas e as emoções são secundárias para a mudança, mas ele está claramente dizendo que as emoções são importantes e as soluções práticas, prematuras. Esse casal parece ser marchas de carro que estão arranhando e não conseguem sair do lugar. Para seguir em frente, eles (como todos os casais) vão se beneficiar quando aplicarem o Princípio da Compreensão Mútua.

Há uma história mais oficial a ser dita sobre a ideia de mudança como um todo. Com o seu influente *modelo transteórico*[50] de mudança de comportamento, James O. Prochaska, psicólogo da Universidade de Rhode Island, identificou cinco estágios do progresso rumo a um objetivo. O conceito fundamental aqui é que a mudança leva tempo. Não acordamos um belo dia com uma vontade incrível de comer alimentos saudáveis ou ansiosos para correr a toda velocidade na pista de atletismo mais próxima. Nós progredimos através de estágios, geralmente permanecendo fixos

O bê-á-bá de dar e receber ajuda   87

num deles por bastante tempo e talvez até recuando para um estágio anterior antes de seguir em frente e fazer mudanças duráveis nos hábitos. Aplicando isso ao hábito de comer corretamente[51] e fazer mais atividades físicas, esses estágios são:

Pré-contemplação — Não Está Pronto

Atualmente eu não tenho uma dieta com baixo teor de gorduras e não estou pensando em começar.

Atualmente eu não faço trinta minutos de exercício físico por dia e não estou pensando em começar.

Contemplação — Preparando-se

Atualmente eu não tenho uma dieta com baixo teor de gorduras, mas estou pensando em começar.

Atualmente eu não faço trinta minutos de exercício físico por dia, mas estou pensando em começar.

Preparação — Está Pronto

Atualmente eu tenho uma dieta com baixo teor de gorduras, mas não regularmente.

Atualmente eu faço trinta minutos de exercício físico por dia, mas não regularmente.

Ação

Atualmente eu tenho uma dieta com baixo teor de gorduras, mas só comecei a fazer isso há seis meses.

Atualmente eu faço trinta minutos de exercício físico por dia, mas só comecei a fazer isso há seis meses.

Manutenção

Atualmente eu tenho uma dieta com baixo teor de gorduras e faço isso há mais de seis meses.

88   CASAIS INTELIGENTES EMAGRECEM JUNTOS

Atualmente eu faço trinta minutos de exercício físico por dia e faço isso há mais de seis meses.

Para o casal que acabamos de ver, o problema é que ele está, na melhor das hipóteses, no estágio de Contemplação, embora ela suponha que ele esteja pelo menos na etapa de Preparação. Com essa divergência, o conflito é inevitável. A aplicação do Princípio da Compreensão Mútua a esses estágios da mudança, porém, permitiria que essa mulher encontrasse o marido na etapa onde ele realmente está e não onde ela gostaria que ele estivesse.

DEIXE O PARCEIRO AJUDAR. Voltando a Tanya e Jack, podemos ver de outra forma como o Princípio da Compreensão Mútua se traduz diretamente na melhora do apoio. Um dos principais motivos da insatisfação da Tanya com a conversa sobre seu peso é que ela não consegue fazer o necessário para cultivar Jack como aliado. Ela o culpa por isso, quando na verdade não está colaborando para ser uma pessoa fácil de entender ou ajudar.

A sensação de urgência e frustração de Tanya parece ter um grande impacto em Jack, impacto este que ela não consegue reconhecer. Na verdade, Tanya não revela suas necessidades de modo a permitir que o marido a ajude. Depois de ser chamado de mentiroso e da saraivada de perguntas sobre se ela está (escolha uma das opções) gorda, acima do peso, balofa ou obesa, podemos entender por que Jack fica um pouco atordoado e na defensiva. Os sentimentos dela o imobilizam justamente quando ela mais precisa da ajuda dele. Tanya, porém, não enxerga isso, e no meio do bombardeio Jack tem poucas oportunidades de articular como ele está se sentindo ou como pode ajudá-la, dando apoio verdadeiro.

EVITE AS PERGUNTAS CAPCIOSAS. Perguntas como *"Você acha que eu estou gordo(a)?"* colocam possíveis aliados numa saia justa, em que responder *não* significa mentir e responder *sim* significa falta de afeto ou sensibilidade. Conhecer o Princípio da Compreensão Mútua, porém, permitiria a

Tanya ver que o progresso rumo a um dos seus objetivos mais importantes é muito mais provável se ela conseguir revelar seus sentimentos e dificuldades, ao mesmo tempo convidando Jack a ficar ao seu lado. Enquanto Tanya afasta Jack, o Princípio da Compreensão Mútua nos lembra de que pedidos eficazes de apoio tendem a envolver e aproximar o parceiro.

Ao diminuir as opções de Jack, Tanya não só compromete a capacidade do marido de *reagir* de modo eficaz à preocupação dela, como dá um curto-circuito na capacidade dele de *entender* a preocupação da esposa. E um elemento central no dilema de Tanya é que ela ainda não está pronta para mudar a sua rotina diária. Isso é compreensível. Na verdade, muitos de nós pensamos nas mudanças que queremos fazer bem antes de as colocarmos em prática. Tanya quer ser mais saudável, sabe que precisa fazer mudanças para isso e mesmo assim não chegou à etapa em que está pronta para agir. Jack não pode ajudar muito até entender onde Tanya está no caminho rumo às mudanças significativas nos hábitos diários. Quando perceber, ele será capaz de dar o apoio certo para sua companheira: pressionar demais só vai convencê-la de que os objetivos são impossíveis (*"Quando eu a conheci, você corria pelo menos meia hora todos os dias."*), já não pressionar o bastante significa não aproveitar a pouca motivação que ela tem (*"Por que não esperar para ver como você se sente? Se não for um bom momento, então tudo bem. Por que forçar a barra?"*). Jack precisa achar o meio-termo e precisa da ajuda da Tanya para isso.

Se Jack estava tão ocupado se desviando das fortes emoções que Tanya colocava em seu caminho, como o Princípio da Compreensão Mútua poderia lhe ser útil? Como ele pode ajudar Tanya a ver o abismo entre onde ela está agora e onde deseja estar? Vamos rever parte da conversa, desta vez tendo em mente o Princípio da Compreensão Mútua para ver como poderia ter sido diferente:

Tanya: É difícil quando não tem ninguém para acompanhar. Todas as minhas amigas que poderiam fazer alguma atividade física comigo estão bem acima do meu nível. Ainda não estou motivada. E não estou satisfeita com esta conversa.

Jack: Parece difícil mesmo. Sinto muito por você não estar satisfeita com esta conversa. Eu estou. Mas você acabou de dizer que é difícil quando não tem ninguém para ir com você e que não está motivada...

Tanya: É, foi exatamente isso o que eu disse.

Jack: Preciso de algo para entender melhor: como posso ajudá-la a ficar bastante motivada para malhar, mesmo se for só uma ou duas vezes por semana?

Nosso principal argumento aqui é que, quando os parceiros discutem os desafios relacionados à saúde, o simples fato de saber alguns princípios básicos ajuda a ver formas completamente novas de se unir em prol de seus objetivos. No primeiro princípio a ideia é: "Afetamos um ao outro o tempo todo." Então, novas estratégias surgem ao fazer perguntas do tipo: *Como posso me aproveitar desta influência mútua para ajudar o meu parceiro?* No segundo princípio a ideia é: "Temos que nos entender melhor para comer corretamente e fazer mais atividades físicas." Para explorar este segundo princípio, Tanya pode se perguntar: *Como posso ajudar Jack a me entender melhor?* E Jack pode se perguntar: *O que eu não estou entendendo? Em que estágio Tanya está no processo de mudança?* Ou ainda: *Como posso ajudar Tanya a se entender melhor sobre este assunto?*

Usando o Princípio da Compreensão Mútua a seu favor

OS ELEMENTOS FUNDAMENTAIS. A esta altura o Princípio da Compreensão Mútua já deve estar razoavelmente claro e talvez você possa até ter visto como implementá-lo vai aumentar imensamente o apoio entre vocês. As sugestões a seguir deixam claro que a compreensão mútua é uma ótima forma de controlar as fortes emoções associadas à melhora dos hábitos relacionados à saúde:

O bê-á-bá de dar e receber ajuda   91

- Certifique-se de que *ambos* entendam onde *ambos* estão no processo de mudança. Se você e o seu parceiro estiverem com perspectivas muito diferentes quando se trata de mudar os hábitos alimentares e de atividades físicas, isto vai atrapalhar a capacidade de entender um ao outro. Não é necessário ter objetivos semelhantes para fazer mudanças eficazes, o importante é que vocês se entendam e se ajudem mutuamente durante o processo. Trabalhem para reconhecer e aceitar suas diferenças e depois procurem um denominador comum para só então seguir adiante.

- Pense na possiblidade de um de vocês (ou ambos) ainda não estar pronto para fazer grandes mudanças. Respeite esse estágio (afinal, faz parte do processo) e não o use como motivo para sabotar eventuais melhorias que o seu parceiro *realmente* queira fazer.

- Antes de dedicar muito tempo ou atenção a fazer uma revisão geral dos seus hábitos alimentares e de atividades físicas, concentrem-se em se unir para tratar dos eventuais problemas que vocês estejam enfrentando, como estresse relacionado ao trabalho, problemas financeiros ou o fato de não passarem tempo suficiente juntos. Depois use os ganhos obtidos nessas áreas para impulsioná-los rumo à alimentação saudável e mais exercícios físicos.

- Faça o melhor para garantir que toda a compreensão não flua apenas em uma direção. Se você tiver a sorte de receber apoio e compreensão excelentes, encontre formas de retribuir, não por obrigação e sim porque você realmente precisa ter algo a oferecer ao seu parceiro.

- Evitem usar críticas para motivar um ao outro. As pessoas raramente acham críticas benéficas, e há uma boa probabilidade de o seu parceiro concordar com esse ponto de vista. Bastam um ou dois comentários sarcásticos ou alfinetadas (*"Claro que você está em forma, amor... Se você considerar redondo uma forma.")* para acabar com meses de apoio excelente.

- Validem-se sempre. É muito mais provável ocorrerem mudanças duradouras quando estamos bem e fortes do que quando nos sentimos fracos e incompetentes. Ter um parceiro que nos entenda reforça a imagem positiva que temos a nosso respeito. E, embora a autoafirmação individual ajude a melhorar a autoimagem, a admiração e o estímulo do parceiro dão um vigor especial ao processo.

- Ajudem um ao outro a descobrir os principais motivos para comer corretamente. As pessoas querem comer melhor para ter mais disposição, um rosto mais jovem, entrar nas roupas de que mais gostam, ser mais confiantes no trabalho, perder peso etc. Ao longo do processo de compreensão mútua, os parceiros que se apoiam também ajudam a esclarecer os motivos específicos para fazer sacrifícios relacionados à dieta por meio de boas perguntas e elogios certeiros.

- Tenha empatia pelos desafios emocionais envolvidos na luta para comer corretamente. O gerenciamento diário do apetite e todas as decisões relacionadas à alimentação que precisamos fazer podem desencadear sentimentos fortes, dificultando ainda mais o controle da alimentação e da fome. Parceiros compreensivos sentem empatia por esses sentimentos sem julgar, refletindo solidariamente as nossas emoções para que possamos entendê-las melhor.

- Faça relatos detalhados dos sucessos anteriores. Em um dos nossos estudos, depois que uma mulher que deu à luz havia pouco tempo expressou o desespero que sentia por não ser capaz de perder peso, o marido relembrou o orgulho que sentiu (e o quanto ela ficou feliz) quando a esposa perdera peso havia vários anos: "Você tentou a dieta de Atkins e não foi tão bem, mas com os Vigilantes do Peso você foi às reuniões e *conseguiu.*" Esse tipo de vivência em comum dentro do relacionamento é inigualável e os parceiros podem reforçar a confiança um do outro sabendo quando e como relembrar esses momentos.

O Princípio da Compreensão Mútua

AVALIEM-SE. Como fizemos com o Princípio da Influência Mútua, nós identificamos as principais formas de sucesso e dificuldades enfrentadas pelos casais no esforço para se ajudar adotando o nosso segundo princípio, o da Compreensão Mútua. As ações específicas associadas à compreensão e a incompreensão mútuas estão listadas a seguir. Mais uma vez convidamos você e o seu parceiro a avaliar como estão nesses quesitos.

Sabemos a diferença entre incentivar um ao outro a melhorar e pressionar demais para mudar hábitos relacionados à alimentação e à prática de exercícios.

0	1	2
Nunca ou quase nunca	Às vezes	Sempre ou quase sempre

Damos apoio personalizado de acordo com as necessidades e os objetivos um do outro.

0	1	2
Nunca ou quase nunca	Às vezes	Sempre ou quase sempre

Perguntamos um ao outro se o apoio que estamos dando é útil e como podemos melhorar nisso.

0	1	2
Nunca ou quase nunca	Às vezes	Sempre ou quase sempre

Tentamos reforçar a autoestima um do outro com sensibilidade e carinho.

0	1	2
Nunca ou quase nunca	Às vezes	Sempre ou quase sempre

Sabemos que algumas épocas são melhores que outras quando se trata de estimular um ao outro a adotar hábitos mais saudáveis.

0	**1**	**2**
Nunca ou quase nunca	Às vezes	Sempre ou quase sempre

Transmitimos respeito e compreensão quando discutimos mais profundamente sobre como nos sentimos em relação a nossos hábitos relacionados à alimentação e à prática de exercícios físicos.

0	**1**	**2**
Nunca ou quase nunca	Às vezes	Sempre ou quase sempre

Damos sugestões rapidamente, sem perguntar se estamos sendo úteis.

2	**1**	**0**
Nunca ou quase nunca	Às vezes	Sempre ou quase sempre

Não conseguimos reconhecer que somos duas pessoas diferentes quando se trata do apoio de que precisamos ou da forma de dar este apoio um ao outro.

2	**1**	**0**
Nunca ou quase nunca	Às vezes	Sempre ou quase sempre

Nós implicamos um com outro, seja xingando ou usando humor agressivo, ao falar sobre nossos hábitos relacionados à alimentação e a exercícios físicos.

2	**1**	**0**
Nunca ou quase nunca	Às vezes	Sempre ou quase sempre

Nós dificultamos o processo de compreender e dar apoio um ao outro.

2	**1**	**0**
Nunca ou quase nunca	Às vezes	Sempre ou quase sempre

Reclamamos do apoio que recebemos sem dar sugestões construtivas para melhorar a situação.

2	1	0
Nunca ou quase nunca	**Às vezes**	**Sempre ou quase sempre**

Tendemos a não entender corretamente os objetivos e as motivações um do outro para ser mais saudável.

2	1	0
Nunca ou quase nunca	**Às vezes**	**Sempre ou quase sempre**

Após somar todos os números circulados, vocês terão um resultado que vai de 0 a 24. Veja o que esse número significa

SE O RESULTADO FICOU ENTRE 0 E 7: Vocês não estão tão inclinados a compreender um ao outro em relação à alimentação saudável e à prática regular de exercícios físicos quanto poderiam estar. Se isso não for resolvido, poderá diminuir a velocidade do seu progresso rumo aos exercícios físicos regulares e à dieta mais saudável. Seu principal objetivo agora é compreender o que cada um de vocês quer e precisa, sempre reconhecendo que vocês podem ser diferentes na forma de buscar melhorar os hábitos para a saúde.

SE O RESULTADO FICOU ENTRE 8 E 16: Vocês se conectam muito bem quando se trata de comer corretamente e fazer mais atividades físicas. Apesar disso, diferenças e mal-entendidos podem estar limitando a capacidade de usarem totalmente o relacionamento a seu favor. Ouçam ainda mais atentamente o que cada um está dizendo sobre seus desafios singulares e sejam claros ao expressar a quantidade e o tipo de apoio que procuram.

SE O RESULTADO FICOU ENTRE 17 E 24: Vocês compreendem bem os hábitos e os objetivos relacionados à saúde um do outro, e os mal-entendidos nessa área costumam ser poucos. Isso é uma grande proeza. Mesmo assim, vocês querem transformar essa compreensão em mudanças reais na alimentação e na rotina de exercícios físicos.

COMO O PRINCÍPIO DO COMPROMISSO DE LONGO PRAZO PODE MELHORAR OS HÁBITOS RELACIONADOS À SAÚDE?

Os Princípios da Compreensão Mútua e da Influência Mútua valorizam o fato de se manter otimista e positivo. Alfinetar, criticar e apontar o dedo apenas destrói a capacidade de influenciar um ao outro positivamente. Além disso, culpar, reclamar e não ter empatia só têm efeitos tóxicos na compreensão mútua. Você pode ir bem longe num relacionamento sendo genuinamente bom e sincero. E não ficará surpreso ao descobrir várias pesquisas indicando que os parceiros que se tratam com mais gentileza[52] e menos hostilidade tendem a estar em relacionamentos mais felizes do que os que se tratam mal. Mas uma linha de pesquisa recente lança uma luz sobre a forma pela qual os relacionamentos funcionam.

Novos estudos evidenciam que, se você quiser ajudar o parceiro a mudar e melhorar, é importante ser aberto e direto, mesmo se isso for interpretado como negativo ou insistente. Não estamos defendendo ataques pessoais, obviamente, nem recomendamos que você repreenda o parceiro. Mas há momentos (e maus hábitos de saúde provavelmente são um deles) em que dizer claramente quais são as expectativas[53] de comportamento aceitável produz benefícios duradouros. O interessante nesse trabalho é que estratégias diplomáticas, porém inócuas, parecem boas a curto prazo, mas não geram muitas mudanças: "*Bem, amor, se você realmente está dez quilos acima do peso, como diz, então talvez a gente não devesse fazer churrasco e beber vinho todo fim de semana neste verão.*" A maioria de nós concordaria com esta frase e manteria a linha na alimentação. Táticas mais diretas e sem rodeios não parecem tão boas a curto prazo, mas têm muito mais chance de gerar a mudança que queremos ver:

Eu concordo com o seu médico quando ele diz que você poderia perder uma quantidade significativa de peso e me preocupo muito com você, por isso não posso deixar esses maus hábitos acabarem com a gente. Então o primeiro passo envolve diminuir os churrascos para no máximo uma vez por mês, usando cortes mais magros de carne, e isso provavelmente também significa diminuir as batatas assadas. Podemos assar frango ou peixe na brasa nos outros fins de semana, se você quiser. Como segundo passo, acho que podemos consumir uma ou duas garrafas de excelente vinho tinto e beber apenas quando comermos carne vermelha. Se saborearmos com moderação, podemos fazer essas duas garrafas durarem o verão inteiro. É o que precisa ser feito. Detesto ter que dizer isso, mas você não tem outra opção e agora é o momento certo. Podemos avaliar como a situação mudou ao final da estação.

Poucos de nós abririam mão daquela picanha grelhada semanal com batata assada cheia de manteiga, mas a abordagem de "mandar a real para o seu bem" utilizada por essa mulher realmente funciona. Esta estratégia é uma das várias que se originaram no Princípio do Comprometimento de Longo Prazo. Acrescentar este terceiro princípio ao nosso arsenal forma um conjunto bastante forte e completo de estratégias eficazes para o apoio. Vamos revisitar Tanya e Jack mais uma vez para ver como este princípio poderia fortalecer a conversa do casal.

Para pessoas como Tanya, os obstáculos no caminho para a boa saúde são grandes demais. A luta para perder peso e se motivar foi além do que ela é capaz de gerenciar sozinha e por isso é preciso mobilizar o compromisso que existe entre Tanya e Jack. Você provavelmente já notou que o casal está negociando o relacionamento a longo prazo de forma bastante explícita.

Tanya: Então, vamos levantar às sete da manhã e fazer exercícios físicos. É o que eu preciso fazer. Mas eu sei que você não vai fazer isso. Você sempre diz que vai fazer alguma coisa e acaba não fazendo é nada...

Tanya questiona o compromisso de Jack de ajudá-la nesse aspecto específico da vida. Na verdade, ela diz: "Você vai me ajudar? Posso acreditar que você vai cumprir sua parte no acordo?" O ceticismo dela é afiado: Tanya "sabe" que ele não vai acordar para fazer exercícios físicos com ela às sete da manhã. Afinal, do ponto de vista dela, Jack "sempre" diz que vai fazer "alguma coisa" e "nunca" faz. O fato de a esposa apresentar sua visão dessa forma obriga Jack a sair de uma sinuca de bico. Talvez Tanya diga isso para diminuir a expectativa que tem em relação a ele, a própria decepção ou ainda para fazer Jack se sentir mal por tê-la decepcionado no passado. Não importa o que aconteça, ele realmente não tem muitas opções de resposta. Dizer *não* está fora de cogitação, dada a intensidade dos sentimentos de Tanya sobre o assunto, a disposição de colocá-lo como o vilão da história e, pelo lado positivo, o desejo sincero da parte de Jack de ajudar a esposa a sair do sedentarismo.

Enquanto a conversa continua, podemos ver que nem Tanya e nem Jack reconhecem como o Princípio do Compromisso de Longo Prazo poderia ajudá-los a encontrar ações específicas mais adequadas:

Jack: [*rindo*] Você não vai acordar tão cedo assim!

Tanya: Mas, se eu levantar às sete da manhã para fazer alguma atividade física, você vem comigo?

Jack: Tá.

Tanya: Todos os dias?

Jack: Quase todos.

Tanya: Sem desistir?

Jack: Isso.

Tanya: Você está mentindo!

Jack: Não estou!

A princípio Tanya parece ter tido a ideia certa. Ela sente que parte da força desse relacionamento vem do simples fato de Jack acordar ao seu lado. Pelo menos nesse sentido físico ele está bem próximo, mas a conversa desanda em vários aspectos. Primeiro Tanya não leva Jack a sério quando o marido concorda com o seu pedido e também não o lembra do quanto esse compromisso é crucial para ela. Segundo, ela está confiando totalmente nele sem oferecer nada em troca, nem ao menos gratidão, elogios ou qualquer reconhecimento de que tentar motivar outra pessoa a se exercitar pode não ser a tarefa mais divertida do mundo para se fazer às sete da manhã. Tanya menospreza Jack, supondo que ele está comprometido com ela, mas sem respeitar verdadeiramente o valor desse compromisso. Ela deprecia o compromisso em vez de usá-lo a seu favor.

Jack, por sua vez, também perde boas oportunidades para aplicar o Princípio do Compromisso de Longo Prazo. Veja bem o que ele disse a Tanya após ela ter feito esse pedido:

Tanya: Refrigerante engorda muito. É cheio de açúcar, tem trezentas calorias. Você me acha gorda, não acha? Diga o que você pensa sobre o meu peso e a minha rotina de exercícios físicos.

Jack: Sei lá, acho que você deveria pelo menos tentar se esforçar mais...

Tanya pediu a opinião de Jack. A resposta dele aqui não é irracional, especialmente considerando a dificuldade da pergunta, mas poucos de nós achariam o comentário útil. Como saber se o Princípio do Compromisso de Longo Prazo poderia fornecer uma abordagem melhor? Veja uma possibilidade:

Tanya: ...Você me acha gorda, não acha? Diga o que você pensa sobre o meu peso e a minha rotina de exercícios físicos.

Jack: Você está pedindo a minha opinião sincera?

Tanya: É, estou.

Jack: Corrija-me se eu estiver errado, mas acho que você está com mais quilos agora do que em qualquer outra ocasião desde que eu a conheci.

Tanya: É, tem razão.

Jack: Isso me preocupa, não por afetar o que eu sinto por você (isto nunca vai acontecer), mas porque estamos falando da *sua saúde*. Quero que você cuide mais de você, pelo seu bem e pelo nosso bem. Se você ganhou peso e relaxou nos exercícios físicos, então para mim isso é um sinal de que você precisa achar um jeito de sair do sedentarismo.

Segundos depois, Jack deixa passar outra grande oportunidade de usar este princípio:

Tanya: Mas... Você iria se incomodar se eu ficasse gorda igual a minha mãe?

Jack: Eu iria me preocupar com você, mas não a amaria menos por isso.

Tanya: Preocupar? Você iria se preocupar com o quê?

Jack: Ah, quando você está mais gorda significa que não está saudável. Foi assim com a minha mãe. Ela ficou enorme. Tente se motivar mais.

Comparar a esposa com a mãe acima do peso pode não ter sido a melhor ideia do mundo, mas existem coisas piores para se dizer. Mesmo assim, Tanya precisa de um estímulo mais forte, e ele tem que usar a força do relacionamento deles para aumentar a potência das suas palavras:

Tanya: Preocupado comigo? Por quê?

Jack: Preocupado com você?! Claro que estou preocupado com você. Você é minha esposa e quero você saudável e feliz, caramba. Nossos filhos vão precisar de uma mãe saudável! Eu confio totalmente na sua capacidade de voltar à rotina de exercícios físicos, porque já a vi fazer isso antes, mas você precisa se dedicar agora. Precisa mesmo. Não estou dizendo que vai ser fácil, apenas que você é capaz de fazer isso.

Comer corretamente e fazer mais atividades físicas são mudanças realmente difíceis para a maioria de nós e fica fácil desabar diante de uma tarefa tão árdua. Quando uma pessoa encara o problema diretamente ("É difícil continuar. Minha rotina regular é entediante e estou empacado. Você pode me ajudar na motivação?"), o Princípio do Compromisso de Longo Prazo pode capacitar os dois parceiros a sair da tempestade consolando-se ao saber que há uma calmaria no horizonte. A pessoa que deseja fazer a mudança precisa explorar e cultivar o compromisso que reside dentro do relacionamento ("*Quero levantar às sete e fazer exercícios físicos. Sei que vai ser difícil, mas não sei se quero começar sem você. Sei que é pedir muito, mas eu adoraria se você pudesse me ajudar nisso.*"). E quem oferece o apoio precisa fazer o mesmo ("*É difícil, sim, e vai levar tempo para vermos os resultados, mas vai valer a pena. Vamos começar amanhã e tentar fazer isso todos os dias.*"). Ofertas débeis de apoio são uma defesa frágil contra a forte vontade que temos de comer alimentos não saudáveis e diminuir os exercícios físicos, mas o Princípio do Compromisso de Longo Prazo é a chave para reforçar as defesas e tomar decisões mais saudáveis.

Usando o Princípio do Compromisso de Longo Prazo a seu favor

OS ELEMENTOS FUNDAMENTAIS. Você provavelmente consegue ver que a utilização do Princípio do Compromisso de Longo Prazo exige delicadeza, tato e talvez até um pouco de coragem para funcionar. Por mais que valorizemos o compromisso com o parceiro, a abordagem de "mandar a real para o seu bem" decorrente deste princípio pode parecer cruel ou insensível. Afinal, alguns atritos fazem parte deste princípio, porque ele transmite a mensagem que todos queremos ouvir: "*Quando pensamos a longo prazo, tudo o que fazemos agora vai ajudar a nos manter saudáveis e progredindo. Isso não é ótimo?*" A chave é transmitir as duas mensagens claramente e fazer isso de modo que reflita as circunstâncias específicas do seu relacionamento. Com este objetivo em mente, veja alguns pontos específicos a serem levados em consideração quando você for aplicar este terceiro princípio ao seu relacionamento:

- Concentre-se menos no resultado dos seus esforços (*"Não importa o que eu faça, o meu peso não muda!"*) e mais nos hábitos saudáveis em si (*"Comi iogurte com frutas todos os dias esta semana e nenhum bagel!"*). Use o seu relacionamento para mudar o que você pode controlar (as ações saudáveis) e seja perseverante nisso.

- Utilize os valores que você sabe que ambos têm e associe-os a uma vida mais saudável. Nós vimos casais se fortalecerem por meio da fé religiosa, das lembranças de um parente querido que morreu cedo demais ou do amor pela família e pelos filhos. Tudo isso pode ser fonte de inspiração. Esta é uma parte importante de quem você é e o motivo pelo qual você cumpre seus compromissos. Portanto, lembrar-se desses valores pode dar motivação extra para melhorar a saúde.

- Lembre-se de que o terceiro princípio exige a transmissão cuidadosa de duas mensagens: *1) Há aspectos do nosso relacionamento que nos fortalecem, e 2) podemos usar essa força para nos lembrar a fazer sacrifícios difíceis a curto prazo sabendo que teremos benefícios a longo prazo para a saúde.* Conversem para garantir que estão transmitindo as duas partes da mensagem (especialmente a segunda!) da forma mais eficaz e não ameaçadora possível.

- Desvie-se das estratégias pouco saudáveis das dietas de curto prazo e prefira uma série de mudanças pequenas e graduais cuja probabilidade de dar certo é bem maior. Esta é a visão que o Princípio do Compromisso de Longo Prazo pode trazer.

- Planeje-se para os imprevistos. Muitos casais conseguem usar nosso terceiro princípio para comer bem e fazer exercícios regularmente, mas, quando muda o ritmo no trabalho, parentes os visitam e as festas de fim de ano chegam, todos esses bons hábitos podem desaparecer.

Em situações como estas, prepare-se antecipadamente para se recuperar dos períodos em que perderam o rumo (olá, primeiro de janeiro) ou, melhor ainda, unam-se antes dos obstáculos e se ajudem a manter os hábitos saudáveis o máximo possível.

- Seja flexível. Tenha em mente que lesões podem obrigá-lo a ajustar sua estratégia de exercícios físicos. Aquela partida semanal de tênis é ótima até os tendões do antebraço começarem a doer e a corrida diária funciona muito bem até você torcer o tornozelo. Nem o mais saudável dos casais tem controle total sobre a própria saúde, mas é possível demonstrar resiliência encontrando novas opções de exercícios.

O Princípio do Compromisso de Longo Prazo

AVALIEM-SE. Para ajudar a esclarecer e avaliar as suas circunstâncias específicas, nós identificamos um total de 12 formas relativamente eficazes e ineficazes utilizadas pelos casais do nosso estudo para aplicar o Princípio do Compromisso de Longo Prazo. Individualmente ou com o parceiro (o que seria o ideal), leia cada frase a seguir e depois indique a frequência com que isso ocorre no seu relacionamento.

Entendemos que a nossa saúde é uma responsabilidade diária e uma busca para a vida inteira.

0	1	2
Nunca ou quase nunca	Às vezes	Sempre ou quase sempre

Somos bons em reconhecer e recompensar os sacrifícios de curto prazo que fazemos de modo a atingir nossos objetivos de longo prazo relacionados à saúde.

0	1	2
Nunca ou quase nunca	Às vezes	Sempre ou quase sempre

Nós nos ajudamos a desenvolver a paciência e a força de que precisamos para fazer melhorias duradouras nos hábitos relacionados à saúde.

0	1	2
Nunca ou quase nunca	Às vezes	Sempre ou quase sempre

Nós nos perdoamos por não sermos perfeitos na busca da boa saúde a longo prazo, mas continuamos firmes quanto à importância deste objetivo.

0	1	2
Nunca ou quase nunca	Às vezes	Sempre ou quase sempre

Conseguimos nos convencer a tomar as medidas difíceis que são necessárias para ficar saudáveis e continuar assim.

0	1	2
Nunca ou quase nunca	Às vezes	Sempre ou quase sempre

Nós nos responsabilizamos pelos compromissos relacionados à saúde que fizemos.

0	1	2
Nunca ou quase nunca	Às vezes	Sempre ou quase sempre

Tratamos a busca pela saúde como uma prática inconstante, cheia de altos e baixos.

2	1	0
Nunca ou quase nunca	Às vezes	Sempre ou quase sempre

Nós perdemos tempo com as dificuldades de curto prazo para comer corretamente e fazer mais atividades físicas, sem reconhecer que essas dificuldades vão acabar gerando benefícios a longo prazo.

2	1	0
Nunca ou quase nunca	Às vezes	Sempre ou quase sempre

Costumamos negligenciar ou nos esquecer dos compromissos que fizemos para manter os bons hábitos relacionados à saúde.

2	**1**	**0**
Nunca ou quase nunca	**Às vezes**	**Sempre ou quase sempre**

Nós não agimos quando um de nós para de fazer exercícios ou quando nossos hábitos alimentares começam a sair do rumo.

2	**1**	**0**
Nunca ou quase nunca	**Às vezes**	**Sempre ou quase sempre**

Nós não damos seguimento ao compromisso que fizemos de apoiar os hábitos saudáveis um do outro.

2	**1**	**0**
Nunca ou quase nunca	**Às vezes**	**Sempre ou quase sempre**

Saímos facilmente do rumo quando a nossa saúde e os hábitos relacionados a ela são afetados pelas várias mudanças e circunstâncias da vida.

2	**1**	**0**
Nunca ou quase nunca	**Às vezes**	**Sempre ou quase sempre**

Após somar todos os números circulados, vocês terão um resultado que vai de 0 a 24. Veja o que esse número significa

SE O RESULTADO FICOU ENTRE 0 E 7: Vocês estão lutando para encontrar formas construtivas de usar a natureza de longo prazo do relacionamento para controlar seus hábitos diários relacionados à saúde. Perceber quando utilizar este princípio exige mesmo prática e paciência. Certifiquem-se de que as mensagens trocadas por vocês sejam positivas e sem ambiguidades e só então ajam para ouvir e apreciar as mensagens diretas, porém afetuosas, que ajudarão vocês a segurar o apetite e sair do sedentarismo.

CASAIS INTELIGENTES EMAGRECEM JUNTOS

SE O RESULTADO FICOU ENTRE 8 E 16: Vocês têm noção de como o relacionamento pode ser a base para transformar o "mandar a real para o seu bem" em decisões melhores no sentido de comer corretamente e fazer mais atividades físicas. Encontre formas de usar essa base sólida para reforçar as instâncias específicas em que essa mensagem os leva a se esforçar rumo a objetivos mais desafiadores.

SE O RESULTADO FICOU ENTRE 17 E 24: Vocês usam uma abordagem ativa no sentido de dar apoio um ao outro de modo a fazer e manter os sacrifícios em prol da saúde, talvez até a ponto de nem parecerem mais sacrifícios. O seu objetivo é aproveitar o sucesso conquistado, mas unindo-se para antecipar os novos desafios.

PONTOS PRINCIPAIS DO CAPÍTULO 3

- Os indivíduos que formam grandes equipes de basquete, trios de jazz e trupes teatrais conseguem produzir resultados muito maiores em grupo do que a soma de suas contribuições individuais desde que estejam trabalhando com o mesmo manual de estratégia, partitura ou roteiro. Nossos relacionamentos não são diferentes: dois parceiros podem multiplicar os esforços individuais no sentido de comer corretamente e fazer mais atividades físicas desde que eles colaborem na ajuda que fornecem e pedem um ao outro.

- A colaboração eficaz na busca pela saúde não exige empatia sem limites, negociação extensa ou uma vasta gama de habilidades de comunicação. O apoio eficaz vem de traduzir as três bases do poder que fazem parte de todo relacionamento em três tipos específicos de ação que se combinam para facilitar o processo de ficar saudável.

- Primeiro: ao conhecer o Princípio da Influência Mútua, os parceiros descobrem formas positivas e sutis de fortalecer a estima e a determinação mútuas, tomar a iniciativa de seguir comportamentos saudáveis, além de monitorar e capitalizar até os menores passos dados na direção certa.

- Segundo: ao conhecer o Princípio da Compreensão Mútua, os parceiros reconhecem o valor de descrever o tipo de ajuda de que precisam, comunicar o apreço pela presteza de fazer mudanças específicas nos hábitos relacionados à alimentação e aos exercícios físicos e dar apoio personalizado um ao outro de acordo com seus objetivos individuais.

- Terceiro: ao conhecer o Princípio do Compromisso de Longo Prazo, os parceiros aprendem a falar de modo sincero, mas sem perder a sensibilidade, sobre a importância de manter a boa saúde a longo prazo, explorar o afeto e a dedicação que sentem um pelo outro para aumentar a capacidade de sacrificar as tentações de curto prazo em nome dos ganhos de longo prazo, além de descobrir formas de se antecipar e se adaptar às mudanças que acontecem na vida e podem comprometer a saúde de ambos.

- A busca eficaz pela boa saúde se aperfeiçoa quando os parceiros encontram formas de agir de acordo com estes três princípios no dia a dia.

PARTE II

UNINDO-SE PARA COMER CORRETAMENTE

SE VOCÊS COMEREM JUNTOS, NÃO VÃO FAZER DIETA SOZINHOS

Para muita gente que luta de modo a ter um peso saudável, comer corretamente faz parte essencial da estratégia. Controlar as calorias que consumimos é uma ótima ideia, claro, mas o desafio maior costuma ser converter aquelas pequenas e inteligentes mudanças iniciais numa vida inteira de hábitos alimentares saudáveis. Conforme demonstramos na Parte I, nossos relacionamentos são a chave para dar conta deste desafio. Nos três capítulos que compõem a Parte II, explicaremos como os Princípios da Influência Mútua, da Compreensão Mútua e do Compromisso de Longo Prazo permitem aos parceiros unir forças de modo mais eficaz na luta pela alimentação mais saudável. Comecemos com um fato óbvio, embora desprezado na maioria dos livros sobre alimentação saudável: como cada integrante de um casal é parte fundamental do ambiente alimentar do outro, se uma pessoa decide se alimentar de modo mais saudável *fica impossível* não afetar a outra pessoa. E o inverso também é verdadeiro: se um parceiro decidir *não* ter uma alimentação saudável, afeta de modo inevitável a outra pessoa. Explicaremos como você e o seu parceiro podem usar esta *influência mútua* a seu favor, antes de descrevermos como aprofundar a *compreensão mútua* das necessidades de apoio eficaz para comer corretamente e como usar o *compromisso de longo prazo* para tomar decisões alimentares hoje que também vão deixá-los mais saudáveis no futuro.

4

Comer corretamente e a influência mútua

RECONHECENDO O PODER SOBRE O QUE OS NOSSOS PARCEIROS COMEM

"*EU ME VEJO FICANDO IGUAL À MINHA MÃE.*" Para Cathy, este era um pensamento assustador. Ela havia mantido a forma praticamente a vida inteira. No ensino médio e na faculdade, ela fez parte da equipe de ginástica olímpica, treinando várias horas por dia e tomando cuidado com a alimentação. A mãe sempre fora o oposto: muito acima do peso, diabética, lutando com problemas respiratórios e nas articulações, que limitavam sua mobilidade. Por isso, quando Cathy começou a notar o ganho de peso, a primeira coisa em que pensou foi no futuro. Ela disse ao marido Joe: "*Isso me dá medo porque não quero ter os mesmos problemas de saúde que ela, mesmo estando bem longe disso agora.*"

Quando Cathy e Joe visitaram nossa sala de pesquisa logo depois de se casarem, Cathy não teve problemas para identificar e expressar a preocupação com a alimentação. Ela e Joe estavam de mudança para uma casa nova, e, ao empacotar fotografias antigas, Cathy, agora com 27 anos, descobriu que não gostava de comparar a pessoa daquelas fotos com quem via no espelho agora.

Cathy: Eu me vejo naquelas fotos e me vejo agora. Não estou falando da época do ensino médio, e sim de quando entrei para a faculdade. Eu estava sarada!

Joe: Você era magra.

Cathy: Fico chateada porque as coisas mudaram muito num período de tempo que considero muito curto. Eu caí numa rotina chata. Sei que isso parece idiota, mas antes eu nem encostava em frituras. Nada de batata frita. Pizza, só de vez em quando. McDonald's? Fiquei um ano sem comer nada de lá. Eu não comia bacon, nem ovos. Tá, muito raramente eu comia ovos. Quer dizer, eu era muito consciente e cuidadosa com a minha alimentação. Agora, se for comestível, não estiver fora da validade, mofado, repugnante e eu estiver com fome, eu traço. Estou mais para "coma quando puder" do que para planejar refeições. Além disso, eu como muito fora de casa.

Assim como muitos de nós, Cathy quer ter uma alimentação saudável. E ela sabe o que é uma dieta nutritiva, pois já teve uma, mas na vida atual comer corretamente parece muito difícil. Assistente social com uma carga imensa de trabalho, ela chega tarde e faminta em casa, mas está cansada demais para cozinhar e lavar a louça depois. Então, sempre acaba pedindo comida, mesmo sabendo que alimentos de restaurante geralmente têm muito mais gordura e sódio do que os preparados em casa.[54]

Cathy está tentando trabalhar nisso há tempos, sem sucesso. Foi dolorosamente irônico que uma experiência recente numa aula de gerenciamento de estresse a tenha deixado ainda mais ansiosa quanto ao aumento de peso.

Cathy: Isso é muito difícil para mim. Quando estava na aula de gerenciamento de estresse, eles perguntaram se atingi o meu objetivo, que era perder cinco quilos. E eu não perdi. Na verdade, ganhei mais cinco quilos. Aí eles perguntaram: o que você aprendeu com esse objetivo? Eu disse que definir essa meta e não ser capaz de cumpri-la me fez entender que nada deve ser mais importante do que a minha saúde. No fim das contas, a alimentação vai prejudicar a minha saúde mais adiante. Sabe como é, problemas nas pernas, diabetes ou algo assim, porque tenho péssimos hábitos alimentares. Isso incomoda demais, porque me vejo ficando igual a minha mãe. E isso me assusta.

Em termos dos Estágios da Mudança de Comportamento discutidos no Capítulo 3, Cathy está bem longe. Ela sabe que tem um problema e está comprometida a mudar, mas até agora a mudança propriamente dita se mostrou difícil.

Joe, por sua vez, foi compreensivo. Estudante universitário de 29 anos tentando (sem sucesso) acabar a monografia, ele não estava preocupado com os próprios hábitos alimentares. Com horários mais flexíveis que a esposa, ele tinha mais tempo para preparar a própria refeição e, além disso, não tinha o mesmo apreço de Cathy por sobremesas calóricas. Ele entendia a preocupação da esposa com a alimentação e o peso e queria fazer tudo para ajudá-la, mas eles já tiveram essa conversa várias vezes e a vontade de Joe para voltar ao assunto era cada vez menor. *"O problema que eu tenho com isso"*, disse ele a Cathy, *"é que a gente fala, fala, fala, mas não faz nada."*

Enquanto Cathy falava de seus medos e frustrações relacionados à alimentação, Joe ouvia atentamente, mas quase sempre calado. À medida que os minutos se passavam, ele começou a demonstrar impaciência, mexendo-se na cadeira e suspirando. Quando finalmente abriu a boca para falar, começou como se fosse dar uma solução, mesmo sem ela ter pedido. Antes mesmo de terminar a frase, contudo, surgiu a verdadeira preocupação de Joe: ele concluiu que Cathy falava dos seus problemas com a alimentação para que ele os resolvesse para ela. Joe não se mostrou interessado em adotar esse papel.

Joe: A única coisa que eu posso sugerir... Olha, eu não posso ter força de vontade por você. Às vezes você me pede para fazer isso e fico desconfortável porque eu me sinto como o cara no programa da Jenny Jones que diz: "Minha esposa não pode comer isso, minha esposa não pode comer aquilo." Sério, eu me sinto assim quando você fala "Não me deixe comer sobremesa hoje à noite!" e cinco minutos depois diz "Vamos tomar sorvete". Isso me leva a fazer o papel de vilão e eu não posso fazer isso.

Joe se vê numa situação familiar. Por um lado, ele se preocupa com a esposa e quer ser um marido que ajuda. Ele ouve Cathy querendo ter uma alimentação mais saudável e honestamente quer vê-la atingindo seu objetivo. Por outro lado, ele não consegue pensar numa forma interessante ou eficaz de fazer isso. Joe não quer atuar como a consciência de Cathy e nem quer ser o "vilão" que a impede de comer os doces e as comidas pouco saudáveis de que ela tanto gosta.

Após eliminar essas possibilidades, Joe estava sem opções e frustrado, e Cathy percebeu isso. Para Joe, parecia que alguém tinha culpa por essa sensação de impotência, mas ele tinha certeza de que não era o responsável. O que ele realmente queria dizer era *Se você quiser ter uma alimentação mais saudável, então coma comidas mais saudáveis e deixe-me fora disso*", e acabou encontrando uma forma mais sutil de dizer exatamente isso:

Joe: A única coisa que posso sugerir é o seguinte: eu também posso tentar abrir mão de algumas dessas comidas. Vou tentar, mas eu não como doces. Nunca. Mais uma vez, estou mudando de assunto. Não sou *eu* que ataco a geladeira tarde da noite. Vou concordar se você quiser, mas...

Cathy: Eu sei disso e não o estou culpando. Não estou dizendo que você é o responsável. Estou dizendo que sou eu. Eu me transformei nessa pessoa totalmente diferente.

Joe: Não sei o que fazer para ajudar. Não sei mesmo.

Cathy: Não sei se tem algo que se possa fazer.

Comparado a vários casais que lutam para comer corretamente, Joe e Cathy estão com um grande problema. Eles não precisam ser informados sobre os elementos de uma alimentação saudável, eles *já sabem* o que deveriam comer e também se preocupam sinceramente com o bem-estar um do outro. Além disso, os dois têm argumentos válidos. Como muitas pessoas que trabalham, Cathy tem pouco tempo para comprar e preparar alimentos saudáveis. E faz sentido que Joe queira que a esposa aceite a responsabilidade pelo que come e não espere ser disciplinada por ele. Mas, de alguma forma, apesar do conhecimento e das melhores intenções, eles acabam empacados. Os pontos de impasse nessa conversa (e de incontáveis outras que eles tiveram sobre o mesmo assunto) vão impedir Cathy de superar as pressões internas e externas que a impedem de comer corretamente.

Muitos casais são iguais a Cathy e Joe: estão preocupados com o peso, sabem que não atendem aos padrões de dieta saudável e estão cada vez mais cansados de conversas em que acabam sentindo-se encurralados e sozinhos. Eles têm uma vaga ideia de que deveriam estar envolvidos nas tentativas um do outro para ter uma alimentação mais saudável, mas não sabem muito bem por onde começar e veem armadilhas por todos os lados. Como sair dessa situação?

O primeiro passo consiste em aplicar o Princípio da Influência Mútua do qual falamos na Parte I. Neste capítulo você vai aprender a aplicar este princípio às suas conversas sobre dieta e consumo de alimentos de modo que você e seu parceiro possam ficar mais próximos de ter uma alimentação saudável. Ao aprender a colocar este princípio em prática, vocês serão capazes de reconhecer as três grandes armadilhas que impedem os casais de abordarem a alimentação correta como uma equipe:

1. Alguns parceiros assumem o papel de *Desmotivador*, negando a influência que têm sobre o outro e, portanto, perdendo oportunidades fáceis de ajudar.

2. Outros fazem questão de influenciar demais. Quem tenta perder peso vira o *Exigente* ou quem tenta ajudar assume a função de *Chefe*, acumulando responsabilidades em vez de dividi-las.

3. Outros parceiros, reconhecendo os problemas desses dois extremos, empacam no *Paradoxo do Tudo ou Nada*, paralisados pela ideia enganosa de que as únicas opções são assumir o controle do parceiro ou bater em retirada.

Ao descrevermos alguns exemplos de casais que caíram nessas armadilhas, veremos que o Princípio da Influência Mútua não só ajuda a reconhecê-las como sugere formas de evitá-las ou escapar delas.

A INFLUÊNCIA QUE NÃO É O SUFICIENTE: O DESMOTIVADOR

Quando parceiros conversam juntos sobre dieta, eles não estão necessariamente falando sobre fazer dieta *juntos*. Diante de um cônjuge que deseja ter uma alimentação melhor, algumas pessoas reagem como se tivessem recebido uma ligação de telemarketing indesejada durante o jantar: "*Sim, eu concordo com a sua causa, mas por que você está me falando isso* agora?" Eles apoiam os objetivos do parceiro, mas não veem motivo para mover um dedo e ajudar, que dirá se juntar a esse esforço. Afinal, não são eles que estão preocupados com a alimentação. Estes sinais revelam o Desmotivador, um dos papéis mais comuns encontrados quando casais discutem o desejo de um dos parceiros de fazer uma mudança positiva nos hábitos alimentares.

Os Desmotivadores geralmente falam de autoconfiança. Sim, eles querem que o parceiro emagreça, mas também pensam que o sucesso ou fracasso na dieta depende totalmente dele. Alguns Desmotivadores já comem corretamente, então não veem necessidade de assumir o fardo da luta do parceiro, enquanto outros, doidos para continuar com os refrigerantes e cheeseburguers, podem até se sentir acuados pelo desejo do parceiro de ter uma alimentação mais saudável. Em ambos os casos, os Desmotivadores supõem que seus comportamentos e decisões são irrelevantes em qualquer discussão sobre a alimentação do parceiro. Um dos nossos participantes da pesquisa capturou perfeitamente esse ponto de vista quando, sinceramente aturdido, perguntou à esposa: "Como o fato de *eu* comer uma pizza afeta a *sua* dieta?"

Em outro casal, a esposa apresentava a mesma falta de sensibilidade quanto ao efeito que tinha na alimentação do marido. Ela estava em forma e sabia disso, era ele quem tentava (sem sucesso) diminuir vários centímetros na cintura, que só fazia aumentar. O conselho dela até era razoável: Coma menos! Mas a esposa não facilitou em nada ao dar sugestões como: "*Você só tem que controlar o que coloca na boca. Por exemplo, se eu for à sorveteria não significa que você precise pedir um sorvete imenso. Basta provar um pouquinho do meu.*"

Ter uma alimentação correta já é um desafio suficientemente grande sem que o nosso querido parceiro esfregue a tentação na nossa cara. Contudo, ao negar que a alimentação deles influencia a do parceiro, os Desmotivadores estão apenas tentando evitar a responsabilidade. Os parceiros são obrigados a lutar para mudar os hábitos, abrir mão de alimentos que adoram e a ficar frustrados e angustiados, mas o Desmotivador não sente nada disso.

Quantas oportunidades perdidas! Nossos parceiros estão na melhor posição para nos ajudar a enfrentar obstáculos, evitar tentações e controlar a alimentação quando seria difícil fazer isso sozinho.

118 CASAIS INTELIGENTES EMAGRECEM JUNTOS

Imagine se o marido comedor de pizzas tivesse dito à esposa: "*Quer saber? Nós dois poderíamos perder uns quilinhos. E se a gente deixar de lado as pizzas em casa por um tempo e ver como fica?*" Ao reconhecer que a pizza dele afeta a capacidade de a esposa ter uma alimentação correta, o marido pode ter levado em conta uma sugestão que pode melhorar a saúde dele, bem como a dela. Ou então a esposa que adora sorvete pode não ver a necessidade de diminuir a dose, mas ainda pode apoiar o marido ao tomar o seu sorvetinho quando ele não estiver por perto. Ela poderia ter falado: "*Eu sei que quando tomo sorvete faço você se lembrar do quanto adora sorvete também, então nos próximos dois meses vou deixar o sorvete para quando sair com minhas amigas. Você e eu podemos achar outra coisa para comer quando sairmos juntos!*"

Um Desmotivador não precisa ser o parceiro que está em posição de ajudar. Às vezes é ele quem *precisa de ajuda*. Uma das circunstâncias mais tristes que vimos na nossa pesquisa foi o Desmotivador que precisa de apoio desesperadamente, mas tem medo ou não está disposto a pedir. Por exemplo, uma esposa que visitou nossa sala de pesquisa estava lutando contra os maus hábitos alimentares, fato que ela reconheceu em nosso laboratório após um pouco de esforço por parte do parceiro. Ele sentiu uma empatia sincera pela situação dela, ou pelo menos tentou, pesquisando o problema dela na internet e lendo vários livros para descobrir como ajudar de um jeito que ela aceitasse. A reação da esposa não foi o que ele esperava.

Esposa: Não preciso da sua ajuda. Quer dizer, eu consigo fazer isso sem a sua ajuda.

Marido: Mas todos esses textos dizem que eu não devo deixar você lidar com isso sozinha.

Esposa: [*falando por cima dele*] Bem, esses textos estão errados. Tudo isso está errado, porque você está falando com quem tem o problema.

Marido: Bem, então o que você quer que eu faça?

Esposa: Não sei, mas isso não tem nada a ver com você.

Comer corretamente e a influência mútua   119

A esposa disse ao marido que os problemas alimentares dela não têm nada a ver com ele. Isso é totalmente falso. Ele pode não ser a causa dos problemas, mas é afetado pelo sofrimento dela, como qualquer parceiro carinhoso seria e como o Princípio da Influência Mútua alega ser inevitável num relacionamento próximo. Ele estava disposto a fazer de tudo para ajudá-la, mas ela não aceitava, insistindo em que resolveria os próprios problemas. E lá se foi outra oportunidade. Imagine o quanto essa conversa poderia ter sido diferente se a esposa tivesse conseguido reconhecer o efeito que tem no marido e vice-versa. Em vez de rejeitar a ajuda, ela poderia ter explicado como o marido poderia lhe ser útil.

O Princípio da Influência Mútua deixa claro: para casais que dividem a vida e as refeições, permanecer desmotivado não é uma opção. Os parceiros *estão* envolvidos nisso juntos, gostando ou não. A decisão a ser tomada pelos casais é de sabotar os esforços do parceiro ou apoiá-los.

Se o seu parceiro é um Desmotivador

Se este for o seu caso, há várias opções para ajudá-lo a fazer a escolha certa.

EXPLIQUE COMO AS AÇÕES (E AS NÃO AÇÕES) DO PARCEIRO AFETAM VOCÊ. Se o Princípio da Influência Mútua fosse óbvio, nós não escreveríamos este livro. Às vezes os parceiros simplesmente não fazem ideia do quanto as decisões e os atos deles nos afetam. Nesses casos, é nossa responsabilidade deixar isso claro para eles de modo carinhoso, sem julgar. Evite acusações (*"É você quem faz com que seguir a dieta seja tão difícil!"*) e pense em abrir o jogo. Ao falar para o parceiro como ele a afeta, você está revelando algo sobre si e isso pode ser excelente, desde que feito do jeito certo.

O exemplo a seguir mostra como uma esposa frustrada pela relutância do marido em mudar os hábitos alimentares pouco saudáveis poderia lidar com a situação:

Esposa: Eu entendo que você esteja feliz com a sua alimentação. Entendo mesmo e não estou pedindo para você mudar. Mas estou tentando mudar o que *eu* como, e você sabe o quanto está sendo difícil e há quanto tempo estou lutando com isso. Eu literalmente resisto às tentações *o tempo todo* e no fim do dia estou exausta. Então quando temos frango frito no jantar ou você está sentado ao meu lado no sofá com um brownie, claro que cabe a mim controlar o que como, mas essas atitudes deixam tudo mais difícil. Eu sei que você não quer dificultar ainda mais a situação, então vamos pensar em formas de trabalhar em cooperação para fazer da nossa casa um lugar onde seja mais fácil tomar decisões saudáveis juntos.

Marido: Bem, e se eu só comer frango frito nas noites em que você sair com a sua irmã? E se eu esconder os brownies em algum lugar para que você não os encontre?

Sim, às vezes é fácil assim. Ao se concentrar na experiência dela, esse tipo de revelação evita a discussão sobre se os parceiros têm ou não influência na alimentação um do outro. Uma revelação apenas afirma que um parceiro é afetado pelo outro. Diante de uma afirmação em vez de uma crítica, o outro não tem motivo para ficar na defensiva, então pode se oferecer para ajudar sem perder a discussão ou ceder.

FAÇA UM CONVITE. Exigir envolvimento não é a melhor maneira de agir. Quando fazemos uma exigência, o parceiro naturalmente se sente coagido e começa a procurar uma saída. Esqueça as exigências e faça um convite. É um convite porque deixa a decisão de aceitar ou não nas mãos do parceiro e o trata como igual. Mesmo se ele não atender exatamente o que você o convidou a fazer, muitas vezes um convite abre a discussão para outras formas produtivas de se unir. Veja estes exemplos para ter ideia de como fazer um convite:

"Para colocar mais vegetais na sua dieta, eu estava pensando em ir à feira neste fim de semana. Quer vir comigo?"

"Comprei um ótimo livro de culinária. Vamos folhear juntos? Já vi que tem umas receitas com baixo teor de gordura que a gente poderia experimentar."

"Esta é a melhor salada que eu já comi! Quer um pouquinho?"

O objetivo de fazer um convite não é manipular o parceiro a agir de uma determinada forma, e sim reforçar a mensagem de que ter uma alimentação saudável é algo que vocês podem fazer juntos e pode até ser divertido. Com este tom em mente, seu parceiro pode até se animar a fazer algumas sugestões também.

Se você for o Desmotivador

Caso tenha percebido que *você* é o Desmotivador, está na hora de mudar! Depois de entender o Princípio da Influência Mútua, percebe-se que *trabalhar em equipe* é a melhor forma de ajudar o parceiro a fazer as mudanças duradouras de que precisa. O trabalho de equipe não precisa ser o mesmo para todos os casais. Por exemplo, um marido que foi bem compreendeu que se a esposa iria mudar a alimentação ele precisaria mudar também. No caso dele, isso significava se juntar a ela num programa que entregava refeições pré-prontas congeladas em casa:

Esposa: Gosto de comer o que não devo.
Marido: Eu sei que você gosta de comer o que não deve, mas eu me preocupo com você. E se o jeito de ajudar é estimular você a comer comida congelada, então é isso que eu vou fazer.
Esposa: É, mas isso não me deixa feliz.
Marido: Eu entendo.
Esposa: Mas eu não quero ser infeliz.
Marido: Eu é que tenho que fazer você feliz!

122 CASAIS INTELIGENTES EMAGRECEM JUNTOS

Esse marido está *envolvido*. Ele vê que tem um papel no progresso da esposa rumo a um peso mais saudável. Ao se juntar a ela no programa mesmo sem precisar ou querer, ele tem a capacidade de transformar essas refeições congeladas (das quais ela claramente não gosta) em algo divertido. Além disso, ele está dizendo que a colaboração é essencial para uma vida de boa alimentação e se mostra disposto a fazer a parte que lhe cabe.

Para a esposa de outro casal o trabalho de equipe significa um acordo mútuo sobre quais alimentos entrarão em casa: *"Acho que quando nós planejarmos as compras de alimentos é melhor você ir comigo porque aí escolheremos em conjunto e ninguém vai decidir pelo outro."*

Observe todas as maravilhas que ela fez com uma só frase: a esposa trata as decisões sobre alimentação como algo a ser feito como um casal, usa a palavra *nós* e deixa claro para o parceiro que ambos têm igual responsabilidade pela escolha dos alimentos. Tudo isso mostra a valorização da influência mútua.

Se você é o tipo de Desmotivador que recusa ajuda, o Princípio da Influência Mútua também serve para você. Seu parceiro é um aliado em potencial em todos os esforços para ter uma alimentação mais saudável. Se você tiver um parceiro disposto a se envolver, trata-se de um grande passo na direção certa, e não algo a ser menosprezado. O seu parceiro sabe exatamente o que você acharia mais útil? Talvez não, mas ele nunca vai descobrir se você não deixar que ele saiba o que está passando. E você nunca vai descobrir o quanto o parceiro pode ajudar se não permitir.

ACEITE O QUE É OFERECIDO. Pode ser uma surpresa agradável descobrir o quanto o fardo fica mais leve quando está sobre dois pares de ombros. Veja o casal a seguir de um dos nossos estudos envolvendo um marido que finalmente passou a comer uma porção de vegetais por dia: "Eu poderia ter uma alimentação mais saudável", ele reconhece relutantemente, ao que a esposa responde: "Jackson, estes são vegetais. Vegetais, este é Jackson. Pronto, vocês já foram formalmente apresentados!" Ela está provocando o marido, mas de forma carinhosa, e ele devolve a provocação, brincando com a tendência da esposa de pegar no pé:

Marido: Estou me perguntando: será que eu passei a comer vegetais porque desejo me sentir melhor ou foi só para você largar do meu pé?

Esposa: [*rindo*] Gosto de cozinhar para você e de cuidar de você também.

Marido: Eu sei, é por isso que eu me casei com você.

Esposa: Por causa da minha comida?

Marido: [*rindo*] Porque você quer cuidar de mim. E eu sou tão incompetente que preciso de alguém que cuide de mim!

Essa conversa poderia facilmente ter tomado outro rumo. O marido poderia ter exigido que a esposa largasse do pé dele, parasse de alfinetar e acabasse decidindo que simplesmente não gosta de vegetais, mas aceita a sugestão de ter uma alimentação mais saudável e responde bem ao amor que inspira a esposa a se envolver na alimentação dele. Trata-se de um momento íntimo e é revelador que o humor dele na última frase seja autodepreciativo mas não cruel. O marido é grato pelo cuidado que a esposa tem com ele, e ela, depois de ser reconhecida pela resposta do marido, tem probabilidade maior de oferecer mais apoio no futuro. Esse marido pode levar um tempo para chegar a duas porções de vegetais por dia, mas a abordagem deles inspira confiança porque ele vai acabar chegando lá com a ajuda dela.

INFLUÊNCIA EXCESSIVA: O EXIGENTE E O CHEFE

Enquanto os Desmotivadores negam que a forma de eles se alimentarem afeta os parceiros, quem não reconhece o Princípio da Influência Mútua pode ir ao outro extremo. Em vez de negar a influência que têm, alguns parceiros insistem na capacidade de fazer o outro mudar a forma de se alimentar. Esses parceiros estão envolvidos, sim, mas têm sérios problemas com a parte "mútua" do Princípio da Influência Mútua. Em nossa pesquisa, vemos esse tipo de incompreensão de duas formas.

O Chefe

A primeira é a do *Chefe*. Diante de um parceiro que está lutando para ter uma alimentação mais saudável, o Chefe diz: "Não se preocupe! É meu trabalho deixar você em forma, nem que seja na marra!", e "na marra" resume perfeitamente essa abordagem. Como o Desmotivador, o Chefe não está interessado em trabalhar em equipe e fica mais confortável agindo como técnico ou sargento instrutor, como a esposa de um dos nossos estudos que disse ao marido infeliz: "*Você tem que ser forte. Precisa fazer isso, querido. Vamos, vamos, vamos! Você tem que se motivar: 'Preciso perder peso, preciso perder peso!' Você pode perder peso, se quiser. [pausa] Tem mais algum assunto do qual você gostaria de falar?*"

Após dar as ordens, a esposa não tem mais nada a dizer e está pronta para mudar de assunto. Como todos os Chefes, ela espera induzir o marido a mudar, mas as ferramentas que usa para conseguir a mudança basicamente se resumem ao slogan daquele comercial de tênis: "Just do it!" ("Apenas faça!") Para os parceiros que deram o melhor de si para "apenas fazer" o que precisavam e se frustraram com o fracasso, este não é um conselho muito útil.

SE O SEU PARCEIRO É UM CHEFE, a forma de escapar da armadilha das ordens é se aproveitar do fato de o parceiro estar realmente disposto a ajudar você a ter uma alimentação mais saudável. Essa disposição é uma alavanca que pode ser empurrada devagar, reconhecendo as boas intenções do Chefe e redirecionando essa energia positiva para comportamentos que podem ser úteis.

O marido da Chefe descrita a seguir poderia ter ajudado os dois se tivesse rejeitado carinhosamente, porém com firmeza, a sugestão de mudar de assunto. Por exemplo, quando perguntou se ele tinha algo mais para falar, ele poderia ter dito:

> Na verdade, eu queria falar um pouco mais sobre a minha alimentação. A verdade é que eu já sei do que preciso para perder peso. Motivação não é o problema. O problema é que tenho dificuldade de resistir aos alimentos que sei que não deveria comer. Eu sei que você quer me ajudar a ter uma alimentação saudável e isso é ótimo porque preciso muito da sua ajuda.

Observe que é possível pedir um tipo diferente de ajuda sem dizer que a ajuda que a esposa acabou de oferecer é inútil. Ao embrulhar o pedido numa revelação (*"Eu tenho um problema, que é este aqui"*), o marido se envolve no desejo dela de vê-lo mais saudável sem criticar o que ela estava fazendo antes. Esta é uma mensagem consistente à qual os parceiros podem reagir sem ficar na defensiva. Em outras palavras, a melhor resposta ao Chefe é um convite para se juntar à tarefa, destacando a parte "mútua" do Princípio da Influência Mútua.

O Exigente

O segundo tipo de parceiro que não enxerga a mutualidade é o *Exigente*. Enquanto o Chefe diz ao parceiro que tenta perder peso: "Você pode fazer isso, então faça!", o Exigente *é* a pessoa tentando perder peso, que devolve a afirmação dizendo: "Não, *você* é quem precisa fazer isso por mim!" Por reconhecerem o quanto é difícil comer corretamente, os Exigentes estendem as mãos e pedem ao parceiro para assumir o comando. Mais uma vez, esse pedido reconhece o quanto os parceiros se afetam, mas deixa de lado a parte em que esta influência é mútua e compartilhada. Os Exigentes pedem ajuda como forma de desistir de si mesmos e ceder totalmente o controle da situação. Veja esta esposa, por exemplo:

Eu realmente preciso começar uma alimentação mais saudável e parar de comer espaguete enlatado, ravióli, cookies e doces, que já não como há tempos! Eu realmente preciso me alimentar melhor. Então, em outras palavras, preciso que você me ajude nisso.

É revelador que essa esposa pule diretamente da definição do objetivo para a exigência de ajuda. Ela ignora a ideia de controlar o que come e, mais adiante na conversa, revela o motivo: embora continue exigindo que o marido resolva o problema, ela não quer a ajuda que ele provavelmente vai fornecer.

Marido: Estou mais do que disposto a ajudá-la a perder peso, se é o que você quer, mas é como eu já falei...

Esposa: Não quero que você diga "Dana, não coma isso!".

Marido: Não, eu não vou fazer isso, mas, se perceber que você está comendo algo que não deveria, eu vou falar.

Esposa: Mas fale de um jeito carinhoso. Não seja grosseiro, porque aí você sabe que vou me irritar e acabar comendo de qualquer jeito.

Marido: Tudo bem. Então nada de rolinhos de canela três vezes por semana.

Esposa: Não, não, não! Eu não falei "nunca", eu falei "diminuir"!

Essa esposa quer que o marido resolva o problema, mas não quer fazer parte do processo e fica magoada ou rejeita qualquer sugestão que exija sacrifício ou mudança da parte dela. Assim como os Chefes, os Exigentes apenas desejam que os parceiros façam o problema desaparecer, e dificilmente isso é possível.

SE O SEU PARCEIRO É UM EXIGENTE. Claro que queremos resolver os problemas do nosso parceiro, especialmente se ele estiver gritando na nossa frente: "Resolva os meus problemas!" O Princípio da Influência Mútua

Comer corretamente e a influência mútua **127**

ajuda a lembrar que, por maior que seja a vontade, surgir do nada e mudar os hábitos alimentares dele não é possível. Em vez de tentar fazer isso, um parceiro sensível vai redirecionar a ânsia de mudança do Exigente para comportamentos concretos e factíveis.

Fazer esta troca não exige crítica (*"Você só está tentando fazer com que eu seja responsável pelo seu peso!"*) ou rejeição (*"Isto é problema seu, deixe-me fora disso."*). Pode ser algo simples, como uma pergunta. Esta é a abordagem de um marido cuja esposa levantou o assunto da dieta esperando que ele resolvesse o problema. Ele claramente queria resolver, mas abordou o assunto da seguinte forma:

Marido: Então, o que você vai fazer? Porque eu sei que você tem dificuldade com essas coisas. Você vai bem por alguns meses e depois para.

Esposa: O que acontece é que eu pego um bom ritmo e depois algo muda, aí eu não consigo levar adiante. Eu não cresci num lar muito disciplinado, então isso para mim é difícil, sabe?

Esse marido poderia ter assumido o controle no estilo do Chefe e dizer "Tá, então você vai fazer o seguinte...", mas prefere devolver o comando para ela e perguntar: "Então, o que você vai fazer?" O resultado é que ela se abre em vez de se fechar, reconhecendo que o seu histórico familiar não a preparou para seguir uma dieta rígida. Na mesma conversa, ele novamente usa perguntas de modo a direcioná-la para uma mudança verdadeira:

Marido: O que você gostaria de adicionar e tirar da sua dieta? Quer dizer, se a gente conseguir falar sobre algo que você queira muito...

Esposa: Bem, vitaminas e minerais.

Marido: Algum tipo de alimento? Mais nozes e castanhas, por exemplo?

Esposa: Eu diria que tirar um pouco do álcool seria bom. Bolos e doces também... E pão, eu adoro comer pão.

Esse marido não fez uma sugestão ou recomendação para a esposa e nem se comportou de modo a insinuar que ele tem o poder para resolver o problema de alimentação dela. Mas ele está envolvido, não só fazendo perguntas como dando seguimento com questões mais específicas, e ela reage a isso. Fazer boas perguntas acaba sendo um ponto importantíssimo para a Influência Mútua e o melhor é que não exige que o parceiro seja especialista em dietas ou saiba algo de nutrição. O parceiro atento e carinhoso é capaz de fazer boas perguntas. Ao fim da conversa, essa esposa deu todas as respostas sozinha, mas não vê a situação desta forma:

Esposa: Eu não sei o que dizer. Quero ter uma alimentação mais saudável, e nós definimos ótimas maneiras de fazer isso!

Ela diz que "nós" definimos ótimas maneiras de ter uma alimentação saudável e de certa forma tem razão. Foi preciso a atuação de ambos (um parceiro sensível e outro pronto a fim de mudar) para chegar a uma posição em que o progresso pareça possível.

Navegar entre o Chefe de um lado e o Exigente de outro requer que os dois parceiros abandonem a ideia de que um ou o outro possa resolver o problema sozinho. Como comer é uma atividade compartilhada, mudar a forma de se alimentar também precisa ser uma atividade em conjunto.

A FALÁCIA DO TUDO OU NADA

Vimos muitos parceiros carinhosos ficarem presos na armadilha entre não influenciar e influenciar em excesso. Temos a esposa cujo marido deseja que ela monitore o que come. Ela sabe que consegue fazer isso, mas teme as consequências:

Esposa: Bem, em vez de falar "Não coma isso", como você quer que eu faça, eu vou virar para você e dizer: "Conte até cinco antes de pedir isso e veja se ainda quer." Posso fazer isso por você quando estivermos juntos, o que não posso é falar "Ah, não coma isso", porque eu me sinto uma chata controladora e não quero ser assim.

Marido: Bem, eu prefiro que você seja uma chata controladora a pesar cento e vinte quilos.

Esposa: É, mas eu não quero ser assim. Quer dizer, esse é o principal problema. Você sempre fala "Você não deveria me deixar comer isso!" e eu respondo: "Mas você está gostando." Eu não posso ser a sua mãe, sabe?

Um marido, respondendo ao pedido de ajuda da esposa para resistir aos doces que tanto adora comer depois do jantar, diz o mesmo, de modo mais simples: *"Eu estou disposto a ajudá-la mas não estou disposto a privar você de nada."*

Esses parceiros querem ajudar, mas não querem assumir o comando. Eles sabem que precisam se envolver nos esforços do parceiro para mudar a alimentação, mas imaginam (corretamente) que alfinetar e perturbá-lo não vai beneficiar o relacionamento. Em outras palavras, eles têm uma noção rica e precisa do que NÃO se deve fazer para influenciar o comportamento relacionado à alimentação do parceiro. Infelizmente, esse desejo admirável de evitar armadilhas comuns os deixa paralisados.

A paralisia vem do que chamamos Falácia do Tudo ou Nada. Como o Desmotivador, o Chefe e o Exigente, a Falácia do Tudo ou Nada é uma armadilha que vem da compreensão incorreta do Princípio da Influência Mútua, consistindo na ideia de que, se não queremos controlar, alfinetar ou oprimir o parceiro a mudar, então não há nada mais que possamos fazer por eles. Em outras palavras, quando se trata de influência, as únicas opções são pressionar ou se afastar completamente. É uma crença comum, e muitos parceiros que vimos em nossa pesquisa a expressam diretamente.

Mas ainda é uma falácia, e das mais contraproducentes. Felizmente, o nosso primeiro princípio pode ajudar a superá-la.

Resolvendo o Paradoxo do Tudo ou Nada para ajudar o parceiro a comer corretamente

Alfinetar e controlar o que o parceiro come só parecem ser as opções principais quando nos esquecemos de que *nós afetamos os hábitos alimentares dele, independentemente de tentar controlá-los.* Reconhecer o Princípio da Influência Mútua lança uma luz brilhante sobre as incontáveis formas de facilitar as decisões alimentares saudáveis dos parceiros sem atuar como pai ou mãe ou virar um oficial de condicional. As formas são literalmente incontáveis, mas vamos mostrar algumas estratégias gerais para começar:

DEFINA O AMBIENTE. As pessoas tendem a se alimentar mal nos ambientes que fazem as más decisões serem mais fáceis que as saudáveis. Podemos pegar essa percepção e subvertê-la em prol do parceiro, criando ambientes que *facilitem* as decisões saudáveis. Olhe para a sua cozinha e despensa e veja o quanto é fácil encontrar alimentos pouco saudáveis em relação aos saudáveis.

- Você tem uma tigela de M&Ms no balcão da cozinha? Coloque-a no armário e troque-a por uma tigela de tangerinas. Você não está jogando fora os doces, apenas fazendo com que eles sejam mais difíceis de pegar.

- Vai fazer compras para casa? Pense em encher o carrinho de frutas frescas, além de massas e pães integrais. Se o parceiro quiser doces e salgadinhos, até pode comprar, mas você não precisa facilitar comportamentos pouco saudáveis.

- Leve em conta o fato de que todos tendemos a terminar o que está no prato. Em vez de encher o prato do parceiro e colocar outra tigela na mesa como acompanhamento, tente colocar menos no prato e as sobras na geladeira.

Se você conseguir criar um lar que facilite as decisões saudáveis, o seu parceiro vai achá-las mais fáceis. E ainda tem o bônus de você também achar mais fácil seguir o caminho saudável.

DÊ O EXEMPLO DE COMPORTAMENTOS SAUDÁVEIS. Para definir um ambiente saudável para nosso parceiro é preciso reconhecer que *nós* somos responsáveis diretos por influenciar o ambiente dele. Quanto mais cuidarmos de nós, melhor será para a saúde do parceiro. Você pode não ser a pessoa que está tentando perder peso, mas estaria disposta a diminuir as sobremesas por um tempo se isso ajudasse o parceiro a perder peso? O seu parceiro fã de carne e batata assada pode não gostar de vegetais frescos, mas eles podem ficar muito mais atraentes se você demonstrar que está gostando do que está comendo. E a melhor forma de ajudar o parceiro a comer porções menores é também se servir de porções menores. Sim, todas essas formas de ajudá-lo exigem sacrifícios da nossa parte. Sacrificar-se por ele é uma ótima forma de mostrar que o amamos e apoiamos seus objetivos relacionados à saúde.

USE A CRIATIVIDADE. Uma coisa é dizer "Coma mais vegetais!" e outra bem diferente é falar: "*Oi, amor, lembra o quanto você gosta de beterraba? Achei esta receita e queria que a gente fizesse juntos. Tem vinagre balsâmico em casa?*" Pense nas formas de deixar comidas saudáveis mais interessantes e deliciosas. Isso é possível, num caso em que parceria e agir como pai ou mãe se sobrepõem de um jeito adequado.

Pais de crianças pequenas geralmente enfrentam desafios semelhantes. *Como fazer as pessoas que amo e de quem cuido comerem alimentos saudáveis dos quais podem não gostar?* Livros de receitas voltados para os pais, como *Deceptively Delicious* da Jessica Seinfeld e *The Sneaky Chef* de Missy Chase Lapine, são cheios de truques para colocar sorrateiramente ingredientes saudáveis em alimentos que as crianças queiram comer. Acaba que essas mesmas técnicas culinárias se aplicam igualmente bem ao cozinhar para adultos relutantes. Pesquisar e experimentar técnicas e receitas novas é uma forma de transformar uma tarefa árdua numa aventura e atrair o parceiro para tomar decisões melhores em vez de exigi-las.

COMECE DEVAGAR. Os parceiros presos na Falácia do Tudo ou Nada supõem que a única forma de afetar o parceiro seja por comportamentos como alfinetadas, jogar fora toda a comida não saudável ou monitorar tudo o que o parceiro come. Na verdade, os relacionamentos são um contexto em que as pequenas coisas realmente significam muito. Então, se você se preocupa com a saúde do parceiro, comece devagar. Não se preocupe em negociar um grande acordo, apenas tome a iniciativa. Você pode começar hoje, se quiser. Coma um pouco menos ou um pouco melhor. Compre menos comida ou comida mais saudável. Tente esperar uma semana antes de comprar seus bolos favoritos.

Quando estamos presos na Falácia do Tudo ou Nada, as opções para ajudar o parceiro a comer de modo mais saudável parecem poucas e nada atraentes. Valorizar o Princípio da Influência Mútua nos livra dessa armadilha. Nenhuma das estratégias descritas aqui exige brigar com o parceiro, apenas que cuidemos dele e respaldemos nossos sentimentos com atos.

PONTOS PRINCIPAIS DO CAPÍTULO 4

- Embora os livros de dieta geralmente sejam voltados para indivíduos, nós tendemos a comer socialmente, dividindo refeições, cozinha e despensa com as pessoas mais próximas. Este "ambiente alimentar" compartilhado faz com que alguns alimentos sejam mais fáceis ou difíceis de encontrar, e isto afeta os alimentos que consumimos na hora da fome. Como ambos os parceiros ajudam a decidir quais alimentos estão disponíveis, é impossível um não ter uma influência forte no que o outro come.

- Casais com dificuldades em relação à influência mútua sobre o que comem geralmente enfrentam um destes três obstáculos: alguns negam a influência que um parceiro

Comer corretamente e a influência mútua   133

tem sobre o outro, perdendo oportunidades fáceis de ajudar; outros insistem em influenciar demais, assumindo a responsabilidade em vez de dividi-las; e há ainda os que, reconhecendo as armadilhas desses dois extremos, ficam empacados no meio do caminho, paralisados pela ideia errônea de que as únicas opções são o tudo ou nada. O Princípio da Influência Mútua sugere formas de evitar ou escapar dessas armadilhas.

- Se o seu parceiro nega os efeitos que tem na sua alimentação (o *Desmotivador*), o seu desafio é fazer com que ele reconheça a influência mútua que um exerce sobre o outro, querendo ou não. Evite ataques ou críticas, mas tente revelar a sua experiência do quanto é difícil comer corretamente. Também evite exigências e pense em convidar o parceiro a se juntar a você. E, se você está o afastando, aproveite a oportunidade para aceitar o apoio que ele tem a oferecer como sendo o primeiro passo na direção de obter o apoio de que você realmente precisa.

- Se o seu parceiro é um *Chefe*, tentando alfinetar ou manipular você para se alimentar melhor, o seu objetivo deve ser redirecionar essa energia positiva para comportamentos que realmente ajudem. Reconheça o fato de o parceiro querer se envolver e depois seja específico nas coisas úteis que ele pode fazer. Por outro lado, se ele é o *Exigente*, o que quer mudar e insiste para você assumir o controle, então a sua função é lembrar que não pode resolver os problemas do parceiro sozinho, por mais que goste da ideia. Tente fazer perguntas, ajudando-o a gerar as soluções.

- Alguns parceiros que querem dar apoio sentem-se presos entre duas opções ruins: policiar a alimentação do outro ou se envolver totalmente. Esta é a *Falácia do Tudo ou Nada*. Reconhecer o Princípio da Influência Mútua revela que esta dicotomia é falsa. As várias formas de apoio que parceiros podem dar aos objetivos um do outro sem alfinetar ou controlar incluem definir ambientes alimentares saudáveis e dar o exemplo de comportamentos saudáveis. Como a influência mútua entre os parceiros é forte, e pequenas mudanças no comportamento de um deles inevitavelmente refletem no outro, então que sejam mudanças positivas!

PLANEJANDO A MUDANÇA

Num relacionamento íntimo, os parceiros têm influência imensa um sobre o outro quando se trata do que, quando e quanto eles comem. Neste capítulo, nós descrevemos como os casais podem reconhecer e usar esta influência para promover hábitos alimentares melhores e avançar nos objetivos de dieta. Antes de seguir em frente, esta última seção convida a pensar na influência mútua entre você e seu parceiro agora.

As frases abaixo descrevem o que casais bem-sucedidos fizeram para apoiar os esforços um do outro no sentido de comer corretamente. Para cada uma delas, veja o quanto você e seu parceiro se envolvem neste comportamento e o quanto é fácil ou difícil para vocês fazer os ajustes necessários para melhoras.

1. Nós reconhecemos como as *nossas* ações afetam os alimentos que ambos consumimos.

    _____ Este é um dos nossos pontos fortes. Não precisamos fazer mudanças em relação a isso.

    _____ Poderíamos melhorar nisso e achamos que vai ser fácil conseguir.

    _____ Poderíamos melhorar nisso, mas achamos que vai ser difícil conseguir.

2. Consideramos a alimentação saudável *uma atividade compartilhada* que abordamos como uma equipe.

    _____ Este é um dos nossos pontos fortes. Não precisamos fazer mudanças em relação a isso.

Comer corretamente e a influência mútua **135**

____ Poderíamos melhorar nisso e achamos que vai ser fácil conseguir.

____ Poderíamos melhorar nisso, mas achamos que vai ser difícil conseguir.

3. Nós *aceitamos a ajuda e o apoio* que cada um de nós tem a oferecer.

____ Este é um dos nossos pontos fortes. Não precisamos fazer mudanças em relação a isso.

____ Poderíamos melhorar nisso e achamos que vai ser fácil conseguir.

____ Poderíamos melhorar nisso, mas achamos que vai ser difícil conseguir.

4. Fizemos esforços *concretos e específicos* para melhorar o ambiente alimentar que compartilhamos, como facilitar o acesso a alimentos mais saudáveis e dificultar o acesso a alimentos pouco saudáveis dentro de casa.

____ Este é um dos nossos pontos fortes. Não precisamos fazer mudanças em relação a isso.

____ Poderíamos melhorar nisso e achamos que vai ser fácil conseguir.

____ Poderíamos melhorar nisso, mas achamos que vai ser difícil conseguir.

5. Buscamos *formas criativas de incorporar decisões alimentares mais saudáveis* na nossa vida.

____ Este é um dos nossos pontos fortes. Não precisamos fazer mudanças em relação a isso.

____ Poderíamos melhorar nisso e achamos que vai ser fácil conseguir.

____ Poderíamos melhorar nisso, mas achamos que vai ser difícil conseguir.

Se a primeira resposta foi marcada muitas vezes, então você e seu parceiro valorizam o Princípio da Influência Mútua e exploram essa compreensão de modo a reforçar os esforços um do outro para comer corretamente.

Se as respostas tenderam para a segunda opção, então a verdadeira mudança está próxima. Agora que entendem como o Princípio da Influência Mútua funciona, você e seu parceiro têm várias ótimas formas de atingir o objetivo de ter uma dieta mais saudável e nada os impede de trabalhar juntos para fazer essa mudança acontecer.

Se a terceira resposta foi a mais escolhida, então você e seu parceiro até entendem o Princípio da Influência Mútua, mas reconhecem que fazer esta influência trabalhar a seu favor não será fácil. Releiam este capítulo com o objetivo de identificar os passos concretos que vocês podem dar hoje, e lembrem-se de que até as pequenas mudanças podem ter grandes efeitos. Você e seu parceiro também podem enfrentar desafios que vão além de reconhecer a influência mútua. Abordaremos alguns destes desafios no próximo capítulo.

5

Comer corretamente e a compreensão mútua

DESCUBRA DO QUE O SEU PARCEIRO REALMENTE PRECISA

A ASSISTENTE-EXECUTIVA ABBY, de 42 anos, está casada há 12 anos com o fotógrafo freelancer e documentarista Dean, de 39. Todas as informações que coletamos sobre o casal indicam que eles são bastante felizes no relacionamento e se comunicam muito bem, pelo menos até ela expressar sua preocupação por estar acima do peso. Abby luta contra a balança e os hábitos alimentares há anos e Dean, por sua vez, luta para saber como reagir a isso. Geralmente eles optam por evitar o assunto, mas, no nosso estudo, Abby o citou como motivo de preocupação pessoal e pediu a ajuda de Dean. A conversa começou da seguinte forma:

> **Abby:** O seu apoio é importante para mim, e eu acho que você faz isso.
>
> **Dean:** Mas como eu faço isso? Dizendo que você está bonita? Dizendo que você não está gorda quando diz que está?

138 CASAIS INTELIGENTES EMAGRECEM JUNTOS

Já começamos aprendendo bastante. Abby dá a entender que o nosso primeiro princípio, o Princípio da Influência Mútua, está presente e em vigor nesse relacionamento. Ela sabe que Dean a afeta e demonstra reconhecer o apoio recebido pelo marido, mas, mesmo com ambos tendo nos falado que esse assunto não é de forma alguma motivo de tensão no relacionamento, Dean parece frustrado pela tendência de Abby em dizer que está gorda. A posição deles rapidamente se polariza, sinal claro de que o nosso segundo princípio, o Princípio da Compreensão Mútua, ainda precisa entrar na conversa.

Abby: Eu só preciso que você seja sincero comigo...

Dean: Tá bom. Vou falar que você não está gorda quando você disser que está. [Vou dizer para você] comer os alimentos saudáveis de que precisa.

Abby: E não brigar comigo quando eu fizer comentários autodepreciativos.

Dean: Mas você falar que está gorda quando não está é errado. Isso não ajuda em nada.

Abby: Bem, eu tenho um problema e às vezes sinto que você... ao tentar fazer com que eu me sinta melhor comigo mesma, meio que age como se o problema não existisse, e ele existe.

Dean: É que para mim ele não existe. Sei que existe para você, mas é preciso admitir que não há nada errado com você, que você não está gorda. Repito: não há nada errado. Você não é diferente de... não é mais gorda que ninguém. Olha, você quer perder peso. Tudo bem. Eu entendo que você esteja trabalhando para isso, mas você fala "sou feia, estou gorda" de um jeito autodepreciativo. Você sabe que não é verdade. Não há nada errado com você.

Abby: Bem, mas tem um pouco de verdade no que eu falo.

Dean: Eu entendo você querer ficar saudável, perder peso e tal, mas dizer "Sou feia, estou gorda!" não é verdade. E mesmo se você não quiser ouvir isso de mim, precisa saber que é verdade.

Abby: Bem, é legal você querer dizer isso, mas, de qualquer modo...

Dean: Você acha que está bem agora?

Abby: Não.

Dean: Errado! Resposta errada. Sim, essa é uma pergunta que tem uma resposta certa e uma errada, e essa é a errada.

Abby: Como assim? O que eu penso não é necessariamente errado ou pelo menos o que eu sinto não é errado.

Dean: É errado porque você ainda é atraente.

Abby: Olha, a minha opinião não está errada, tá? As opiniões não são "certas" ou "erradas" neste caso. É assim que eu me sinto.

Dean: Você também precisa se sentir melhor. Sim, isso é verdade, mas a opinião está errada. Você está ótima, é sério.

Abby está acima do peso, sente-se mal com isso e quer o apoio do marido para ter hábitos alimentares saudáveis, mas Dean faz de tudo para convencer a esposa de que a autoimagem negativa dela está errada, esperando que isso deixe claro o quanto ele se sente atraído por ela. Infelizmente, ela não encara a atitude do marido como estímulo ou motivação para se alimentar melhor, e sim como uma desconsideração pelos objetivos e percepções que tem sobre si mesma. Sentindo-se punida pelos elogios de Dean, Abby provavelmente não vai querer repetir essa conversa tão cedo. Por que se dar ao trabalho, afinal?

Como a compreensão mútua é crucial para o sucesso de qualquer casal na busca pela alimentação correta, nós estudamos vários casais como Abby e Dean para entender por que ocorrem mal-entendidos entre os parceiros quando falam em mudar os hábitos alimentares e descobrimos

140 CASAIS INTELIGENTES EMAGRECEM JUNTOS

que muitos casais, ao utilizar incorretamente o Princípio da Compreensão Mútua, caem em três armadilhas que atrapalham os esforços:

1. O *Encantador* tranquiliza bastante o parceiro, mas dá pouco apoio prático. A posição do Encantador (*"Mas por que mudar? Você está ótima!"*) parece ser exatamente o que muitos de nós adoraríamos ouvir, mas na verdade desconsidera todo o esforço que estamos fazendo para mudar.

2. O *Cantor de Uma Nota Só* trabalha arduamente para dar um apoio útil, mas tem um arsenal muito limitado para fazê-lo. Ele oferece soluções que funcionaram para ele no passado, mas, geralmente por frustração, não as adapta ao que o parceiro realmente precisa.

3. O *Hesitante* procura ajuda, mas depois rejeita. Por ainda não estar preparado para fazer mudanças reais em seus hábitos alimentares, ele está prontíssimo para solicitar ajuda ao parceiro, mas não vê o menor valor nessas sugestões, independentemente do quanto elas sejam boas.

"VOCÊ ESTÁ ÓTIMA!": O ENCANTADOR

A compreensão mútua, que é o ponto principal do nosso segundo princípio, não equivale a afeto mútuo. Esta foi uma das descobertas mais surpreendentes da nossa pesquisa. Duas pessoas podem acreditar muito no relacionamento e se amarem incondicionalmente, mas mesmo assim se interpretarem mal e até ficarem totalmente desconcertadas quando se trata de defender a saúde um do outro. E, mais surpreendente ainda: a expressão de afeto de uma pessoa pode realmente *interferir* na capacidade de o parceiro tomar decisões saudáveis em termos de alimentação. Como isso é possível?

Abby e Dean são um ótimo exemplo deste tipo de situação intrigante. A maioria das conversas envolvendo os Encantadores não é tão conflituosa quanto as deles, mas todas envolvem a tentativa de transmitir duas mensagens contraditórias. Uma delas definitivamente é válida: *Eu te amo e acho você incrível. Por favor, tente se ver como a pessoa que eu adoro.* A outra mensagem, contudo, precisa ser analisada com mais atenção: *A sua opinião está errada. O que você quer não é importante. Seus hábitos alimentares são bons. Não mude.* A primeira mensagem do Encantador é tão fascinante que costuma englobar a segunda, por isso é extremamente importante parar e se perguntar como o excesso de elogios pode atrapalhar uma troca saudável de ideias sobre saúde e boa forma.

Uma mulher no nosso estudo, como várias pessoas que pesquisamos, desejava perder peso, diminuir os lanches e sobremesas pouco saudáveis e se sentir melhor consigo mesma. Ela disse estar razoavelmente em forma, mas expressou profundo temor de acabar como os pais, que estão acima do peso, com diabetes, colesterol alto e hipertensão.

Esposa: Não sou a magrela que costumava ser. Então, se eu começar a malhar [e me alimentar corretamente], espero poder notar alguma diferença e me sentir melhor.

Marido: Eu te amo do jeito que você é, querida.

Esposa: Mas eu não gosto...

Marido: Não me importo com a sua aparência. Eu amo *você*.

Esposa: Tá, mas...

Marido: Tudo bem, eu apoio tudo o que deixe *você* feliz. Só não faça isso por *mim*, faça por você.

Aceitação de um marido amoroso, como não gostar? Infelizmente, porém, não basta só o amor para resolver esse problema.

Dois anos depois, vimos o mesmo marido dando um lenço para a esposa que chorava, dizendo ter engordado quase dez quilos e se mostrando mais preocupada do que nunca com a saúde. Dando ênfase à tremenda

142   CASAIS INTELIGENTES EMAGRECEM JUNTOS

influência do círculo social nos hábitos alimentares, ela explicou que as colegas de trabalho faziam doces deliciosos vários dias por semana no escritório e que não conseguia resistir a eles. Segundo ela, perder peso agora lhe permitiria uma recuperação mais rápida depois do parto e, mesmo assim, ela achava fácil ganhar *mais* dez quilos nos próximos dois anos e outros dez depois disso, igual à mãe. O marido, mais uma vez, enfatizava o quanto gostava dela e o quanto a esposa era a prioridade para ele, e não o peso.

> **Marido:** Mas por que você quer perder peso? *Por quê?*
>
> **Esposa:** [*enxugando os olhos*] Por mim, por você, por... Eu não sei!
>
> **Marido:** Bem, se estiver fazendo isso por você, tudo bem, mas não faça por mim. Porque, se estiver fazendo por mim, é bobagem. É algo que você precisa fazer por você. O único motivo pelo qual eu gostaria que você perdesse peso é se você não estiver saudável, sabe? Se estiver com, sei lá, problemas cardíacos ou algo assim, mas você está saudável. Eu realmente acho que você está ótima assim.
>
> **Esposa:** Mas eu não estou feliz *comigo* agora. Não posso inventar desculpas. Preciso fazer isso. Sei lá.
>
> **Marido:** Eu não me importo. Não mesmo. Você está *ótima* como está. Eu não ligo. E sobre o pessoal que leva comida para o trabalho... Sei lá, leve alguma coisa também. Aí quando eles estiverem comendo bolinhos de chocolate você leva um bolo de arroz, algo assim...

Essa mulher está empacada, desesperada e confusa. Ela tenta encontrar boas soluções há mais de dois anos e quando recorre ao marido para pedir a ajuda de que precisa, recebe o que *parece* ser uma resposta carinhosa: *Você esta ótima do jeito que está. Eu te amo.* Mas, nesta situação, isso não é produtivo.

Comer corretamente e a compreensão mútua **143**

Conspirador involuntário nesse dilema, o marido fica igualmente confuso sobre a melhor forma de agir e sobre o que vai ser necessário para que a esposa comece a ter uma alimentação melhor. Afinal, o peso dela não é um problema do ponto de vista dele. De acordo com o marido, ela está travando uma batalha desnecessária, uma luta que existe apenas na cabeça dela. E se a esposa está tão incomodada com isso, como parece estar, por que ela simplesmente não faz algo a respeito?

Ele está agindo como o Encantador, professando seu amor inabalável, mas decepcionando quando se trata de dar o apoio emocional e as soluções práticas de que a esposa realmente precisa para comer corretamente. É uma situação em que ninguém sai ganhando. A esposa do Encantador não consegue articular as suas necessidades, e o Encantador é incapaz de perceber as limitações do seu elogio. O paradoxo do Encantador é que a boa intenção dele de dar apoio acaba tendo um efeito negativo.

Os elogios geralmente nos encorajam e fazem com que nos sintamos melhor, mas quando contradizem o que estamos tentando alcançar podem nos afastar de nossos objetivos. A compreensão mútua é apenas uma ilusão para esses casais. O verdadeiro apoio é raro, e cada pessoa está trabalhando exclusivamente com base nas próprias referências. A *in*compreensão mútua reina, mas a falta de apoio nunca é notada porque vem embrulhada num belo pacote de encanto e afeto.

Enquanto isso, a esposa do Encantador pode se sentir diminuída e achar que não está sendo levada a sério em sua luta para se alimentar melhor, acabando por questionar a sinceridade do Encantador. Negociar essas perspectivas diferentes pode ser incômodo. Depois de ouvir que estava ótima, a esposa do casal a seguir rejeitou o elogio, sinal claro de que estava se sentindo numa armadilha. Observe o quanto ela, perturbada pelo ganho de peso, fala de si mesma na terceira pessoa.

Esposa: Vamos ver. Estamos juntos há quanto tempo, uns cinco anos? Acho que ganhei um total de dez quilos em cinco anos. Isso é extremamente incômodo e assustador para uma pessoa,

144 CASAIS INTELIGENTES EMAGRECEM JUNTOS

então eu só quero perder peso, tá bom? Sinto que tento, mas não chego a lugar algum.

Marido: Eu não acho que você precise perder peso. Você está ótima do jeito que está.

Esposa: Não! Porque mesmo quando experimento roupas, por exemplo, e pergunto "Como eu estou?", você fica com cara de paisagem. Aí eu pergunto "Eu estou gorda, não estou?" e você diz "Está". Tá vendo? Eu não quero ficar gorda quando experimento roupas... Só acho que você não é sempre sincero comigo. Acho que você fica frustrado.

Obviamente um Encantador, o marido continua dizendo "Olha, eu acho que você está ótima" e depois "Você está maravilhosa, querida", ao que a esposa responde "Ah, fica quieto" e "Ah, cala a boca". A tensão torna-se evidente. O problema não é que o marido esteja mentindo. A questão é que ele não consegue entender o ponto de vista da esposa e ela não consegue descobrir uma forma de transformar o elogio dele na empatia de que tanto precisa.

Se o seu parceiro é um Encantador

A primeira coisa a fazer para escapar dessa armadilha é que os parceiros reconheçam que suas perspectivas estão em conflito. Nenhuma perspectiva é certa ou errada. Acreditar que o parceiro está ótimo, como faz o Encantador, é uma opinião totalmente válida. E querer se alimentar melhor e emagrecer é uma postura igualmente legítima a ser assumida pelo parceiro do Encantador. Mas o fato de as duas visões serem válidas não significa que ambas sejam bons roteiros para o progresso. E, como vimos no primeiro exemplo (*"Eu não me importo. Não me importo mesmo. Você está ótima do jeito que está. Não me importo."*), os Encantadores geralmente insistem mais em seus elogios vagos quando o parceiro começa a contestar.

Comer corretamente e a compreensão mútua 145

O Princípio da Compreensão Mútua sugere várias formas específicas de trabalhar com um Encantador de modo que estas duas mensagens possam ser separadas:

ACEITE O ELOGIO. A verdadeira força do Encantador é a capacidade de elogiar. Como este elogio é genérico demais (*"Você está ótima do jeito que está."*), é tentador deixar passar e redirecionar o foco para a sua preocupação mais específica (*"Sim*, mas *eu não estou feliz com a minha aparência"* ou *"Mas eu não quero acabar comendo igual a minha mãe"* ou *"Mas até você diz que eu estou gorda quando experimento roupas".*). Rejeitar o elogio é perder uma oportunidade de conexão e uma chance de expressar apreço pelo relacionamento que você e seu parceiro têm. Comentários do tipo "Sim, mas" tendem a deixar todos na defensiva, enquanto que comentários do tipo "Sim e" convidam à colaboração e a oportunidades para uma compreensão mais profunda. Este exemplo hipotético mostra como isso pode acontecer:

> **Esposa:** Preciso parar de beliscar tanto entre as refeições. Algumas vezes acho que perdi completamente o controle sobre isso.
>
> **Marido:** Não é um problema tão grande assim. Acho que você está ótima.
>
> **Esposa:** Bem, é muito gentil da sua parte dizer isso e obviamente a sua opinião é mais importante para mim do que a de qualquer outra pessoa. Quero fazer tudo o que posso para continuar ótima, para você e para mim. Quero ser saudável e quero muito me alimentar corretamente para continuar ótima.
>
> **Marido:** Tá bom, mas *como?*

Se a esposa tivesse falado *"Mas é um grande problema. Eu realmente preciso parar de beliscar entre as refeições!"*, esse marido provavelmente teria continuado a minimizar a questão (*"É sério, você está ótima."*) ou a dificuldade da tarefa (*"Então é só você tentar diminuir o que come."*), fechando as portas para o diálogo. Mas, ao aceitar o elogio do marido, ela o impediu de ficar na defensiva. Ela agora está pronta para pedir que ele canalize a atenção para a tarefa mais importante que têm pela frente, e a probabilidade de ele ouvi-la é maior agora.

CONCENTRE-SE NOS SEUS OBJETIVOS ESPECÍFICOS. Boa parte do repertório do Encantador consiste em repetir a mesma mensagem, como um político em campanha. No exemplo anterior, podemos facilmente imaginar o Encantador continuando a insistir em que está certo (*"Você está ótima! Não mude por minha causa! Eu não me importo com a sua aparência!"*). Chegar a uma conversa verdadeira sobre essa questão envolve a decisão de não falar em termos gerais, optando por discutir planos específicos para o futuro. Ao afirmar que o elogio não basta e depois se concentrar na importância pessoal das mudanças em si pode avançar a conversa: *"Acho que a questão nem é tanto se estou mudando por você ou por mim. O motivo não é tão importante quanto saber que estou fazendo uma dieta balanceada e saudável. Gostaria que nós fizéssemos isso juntos."* Ou: *"Tá bom, talvez eu não esteja gorda ou acima do peso aos seus olhos e gosto que você diga isso. Nós vemos a questão de modo diferente e não faz sentido discuti-la. Mesmo assim, eu gostaria de diminuir os lanches e refrigerantes e, se você puder me ajudar, isso ficaria bem mais fácil para mim."*

DESCUBRA O QUE VOCÊ ESTÁ FAZENDO PARA DEIXAR O PARCEIRO NA DEFENSIVA. A força e a persistência da mensagem do Encantador sugerem que ele pode estar se sentindo pressionado ou ameaçado pelo parceiro. O que está havendo, afinal? Talvez o seu Encantador precise que alguém o tranquilize sobre os próprios hábitos alimentares ou aparência. Ou então pensa que você o culpa pelos seus maus hábitos alimentares. Ou sente que você está pedindo para ele assumir o comando e colocar o seu peso de volta nos trilhos. Desafiado desta forma, qualquer um de nós poderia ficar na defensiva e se esconder atrás de clichês. Talvez seja difícil para o parceiro deixar de lado a imagem que tem de você como uma pessoa jovem, esbelta e sexy. Ou então seu parceiro já ouviu você reclamar demais sobre a incapacidade de ter uma alimentação mais saudável sem fazer qualquer esforço verdadeiro para mudar.

Um ou mais desses sentimentos velados podem ser a causa da resistência que você está enfrentando agora. Faça perguntas gentis e profundas para ajudar a descobrir o que está havendo e amenizar essa resistência. Depois, cultive o apoio de que precisa envolvendo o Encantador nos termos dele. Tendo isso em mente, vamos voltar a uma conversa anterior:

Marido: Eu entendo você querer ficar saudável, perder peso e tal, mas dizer "Sou feia, estou gorda" não procede. E mesmo se você não quiser ouvir isso de mim, precisa saber que é verdade.

Esposa: Bem, é legal você dizer isso — legal mesmo! Isso realmente me ajuda a ficar bem comigo mesma e em relação a nós. Então todos esses comentários autodepreciativos que eu faço enlouquecem você?

Marido: Sim, porque não são verdadeiros e você sempre diz essas coisas quando está se sentindo péssima. Eu já fico chateado por vê-la assim. E, quando você se *critica*, piora tudo. Preciso dizer que você está *me* arrastando para o buraco.

Esposa: Acho que eu digo isso para que você saiba o quanto estou me sentindo *mal* comigo mesma, mas, se eu me concentrar mais em querer ser saudável e menos em me colocar para baixo, você acha que poderia me estimular a comer os alimentos certos?

Os detalhes de qualquer conversa são menos importantes do que a ideia geral: o Encantador pode até estar batendo pé, mas é por um bom motivo. Entender esse motivo e o quanto você é parte dele são passos importantes para abrir caminho através do falso apoio do Encantador.

Se você é o Encantador

Por outro lado, se *você* tende a ser o Encantador quando o parceiro fala em melhorar os hábitos alimentares, então pode estar criando uma armadilha

148   CASAIS INTELIGENTES EMAGRECEM JUNTOS

que dificulta a tentativa dele de ser mais saudável e feliz. Aqui estão algumas formas de evitar esta armadilha:

RECONHEÇA QUE O PARCEIRO ESTÁ INSATISFEITO CONSIGO MESMO. A maioria de nós aceita de bom grado os traços familiares ou agradáveis da personalidade do parceiro, mas para que o apoio seja importante precisamos reconhecer quem ele é e *também* quem ele está tentando ser. Um marido que observamos era muito bom em fundir esses dois lados da identidade da esposa. Primeiro ele parece um Encantador, mas quando a discussão fica mais séria ele sabe que a esposa precisa é de um aliado:

> Olha, a primeira coisa que eu quero que você saiba é que eu a acho perfeita, tá bom? E estou feliz em todos os aspectos. Você é linda, maravilhosa, e sei que tenho muita sorte por estar com você. Eu precisava falar isso, tá? Mas, se você me diz que não está feliz com a sua aparência e a nossa alimentação, então isso é um problema que precisamos resolver.

TRABALHE PARA ENTENDER O PROBLEMA, E NÃO PARA RESOLVÊ-LO. Se você é como a maioria dos Encantadores, então se sente numa situação difícil e pressionado a melhorar magicamente os hábitos alimentares do parceiro. "Você está maravilhosa do jeito que é!" é uma resposta fácil e uma estratégia muito boa, mas, quando o parceiro questiona a própria aparência ou os hábitos alimentares, é melhor adotar outra tática, pois as expressões usuais de afeto não substituem tipo de compreensão mais específico de que seu parceiro precisa. Felizmente, estimular a compreensão nos relacionamentos não exige um tipo especial de empatia, apenas respostas simples e atentas.

Vamos relembrar o exemplo anterior no qual a esposa disse: "*Acho que ganhei um total de dez quilos em cinco anos. Isso é extremamente incômodo e assustador para uma pessoa, então eu só quero perder peso, tá bom? Sinto que tento, mas não chego a lugar algum.*" Sentindo-se pressionado a lidar com toda essa angústia e frustração, o marido apelou para o charme do Encantador: "*Eu não acho que você precise perder peso. Você está ótima do jeito que está.*" Quando o parceiro expressa emoções fortemente negativas sobre o próprio peso ou hábitos alimentares, você também pode se sentir incomodado e, portanto, pressionado a consertar o problema. Como nenhum dos dois está em seu melhor momento, o progresso para. É melhor manter um grau de neutralidade, como se fosse um amigo preocupado, e se envolver sem perder a objetividade. Tente uma resposta mais neutra, como: "*Tá bom, explique em detalhes. Diga o que você acha que está acontecendo.*" Além de evitar um conflito óbvio, você já se prontifica a ser útil. Como parceiro de alguém que está lutando para ser mais saudável, você não precisa ter todas as respostas ou soluções, mas está em posição perfeita para guiá-lo de modo a compreender melhor essa luta.

"MAS FUNCIONOU PARA MIM!": O CANTOR DE UMA NOTA SÓ

Os casais que lutam para ter uma alimentação mais saudável geralmente empacam num ponto em que os parceiros expressam um comprometimento real com a alimentação saudável, mas confiam demais na própria perspectiva. Por exemplo, vimos uma esposa defender repetidamente os tomates como a solução para o marido finalmente controlar os hábitos alimentares, ao que ele respondeu: "*Tomate não faz milagre, Katie!*" E ela retrucou: "*Não, mas eu como muito tomate*", antes de fazer propaganda dos seus outros alimentos favoritos: vagem, couve-flor e cenoura.

A certa altura, o marido disse, com óbvio sarcasmo: "*Não, não, não. O tomate vai resolver tudo! Eu sei, eu sei! É isso!*" Momentaneamente confusa, a esposa mudou de ideia, sugerindo "*Que tal pepino, então?*", sendo totalmente ignorada pelo marido.

Esse casal caiu em outra armadilha comum. A esposa quer mesmo ser útil. O marido pede ajuda, e ela enxerga os problemas dele. Ela deseja que ele tenha uma alimentação saudável e se dispõe a ajudar nisso. Acredita

150 CASAIS INTELIGENTES EMAGRECEM JUNTOS

que comer mais frutas, verduras e legumes é indispensável numa dieta equilibrada, e tem mesmo razão. Mas quando ela dá o conselho sábio e precioso que acredita ser a solução do problema, o marido recusa. E aí está o impasse: como *ela* pode ajudar uma pessoa que não quer ser ajudada? O marido quer (e precisa) a ajuda da esposa para ter uma alimentação correta e reconhece os esforços dela. Por outro lado, as sugestões impertinentes e egocêntricas fazem com que ele se sinta desprezado e incompreendido. Novo impasse: como *ele* pode aceitar a ajuda de uma pessoa que não está sendo útil? Ela está sendo o Cantor de Uma Nota Só, insistindo em sua única sugestão milagrosa sem reconhecer a possibilidade de que ele possa precisar de algo diferente. Ela questiona se ele realmente quer se alimentar melhor enquanto ele duvida que ela seja capaz de personalizar o apoio para o seu problema específico.

Esse casal percebeu sozinho o que nós descobrimos em incontáveis casais: apenas o conhecimento não basta. Há um abismo entre ter boas ideias para se alimentar corretamente e transformá-las em hábitos alimentares melhores. Os parceiros não se recrutaram como aliados e não cultivaram a verdadeira colaboração um do outro. Ver mais alguns exemplos dessa armadilha ajuda a explicar por que ela acontece e como os casais podem usar o Princípio da Compreensão Mútua para evitá-la.

Uma esposa do nosso estudo lutava com a balança havia alguns anos, mas fez questão de deixar claro: "*Olha, não que eu esteja* obesa." O marido concordou e emendou com uma observação precisa: "*Eu sei. Mas você não está feliz com o seu corpo...*" Ele tentou estimular a esposa a enxergar as virtudes dos alimentos congelados pré-preparados de um programa de emagrecimento que tinha funcionado para ele no passado. O marido gostava muito dessas refeições por já virem em uma porção certa e serem fáceis de cozinhar no micro-ondas. A princípio ela pareceu aberta à ideia, mas não se mostrou tão empolgada com o gosto da comida:

Marido: É muito bom saber que basta o "pi, pi, pi" e pronto, já pode comer.

Esposa: Mas tem um gosto tão sem graça.

Marido: É para isso que serve a pimenta!

Esposa: Mas aí eu continuo com fome e começo a beliscar.

Marido: Não, olha, é para isso que serve a pimenta! Você precisa entrar no setor de pimentas, à esquerda do armário, para dar uma temperada. Molho picante e alho resolvem tudo!

Ele ignorou a reação emocional da esposa e repetiu a solução proposta, sem pensar numa forma de adaptá-la especificamente para ela. Este é o Cantor de Uma Nota Só: tenta ajudar, mas usa apenas a própria perspectiva limitada para oferecer soluções. A mesma armadilha afeta o casal a seguir, deixando os dois num impasse:

Esposa: Você poderia frequentar reuniões dos Vigilantes do Peso por algumas semanas.

Marido: [*em silêncio, constrangido*]

Esposa: Você não quer ir.

Marido: Isso vai fazer com que eu me sinta ainda *mais gordo*.

Esposa: Bem, foi assim que *eu* fiz, então não sei!

Essa esposa estava tentando ajudar, mas ao confiar demais na própria experiência acabou não levando em conta a insegurança que afetava as decisões dele.

Na base dessa armadilha está a seguinte suposição errônea: como os parceiros têm o mesmo objetivo de se alimentar bem, então devem alcançá-lo da mesma forma. Como Cantor de Uma Nota Só, ela supõe que ela e o parceiro são iguais quando se trata de alimentação, mas se enrola ao colocar o plano em prática. O problema com esta suposição, claro, é que duas pessoas num relacionamento podem ter abordagens totalmente diferentes em relação a comer corretamente. Aqui estão apenas alguns exemplos dessas diferenças encontradas em nossa pesquisa:

152 CASAIS INTELIGENTES EMAGRECEM JUNTOS

- Uma pessoa quer fazer mudanças drásticas na dieta da família e o parceiro pensa que basta diminuir a carne vermelha, comer mais peixe e vegetais para resolver tudo.

- Uma pessoa teve bons resultados ao fazer um diário anotando tudo o que come e monitorando rigidamente o apetite e as calorias. Já o parceiro pode facilmente fazer e seguir um plano e não entender o motivo desse registro tão detalhado.

- Uma pessoa precisa de muita ajuda e apoio para comer corretamente. O parceiro se dispõe a dar apoio, mas prefere que ela não se envolva no que ele come.

- Uma pessoa está comprometida a fazer uma dieta mais saudável e emagrecer significativamente. O parceiro, igualmente acima do peso, está disposto a acompanhar, mas não está nem um pouco preocupado ou motivado para tal.

Em situações como estas, nenhum dos parceiros está certo ou errado. Uma pessoa pode falar "seis" e a outra "meia dúzia" sem causar problemas, mas não reconhecer diferenças como estas prepara o terreno para diversos mal-entendidos e problemas de comunicação. Quando tentamos resolver estas diferenças geralmente partimos da nossa perspectiva e experiência, mas, como sugerem os exemplos acima, o apoio e os conselhos resultantes disso (*Basta comer tomates! Use pimenta! Tente a abordagem que deu certo para mim!*) acabam sendo tudo menos útil. O Princípio da Compreensão Mútua nos lembra de que precisamos trabalhar *com* o nosso parceiro, por isso o desafio é deixar este truque de lado e descobrir como podemos trazer à tona o melhor desse parceiro, dentro dos termos dele.

Se você é o Cantor de Uma Nota Só

Dar conselhos sensatos e orientações adequadas ao seu parceiro para comer melhor e vê-los rejeitados pode ser frustrante, mas se as suas sugestões forem ignoradas ou dispensadas então você pode ser apenas um Cantor de Uma Nota Só. Neste caso, é preciso abandonar as suas soluções preferidas e ajudar o parceiro a descobrir estratégias que provavelmente funcionariam melhor *para ele*. Você pode não ser a causa isolada desse problema específico, mas existem várias maneiras de ser a solução:

ESTIMULE O PARCEIRO A EXPRESSAR AS PREOCUPAÇÕES DELE. Às vezes surgimos com soluções que funcionam para nós porque o parceiro está desconfortável para se abrir em relação aos próprios sentimentos. Reconheça que o parceiro pode se sentir exposto ao discutir os hábitos alimentares que deseja mudar e respeite o espaço dele. O ato de ouvir abre a comunicação, enquanto o de dar opiniões fortes a fecha. Parte fundamental da sua tarefa consiste em fazer com que o parceiro se sinta confortável e seguro. Veja o exemplo a seguir:

> **Esposa:** [*em voz baixa*] [preciso me alimentar melhor e perder peso] mas não é algo que eu tenha vontade de discutir. É vergonhoso... Sei lá. Mesmo que você seja meu marido e a gente converse sobre tudo, prefiro não falar com você sobre *isso*. Porque é tão... É... A gente já falou sobre isso antes e não há muito o que dizer.
>
> **Marido:** [*concordando, também em voz baixa*] Tá, tudo bem. Você pensa muito nisso?
>
> **Esposa:** É, penso sim.

Aqui o marido foi capaz de evitar o que poderia ser interpretado como rejeição e, ao fazer uma pergunta capaz de aproximar a esposa dos próprios sentimentos, ajudou a manter a conversa aberta e produtiva. Momentos como esses nos lembram de que o melhor tipo de apoio é realmente algo pessoal e íntimo.

ENTENDA A DIFICULDADE DO SEU PARCEIRO. Sugerir formas práticas de comer melhor implica soluções simples e práticas a serem utilizadas, mas certamente o seu parceiro já *conhece* várias boas soluções e apenas tem dificuldade para implementá-las. Trabalhar para entender esta dificuldade e ajudá-lo a descobrir formas de superar os desejos e tentações é o melhor caminho para o progresso:

> Para mim, parece que você já está fazendo uma série de coisas certas: bebendo mais água, comendo mais frutas e vegetais. Tudo isso é muito bom. Mas você está achando difícil manter o rumo agora? O que você considera como seus pontos fracos?

FAÇA PERGUNTAS QUE LHE FAÇAM COMPREENDÊ-LO MELHOR. Dedique suas perguntas e tentativas de apoio a entender, partindo do ponto de referência do seu parceiro, por que ter uma alimentação saudável é difícil nesse momento e como ele está tentando resolver esse quebra-cabeça. Enquanto ele não acreditar na solução, ela não vai virar parte da rotina diária de alimentação saudável.

OUÇA ATENTAMENTE AS PALAVRAS ESCOLHIDAS PELO SEU PARCEIRO. Quando ele estiver tentando descobrir a melhor forma de se alimentar corretamente, ouça com atenção como ele expressa essa experiência. Nossos exemplos anteriores mostram o quanto estas palavras ("desestimulado", "infeliz", "incontrolável" e "sofrendo") foram ditas e ignoradas. Palavras como estas são uma bênção, pois lhe trazem informações especiais sobre o parceiro, e ouvi-las com atenção lhe permitirá fornecer um apoio mais eficaz.

Quando seu parceiro diz algo como *"Meu peso está realmente me incomodando e não sei o que fazer em relação a isso"*, esse provavelmente não é o momento de despejar imediatamente uma enxurrada das suas soluções prediletas. Ficamos naturalmente tentados a usar nossas próprias referências para dizer o que o parceiro deve fazer, mas na verdade é melhor se concentrar na emoção que está por trás de tudo. É preferível dizer

Comer corretamente e a compreensão mútua **155**

algo simples que reconheça o que o parceiro está passando: *"Olha, eu fico triste ao ouvir que você não está bem. Poderia me ajudar a entender o que está acontecendo?"*

ASSUMA QUE O SEU PARCEIRO É INTELIGENTE E COMPETENTE O BASTANTE PARA PROGREDIR. Oferecer soluções práticas para problemas com alimentação e dieta pode dar a entender que o parceiro é incapaz de encontrá-las sozinho. Poucos de nós reagem bem a essa insinuação, então dê as soluções com extremo cuidado. Prefira procurar formas de dar uma aura de apoio em torno dos esforços que o parceiro já está fazendo.

ELOGIE, NÃO FAÇA PIADAS. O pessimismo e as dúvidas já estão sobrecarregando o seu parceiro, por isso a desaprovação da pessoa que mais deveria apoiá-lo é particularmente dolorosa. Elogios e estímulos motivam[55] mudanças relacionadas à saúde, enquanto críticas e advertências comprometem os esforços em prol da saúde. Passe longe de piadas sobre peso e hábitos alimentares, que geralmente são interpretadas como críticas:

> **Marido:** O motivo pelo qual isto é um grande problema pessoal para mim é que Jeremy está aí com uns oitenta quilos e todo definido, enquanto *eu* sou o preguiçoso e relaxado.
> **Esposa:** [*rindo*] Bem, você sempre foi o irmão *maior* dele!
> **Marido:** Não achei graça.

DÊ ESPAÇO PARA O PROGRESSO ACONTECER. Como você aprendeu na nossa discussão sobre os estágios da mudança no Capítulo 3, comer corretamente não precisa ser uma decisão definitiva. O seu parceiro pode pensar no assunto por um tempo, mencioná-lo para você algumas vezes, colocar algumas receitas saudáveis na geladeira, desistir porque o trabalho anda estressante demais, depois tomar a iniciativa e acabar desistindo de novo. Apoiar a alimentação saudável do parceiro exige que você entenda onde ele está nesse processo de idas e vindas. Esses comentários repetidos sobre o desejo de alterar significativamente a alimentação são como as braçadas de teste que precedem um mergulho na parte mais profunda da piscina. Portanto, aumentar a coragem do parceiro aos poucos vai ser muito mais eficaz do que menosprezar as tentativas abortadas.

Se o seu parceiro é o Cantor de Uma Nota Só

Se você estiver recebendo o apoio ineficaz, então também caiu na armadilha, pois esta não é a ajuda de que você precisa para se alimentar melhor. O seu único desafio consiste em validar os elementos positivos do apoio oferecido pelo parceiro, ao mesmo tempo adaptando esse apoio para atender melhor às suas necessidades.

Anteriormente vimos um exemplo em que um casal andou com muita habilidade pela linha tênue que existe entre rejeitar o apoio da esposa e reconhecer o seu valor: *"Eu não consigo sistematizar isso. Quer dizer, talvez seja possível, mas não consigo isso agora. Estou num momento em que não consigo nem pensar nessa possibilidade."* A rejeição direta do apoio (*"Pare já com as afirmações positivas!"*) teria encerrado a discussão, mas esta abordagem convida o parceiro a se envolver e criar ideias melhores. E, ao se concentrar no que ele estava sentindo em vez de destacar o quanto as sugestões da esposa eram inadequadas, ele aumentou a probabilidade de ser entendido nos seus termos.

"EU SEI QUE PRECISO, MAS NÃO *QUERO!*": O HESITANTE

Olhares inteligentes e vozes suaves, palavras repletas de um significado particular ao casal, um abraço reconfortante depois de um dia difícil: a comunicação determina o quanto os parceiros num relacionamento se entendem, mas, mesmo com todas as suas virtudes, a comunicação é complicada e imperfeita, ainda mais quando os casais decidem tomar as decisões difíceis que vão melhorar os hábitos alimentares. Os Encantadores e os Cantores de Uma Nota Só têm formas singulares de ignorar ou interpretar mal as nossas intenções, mas a falha na comunicação também

Comer corretamente e a compreensão mútua   157

pode acontecer quando as mensagens que *nós* mandamos na busca por ajuda forem ambíguas e até contraditórias.

O *Hesitante*, principal culpado da nossa terceira e última barreira à compreensão mútua, jura comer corretamente e pede a ajuda do parceiro, mas recusa o apoio recebido. Ao afirmar a necessidade de fazer grandes mudanças por um lado e resistir aos conselhos e estímulos do outro, o Hesitante semeia a confusão enquanto tenta encontrar a confiança de que precisa para dar os primeiros passos rumo à alimentação saudável.

Observe que o Hesitante nos apresenta a um tipo fundamentalmente diferente de mal-entendido. Os Encantadores e os Cantores de Uma Nota Só têm parceiros que estão pedindo ajuda e se atrapalham ao tentar *fornecer* essa ajuda aos parceiros. Já os Hesitantes precisam de ajuda, mas criam problemas para *si mesmos*, seja na forma de pedir apoio ou na forma de reagir quando recebem esse apoio.

O casal a seguir ilustra este tipo de mal-entendido. A mulher alega estar acima do peso e infeliz com a aparência. Então, quando ela diz *"Eu realmente como muito mal. Sou preguiçosa. Vou morrer cedo se não parar... Meu corpo é... Cara, eu não sou uma pessoa saudável"*, fica difícil discordar. A esposa que pede a ajuda do parceiro tem a imensa e rara felicidade de ser casada com um homem que, mesmo tendo perdido 45 quilos sozinho, trabalha arduamente para ajudá-la:

Marido: Você não come vegetais, aí fica difícil, sabe?

Esposa: Odeio vegetais.

Marido: Eu comecei a comer bolos de arroz.

Esposa: [*enojada*] Argh.

Marido: Olha, você não aprendeu a ter uma alimentação adequada... E precisa diminuir a Pepsi também, porque boa parte do seu peso vem daí.

Esposa: Não, você não entende! A Pepsi é que nem cigarro para mim!

Marido: Então, o que você está dizendo é que deseja fazer isso, mas não está *disposta*.

Esposa: Bem, eu não vou largar o refrigerante e ponto final.

Marido: Olha, eu ajudo, tá bom? Mas você vai ter que embarcar nessa também.

Esposa: [*chateada*] Tá bom.

Marido: Só queria poder fazer com que você comesse vegetais. Quer dizer, *é gostoso*! Você deveria experimentar. Que tal ervilha e milho?

Esposa: [*Balança a cabeça negativamente*]

Marido: E espinafre?

Esposa: [*Balança a cabeça negativamente*]

Marido: É *gostoso*! Você já experimentou recentemente? Porque eu odiava espinafre até o ano passado.

Esposa: Não.

Marido: Você pode gostar da minha quiche de espinafre. Eu vou fazer e aí você experimenta.

Esposa: Duvido. Eu vou até tentar, mas...

Marido: Você nem sente o gosto do espinafre! Só do queijo e da cebola.

Esposa: Olha, vamos deixar para lá, tá bom? Nada disso é apetitoso para mim.

Pouco saudável e se alimentando mal, essa mulher está prestes a ser mais uma nas estatísticas de doenças e obesidade, por isso sabe que precisa fazer grandes mudanças imediatamente se quiser colocar a saúde, o peso e a aparência de volta nos eixos. Ela procura um parceiro compreensivo. Esse homem não é perfeito, dá para ver quando ele vira o Chefe e o Cantor de Uma Nota Só, mas se preocupa com ela, dá explicações otimistas para o problema (por exemplo: "*Você não aprendeu a ter uma alimentação adequada.*"), evita intimidá-la com o conhecimento que tem sobre alimentação saudável, além de oferecer um apoio prático e emocional eficiente. E mesmo assim ela resiste ao apoio que tanto deseja e do qual tanto precisa. O problema não é bem a maneira com que ele está tentando ajudar a esposa, e sim como ela está pedindo e recebendo o apoio dele.

Ao pedir a ajuda e dispensá-la, o Hesitante cria mal-entendidos, basicamente dizendo: "*Sei que preciso comer melhor e que vou precisar da mobilização do meu parceiro para isso, mas toda ajuda e estímulo que ele me dá não reconhecem o quanto isto é difícil, as minhas circunstâncias, como eu espero ser tratada e o que estou e não estou disposta a fazer em prol dessas mudanças. Comer vegetais? Parar de beber Pepsi? O que vou precisar fazer para ter um apoio decente aqui?!*" O Hesitante acrescenta condições em cima de condições para a ajuda que considera aceitável, fornecendo um alvo cada vez mais difícil para o parceiro atingir. E, quando ele inevitavelmente erra esse alvo, o Hesitante só pode concluir: "*Meu parceiro não me entende.*" Na verdade, uma conclusão mais precisa deveria ser: "*Estou fazendo com que seja cada vez mais difícil o meu parceiro me entender.*" À medida que este padrão continua imutável, a esperança e preocupação do parceiro gradualmente diminuem, fazendo com que acabe concordando com o Hesitante: "*Você tinha razão, afinal. Eu não entendo você.*"

O Hesitante contribui para a incompreensão de três formas: primeiro, pedindo ajuda antes de resolver mudar de verdade; segundo, fazendo o pedido numa linguagem pouco clara ou carregada de emoção; e, terceiro, resistindo às respostas do parceiro a esse pedido. Obter alguma perspectiva em relação a esses três pontos fortalece a compreensão mútua e permite que o apoio flua.

Se você é o Hesitante

Caso você costume fugir do apoio, o que fazer?

PEÇA AJUDA APENAS QUANDO ESTIVER PRONTO PARA FAZER BOM USO DELA. Saiba onde você está nos estágios da mudança e aceite a possibilidade de ainda não estar pronto para fazer mudanças duradouras na alimentação. Como você quer fazer isso direito e apenas uma vez, seria inteligente escolher a hora certa para dar um passo maior. Tire um tempo para resolver as questões sozinho e veja se quer aprimorar a sua determinação. Ao deixar o parceiro saber que você está pensando na possibilidade de mudar (e talvez que esteja tendo um pouco de dificuldade e não está pronto para fazer grandes mudanças), você o estará ajudando a *compreender* melhor. Por outro lado, solicitar o apoio do parceiro antes de estar pronto para fazer bom uso dele pode significar a ausência desse apoio quando você finalmente *estiver* pronto para se alimentar corretamente.

O homem do casal a seguir era particularmente bom em expressar e reconhecer a incerteza que sentia sobre a forma de melhorar a alimentação. Com 35 quilos a mais, ele sofria por não conseguir se manter numa dieta e estava "cansado de ficar cansado":

> **Marido:** Isso também afeta você, quer dizer, esse problema é *meu*. Você realmente me ajuda quando eu tento, mas agora eu só... Cansei de tentar, mas sei que preciso. Estou em conflito. Sou o meu pior inimigo neste assunto, porque sei que preciso, mas não *quero*.
>
> **Esposa:** Exceto que o problema não é *só* seu, porque, se é algo que o afeta, então me afeta também. Não sinta que isso é algo que você precise fazer *sozinho*.

Bela resposta! Ao ser totalmente claro sobre o ponto em que estava no processo de fazer mudanças reais, esse homem foi capaz de evocar uma resposta de apoio e compaixão da parceira. Na verdade, ela deu uma declaração perfeitamente alinhada ao nosso primeiro princípio, o Princípio da Influência Mútua, deixando claro para o marido que *ele não está sozinho*. Ele continua a partir daí:

> **Marido:** Eu não tenho disciplina. Tenho dificuldade em controlar o que eu como e sou muito desmotivado para entrar em forma. Sem falar que não sou o mais sincero do mundo durante esse processo porque não estou nem um pouco motivado, e isso me faz sentir ainda pior.

Esposa: O que eu posso dizer, amor? Olha, eu estou aqui para ajudá-lo.

Ao expressar abertamente a sua luta pessoal sem exigir qualquer tipo de ajuda, esse homem está informando à parceira sem pressioná-la a resolver seus problemas. Embora ainda esteja longe de seus objetivos, ele está cultivando de modo eficaz o apoio de que vai precisar quando *estiver* pronto para se comprometer com uma alimentação mais saudável.

FACILITE A AJUDA POR PARTE DO PARCEIRO. O forte desejo que você tem de comer corretamente e até o desespero que pode estar sentindo em relação ao seu peso ou aparência pode ser ótimo se tudo isso o guiar para uma alimentação mais saudável. Mas sensações intensas podem facilmente afastá-lo da ajuda de que precisa. Nós ficamos emocionalmente sobrecarregados quando as mudanças que procuramos são grandes demais, vagas demais ou além de nosso alcance. Torna-se mais difícil para o parceiro entender o nosso lado e levar em consideração o que dizemos, e isso prejudica o apoio que ele é capaz de oferecer. A maioria de nós preferiria apoiar alguém que identificou mudanças claras e específicas e já se mostrou verdadeiramente comprometido a fazer essas mudanças. Frases como esta permitem ao nosso parceiro ser eficaz e reagir com agilidade:

> Não sei se você notou, mas eu levei o cachorro para passear nos dois dias do último fim de semana e parei de passar manteiga de amendoim na torrada do café da manhã. Eu sei que são pequenos passos, mas só quero continuar fazendo pequenas mudanças como estas, que eu sei que sou capaz de gerenciar. Estou esquecendo alguma coisa óbvia, algo que a gente nem iria notar?

ACEITE A INFLUÊNCIA DO SEU PARCEIRO. Quando somos ambivalentes em relação à mudança para hábitos mais saudáveis, nós hesitamos. Expressamos a vontade de mudar, mas ficamos presos ao que conhecemos, como se os maus hábitos fossem salvar a nossa vida (*"Você não entende! A Pepsi* *é que nem cigarro para mim!*"). Esta é uma reação natural, mas as sugestões dadas pelo parceiro de alternativas melhores (que *realmente* salvam a sua vida) precisam ser reconhecidas e analisadas. No fim das contas, isto significa que você, o Hesitante, precisa encontrar formas de aceitar a influência do seu parceiro.

Assistimos a um marido que se sentia gordo e se alimentava mal, graças às exigências do trabalho e da faculdade, tentando montar uma estratégia com a esposa para resolver um de seus maiores problemas: pedir os alimentos certos nos restaurantes.

Marido: Você pode pegar no meu pé. Eu não vejo isso como alfinetada. Por exemplo: "Ah, Mark, essa salada parece *ótima*! Vamos experimentar?" Porque do contrário eu vou direto para o hambúrguer, sem pensar.

Esposa: É porque eu não *acredito* nisso. Acho que você pode comer o que quiser, basta não serem porções muito grandes. Quer dizer, pode comer hambúrguer, mas se você já ingeriu cálcio suficiente para aquele dia, não precisa botar queijo, porque o queijo vai engordar. Ou então não comer as batatas fritas.

Marido: Então me *diga* isso! Diga: "Pode comer frango com essa massa ou então pedir só o hambúrguer, sem bacon nem queijo. Você decide, sabe?" Aí eu digo: "Hmmm, estou com muita fome. Prefiro o frango com macarrão a um hambúrguer sem nada."

Esposa: Ou então você pode dizer: "Bem, se eu comer isso hoje, amanhã vou escolher um sanduíche de atum com maionese sem gordura."

Marido: E tudo bem. Eu não vejo isso como uma alfinetada. Não vejo isso como você me dizendo o que fazer. Vejo como você tentando me *ajudar* porque, sabe, você tem mais experiência.

Esposa: Eu adoraria ajudar você nisso.

Ao receber bem a sugestão da esposa em vez de rejeitá-la (*"Pode pegar no meu pé! Não é alfinetada! Você entende do assunto!"*), esse marido está abrindo o caminho para que a esposa o ajude. Ele está apresentando um alvo claro para ser atingido, além de cultivar ativamente a ajuda de que precisa para ter uma alimentação e perder peso. Por estarem totalmente cientes da *influência* que exercem nos hábitos e decisões alimentares um do outro, essas duas pessoas agora estão se baseando nisso para criar a *compreensão* mútua que permitirá ao marido tomar as decisões certas com mais frequência.

ASSUMA O COMANDO QUANDO OFERECER NOVAS SOLUÇÕES. Em vez de segurar um pequeno alvo em movimento e esperar que o parceiro acerte (*"Que tal espinafre?" "Não, odeio espinafre, mas continue tentando!"*), crie um alvo maior e mais claro. (*"Hmmm, espinafre? Talvez. De repente eu poderia experimentar beterraba. Ou abobrinha."*) Melhor ainda: pare de esperar que o parceiro resolva o problema para você e sugira novos pratos que você estaria disposto a experimentar.

Se o seu parceiro é um Hesitante

Se o seu parceiro resiste ou rejeita as suas sugestões de alimentação saudável, você pode não estar entendendo bem o que ele realmente precisa. Ouça atentamente o que ele está dizendo, certifique-se de estar no caminho certo e conecte-se a esses sentimentos. Mas, se o parceiro parece ser um Hesitante, as estratégias a seguir podem ajudar a entender e passar tranquilamente pelas situações mais difíceis:

AVALIE SE O SEU PARCEIRO ESTÁ PRONTO PARA MUDAR. Existem preocupações legítimas (excesso de peso, fadiga, medo de artérias obstruídas, capotar depois de correr atrás de uma criança pela casa) por trás do pedido do Hesitante em busca da sua ajuda e apoio. Mas, por mais que seja tentador, aparecer com soluções assim que ouvir o parceiro dizer "preciso da sua ajuda" pode ser prematuro. A tática mais adequada consiste em ajudá-lo a apontar essas preocupações e depois esclarecer se elas são suficientes para motivar mudanças de verdade. O marido que apresentamos anteriormente, com 35 quilos a mais e frustrado, não poderia ter sido mais claro para expressar sua principal preocupação:

Marido: A preocupação, o meu problema é que eu não gosto de ficar *cansado*. Odeio me sentir incapaz de *fazer* algo... Mas será que não estou pronto para mudar? Porque eu tenho uma fixação pela mudança, mas fico pensando nela enquanto estou no sofá comendo sanduíche de manteiga de amendoim, vendo televisão ou jogando videogame.

Esposa: Você acha que está cansando por causa da falta de exercícios físicos, má alimentação ou os dois?

Marido: Os dois.

Ao correr para identificar algumas soluções plausíveis, essa mulher cometeu o grande erro de supor que o marido estava pronto para mudar. Ela fez uma pergunta de múltipla escolha que se limita a três opções de resposta quando o que ele precisava mesmo era de uma questão discursiva. Opções melhores envolveriam falar abertamente sobre as preocupações (Por exemplo: *"Que tipo de coisa você quer fazer, mas não consegue por estar cansado demais?"*) e levar a resposta do marido ao pé da letra (Por exemplo: *"Bem, acho que você está fazendo a pergunta certa. Já pensou na possibilidade de não estar pronto para mudar? Depois que você colocar na cabeça, eu tenho certeza de que pode se alimentar melhor, mas você acha que está pronto?"*). Só porque o motor do Hesitante está ligado não significa que ele está em primeira marcha e pronto para seguir em frente.

TRABALHE COM O PARCEIRO PARA AUMENTAR O LEQUE DE OPÇÕES. Mesmo quando a motivação não for problema, os Hesitantes estão dispostos a analisar apenas um pequeno conjunto de soluções. Tente não levar isso para o lado pessoal, pois essa atitude reflete a luta desse parceiro com as novas estratégias alimentares que deseja adotar. Fuja do pingue-pongue "eu proponho, você recusa" fazendo perguntas que *expandam* as opções dele. Pergunte algo que estimule novas soluções viáveis: "*Tá, então espinafre não é a sua praia. Você já pensou nos tipos de alimentos saudáveis que dariam certo para você?*" ou "*Tudo bem, então você bebe Pepsi à tarde, nem tanto porque gosta e sim porque ajuda a se manter acordada. Você consegue pensar em outras formas mais saudáveis de fazer isso?*"

DEFINA OS PRINCÍPIOS BÁSICOS. Se o seu parceiro é um Hesitante, às vezes a melhor abordagem nem é falar sobre o problema e sim sobre *como falar sobre o problema*. Isso pode parecer psicologismo barato, mas definir os princípios para as conversas pode reduzir a frustração e aprofundar o entendimento.

Lembre-se de que o que o Hesitante está dizendo na verdade, em perfeita autocontradição, é: "*Preciso da sua ajuda, mas não quero a sua ajuda.*" Observar esta desconexão com cuidado pode ser uma boa forma de fugir dessa armadilha. Por exemplo: "*Olha, por um lado você está dizendo que realmente quer comer melhor e se sentir mais disposto, o que eu acho ótimo. Mas aí eu vejo você beliscando entre as refeições. E quando conversamos sobre formas de se alimentar melhor, nada parece dar certo. Eu acredito quando você diz que quer ter uma alimentação mais saudável, mas não sei bem o que posso fazer para ajudar.*"

Os psicólogos chamam isso de "comentários sobre o processo", uma forma muito eficaz de analisar uma conversa que não esteja tomando o rumo desejado. Um marido no nosso estudo era particularmente bom em apontar esse tipo de contradição:

Esposa: Bem, eu não estou me alimentando corretamente. Ganhei peso, estou horrível. Não quero sair com os seus amigos porque tenho vergonha. Acho que eles vão me olhar, falar mal e dizer que engordei. E isso me deixa mal porque a gente poderia sair mais e talvez eu não me sentisse tão negativa em relação a mim mesma...

Marido: Mas se eu disser alguma coisa você fala: "Por quê? Está me chamando de gorda?" E se eu *não* disser nada você fala: "Por que você *nunca* fala nada comigo?"

Essa mulher está com dificuldades, quer a ajuda do marido e ele está lá, pronto para apoiá-la. Mas, em vez de morder a isca e criar soluções na hora, ele, na verdade, diz: *"Estou meio confuso sobre qual seria a melhor forma de ajudá-la e quero que você me ajude a entender as suas necessidades. Em vez de eu dar as soluções, o que não deu muito certo no passado, vamos trabalhar juntos para descobrir o tipo de soluções que podem funcionar para você."*

ESCOLHA CUIDADOSAMENTE AS SUAS BATALHAS. Ser chamado de hipócrita é horrível para a maioria de nós, pois atesta uma distância desconfortável entre a palavra (*"Estou comprometido a ter uma vida inteira de alimentação saudável"*) e a ação (*"Vou comer batata frita com este cheesebacon"*). A ansiedade sentida pelo Hesitante é produto dessa distância, e para lidar com isso ele pode inventar desculpas, minimizar os riscos para a saúde ou fazer comparações radicais e absurdas. Por exemplo, ao saber que a esposa não tinha disposição durante o dia, um marido sugeriu que ela fizesse exercícios físicos e se alimentasse melhor e ouviu como resposta que ela já queimava calorias pensando:

Pensar queima calorias. Eu faço isso por longos períodos de tempo, várias horas seguidas. O dia inteiro. Penso, penso, penso, penso, penso. Isso é energia física. São calorias queimadas. É significativo.

Esse marido poderia até argumentar com a esposa sobre a eficácia de pensar como estratégia para gerenciar o peso, mas é melhor concordar e depois mudar o foco para o verdadeiro problema: *"Nunca pensei nisso dessa forma, mas será que pensar é o suficiente? Talvez você também possa ter uma alimentação mais saudável e fazer exercícios físicos."*

Quando um marido reclamou que a esposa vivia dando alfinetadas e restringindo a sua alimentação, ela o chamou de mentiroso e passou a listar todos os alimentos que ainda eram permitidos em casa: *"Aquelas barrinhas de chocolate, as batatas fritas, os Tostitos, os Doritos, os Toaster Strudels..."* Ele admitiu: *"Eu sei que preciso comer melhor, mas poderia ser muito pior. Quer dizer, eu não bebo uma caixa de Pepsi por dia nem como três sanduíches no almoço."* Mais uma vez, concordar é o melhor caminho aqui, pois não há vantagem em contra-argumentar: *"Tem razão, poderia mesmo ser muito pior. Mesmo assim, se você quer comer melhor, por onde acha que poderia começar?"* Nesse momento, é melhor para ela reconhecer a cortina de fumaça que o marido usa como defesa e manter o foco na batalha maior: a alimentação saudável.

PONTOS PRINCIPAIS DO CAPÍTULO 5

- Geralmente os parceiros podem "definir as metas e esquecer" quando já estão unidos para comer alimentos mais saudáveis, mas chegar a esse ponto e se manter nele pode ser frustrante e exigir muito emocionalmente. Às vezes essas emoções refletem vulnerabilidades pessoais vergonhosas ou dolorosas de expressar (*"Estou infeliz com a minha aparência e com a quantidade de peso que ganhei."*). Em outros momentos, o desafio de se alimentar corretamente pode criar tensão emocional no relacionamento. O outro parceiro pode se sentir ameaçado ou criticado (*"Isso significa que você não me acha mais atraente?"*).

- Se forem mal gerenciados, esses sentimentos e tensões interferem na alimentação saudável. Porém, quando tornam-se verdadeiros aliados, os parceiros ficam atentos ao que sentem. Isso lhes permite estimular e reforçar as boas decisões alimentares enquanto apoiam os esforços um do outro para se alimentar corretamente. Essa é a essência do nosso segundo princípio, o Princípio da Compreensão Mútua.

- Aplicar o Princípio da Compreensão Mútua permite aos parceiros em um relacionamento superar os *três perfis que representam as armadilhas comuns existentes nas conversas relacionadas à alimentação.*

- No primeiro, o *Encantador* parece estar dando apoio emocional quando desconsidera os desejos do parceiro de ter uma alimentação mais saudável e perder peso, dizendo: *"Não mude nada! Acho que você está ótima!"*

- No segundo, o *Cantor de Uma Nota Só* dá conselhos razoáveis sobre alimentação saudável, mas não reconhece que o parceiro precisa de algo totalmente diferente: *"Isto funcionou para mim! Vamos fazer do meu jeito!"*

- No terceiro, o Hesitante busca o apoio do parceiro e depois rejeita, dizendo: *"Eu realmente preciso da sua ajuda para melhorar a alimentação, mas continue tentando porque toda sugestão que você der será inadequada!"*

- Nos dilemas representados por esses perfis, reconhecer o Princípio da Compreensão Mútua pode ajudar os casais a identificar várias estratégias específicas que permitam aos dois recorrer um ao outro, conectar-se emocionalmente e colaborar na busca pela alimentação correta e pelo emagrecimento.

PLANEJANDO A MUDANÇA

Neste capítulo nós descrevemos várias formas para os casais desenvolverem a compreensão mútua que lhes permite se conectar em relação à dieta e alimentação. Pense no nível de compreensão mútua que existe entre

Comer corretamente e a compreensão mútua **169**

você e o seu parceiro agora. As frases abaixo descrevem o que casais bem-sucedidos fizeram para apoiar os esforços mútuos no sentido de comer corretamente. Para cada uma delas, veja se você e seu parceiro têm esse comportamento e o quanto é fácil ou difícil para vocês fazer os ajustes necessários para melhorar.

1. Nós reconhecemos que *podemos ser diferentes* na forma de querer nos alimentar melhor, receber apoio e dar apoio um ao outro.

   _____ Este é um dos nossos pontos fortes. Não precisamos fazer mudanças em relação a isso.

   _____ Poderíamos melhorar neste ponto e achamos que vai ser fácil conseguir isso.

   _____ Poderíamos melhorar neste ponto, mas achamos que vai ser difícil conseguir isso.

2. *Ouvimos atentamente* um ao outro quando um de nós fala sobre a dificuldade para se alimentar corretamente. *Prestamos atenção às emoções* que expressamos e *acompanhamos com perguntas que abrem ou aprofundam as discussões* sobre alimentação saudável.

   _____ Este é um dos nossos pontos fortes. Não precisamos fazer mudanças em relação a isso.

   _____ Poderíamos melhorar neste ponto e achamos que vai ser fácil conseguir isso.

   _____ Poderíamos melhorar neste ponto, mas achamos que vai ser difícil conseguir isso.

3. Nós ajudamos um ao outro a *esclarecer nossos objetivos específicos* e melhoras na alimentação. Nós *nos unimos para fazer com que estas mudanças* façam parte da vida diária.

   _____ Este é um dos nossos pontos fortes. Não precisamos fazer mudanças em relação a isso.

   _____ Poderíamos melhorar neste ponto e achamos que vai ser fácil conseguir isso.

170 CASAIS INTELIGENTES EMAGRECEM JUNTOS

_____ Poderíamos melhorar neste ponto, mas achamos que vai ser difícil conseguir isso.

4. Nós *pedimos ajuda e apoio* quando temos uma ideia clara do que precisamos e de quando estamos prontos para começar a melhorar a nossa alimentação.

_____ Este é um dos nossos pontos fortes. Não precisamos fazer mudanças em relação a isso.

_____ Poderíamos melhorar neste ponto e achamos que vai ser fácil conseguir isso.

_____ Poderíamos melhorar neste ponto, mas achamos que vai ser difícil conseguir isso.

5. Nós *personalizamos o apoio para as mudanças específicas* que estamos tentando fazer na alimentação. Prestamos atenção ao *nosso nível de motivação e preparação* durante este processo de nos alimentar melhor.

_____ Este é um dos nossos pontos fortes. Não precisamos fazer mudanças em relação a isso.

_____ Poderíamos melhorar neste ponto e achamos que vai ser fácil conseguir isso.

_____ Poderíamos melhorar neste ponto, mas achamos que vai ser difícil conseguir isso.

6. Nós *reconhecemos claramente* o apoio e o estímulo que damos um ao outro quando estamos trabalhando para ter uma alimentação mais saudável. Também enfatizamos o que achamos mais útil no apoio que recebemos.

_____ Este é um dos nossos pontos fortes. Não precisamos fazer mudanças em relação a isso.

_____ Poderíamos melhorar neste ponto e achamos que vai ser fácil conseguir isso.

___ Poderíamos melhorar neste ponto, mas achamos que vai ser difícil conseguir isso.

7. Nós *evitamos críticas* e comentários insensíveis sobre os hábitos alimentares um do outro e o apoio que nos damos.

___ Este é um dos nossos pontos fortes. Não precisamos fazer mudanças em relação a isso.

___ Poderíamos melhorar neste ponto e achamos que vai ser fácil conseguir isso.

___ Poderíamos melhorar neste ponto, mas achamos que vai ser difícil conseguir isso.

Se a primeira resposta foi marcada muitas vezes, então você e o seu parceiro valorizam o Princípio da Compreensão Mútua e exploram essa compreensão de modo a reforçar os esforços mútuos para comer corretamente.

Se as respostas tenderam para a segunda opção, então a verdadeira mudança está próxima. Agora que entendem como o Princípio da Compreensão Mútua funciona, você e o seu parceiro têm várias ótimas formas de atingir o objetivo de ter uma dieta mais saudável, e nada os impede de trabalhar juntos para fazer essa mudança acontecer.

Se a terceira resposta foi a mais escolhida, então você e o seu parceiro até entendem o Princípio da Compreensão Mútua, mas reconhecem que fazê-lo trabalhar a seu favor não será fácil. Isto era de se esperar, afinal ter uma alimentação correta é difícil e implementar este princípio em particular pode representar um verdadeiro teste para a sua capacidade de comunicação. Para entrar na linha, uma opção é se concentrar seriamente na tarefa de dar apoio de alta qualidade um ao outro, especificamente quando se trata de alimentação saudável. Evite se distrair com os outros desafios impostos pela vida e o relacionamento. Outra forma de entrar na linha é lembrar-se do quanto você e o seu parceiro têm o mesmo objetivo de longo prazo de ficar saudáveis. Qualquer problema que você e seu parceiro possam ter para comer corretamente hoje diminui ao reconhecer o quanto vocês querem ter vidas longas e saudáveis. O próximo capítulo partirá exatamente deste ponto.

6

Comer corretamente e o compromisso de longo prazo

INDO ALÉM DA DIETA

"**AGORA QUE VIVI OS DOIS EXTREMOS,** *gostei do jeito que eu era antes e quero voltar.*" Quando Drew, um arquiteto de 40 e poucos anos, veio pela primeira vez para as nossa sala de pesquisa com a esposa Natalie, ele parecia saber tudo sobre dietas porque já tinha feito *várias*. A cintura cada vez maior de Drew o aborrecia toda vez que ele se olhava no espelho, levando a surtos periódicos de dieta. Ele tentou cortar o pão e os refrigerantes, virar vegetariano, pular refeições, comer porções menores, beber shakes de proteína, além de comprar barras de granola e com alto teor de carboidratos. Todas essas táticas funcionaram... a curto prazo. Drew sempre emagrecia, mas aí algum prazo maluco o obrigava a ficar no trabalho até tarde por vários dias ou as crianças ficavam doentes e nem ele nem a esposa Natalie tinham tempo de cozinhar. Então Drew se via novamente comendo cheeseburgers na mesa do escritório e, com isso, a dieta que ele seguia no momento sempre dava errado.

174   CASAIS INTELIGENTES EMAGRECEM JUNTOS

Esse era um ciclo nada saudável, e Natalie sabia muito bem disso. Mesmo sendo nutricionista, ela achava extremamente difícil ajudar Drew a mudar os péssimos hábitos, bem como conciliar o trabalho com as exigências de criar dois filhos que estão no ensino fundamental. Natalie queria apoiar o marido, mas mantê-lo na linha era uma luta constante. Observá-lo perder e ganhar os mesmos 15 quilos repetidamente a fazia sofrer e ela tinha medo de que alguma doença grave afetasse o marido no futuro.

Quando o casal veio ao nosso laboratório falar de saúde, Natalie começou reconhecendo o problema:

Natalie: Parece que você perdeu peso e depois acabou relaxando. Parou de ser cuidadoso como antes, sabe? Em vez de se concentrar na manutenção, você voltou para...

Drew: [*interrompendo*] Mas...

Natalie: Quer dizer, eu sei que durante as férias a gente disse que não iria se preocupar com a alimentação. E também que voltaríamos a entrar na linha quando as férias acabassem, mas aí hoje à noite você pediu lasanha...

Drew: [*interrompendo*] Agora percebo que saí da linha. Eu sei a diferença entre estar acima do peso, digo, estar levemente acima do peso e o que eu deveria ser. Agora que vivi os dois extremos, gostei do jeito que eu era antes e quero voltar.

Natalie e Drew estavam no caminho certo, dando uma chance um ao outro de desabafar, reconhecendo também a necessidade de mudança. Quando Natalie destacou que Drew não voltou aos hábitos alimentares de antes das férias, ele poderia ter ficado na defensiva, mas não ficou. Mesmo relutando para admitir o *quanto* estava acima do peso, Drew sabia que tinha vários quilos a perder. Natalie, por sua vez, estava preocupada e envolvida no processo. Ela reconheceu o papel importante que desempenhava no controle da alimentação de Drew. A formação profissional dela

Comer corretamente e o compromisso de longo prazo   175

como nutricionista certamente ajudava a decidir quais alimentos comprar e quais evitar, mas, mesmo que ambos tivessem conseguido ter alimentação mais saudável no passado, Drew e Natalie não encontraram solução alguma para os desafios constantes de manter a boa alimentação.

> **Drew:** Eu estava indo bem no Oregon, mas aí a gente se mudou para cá e eu entrei no emprego novo...
>
> **Natalie:** [*empolgada*] Você estava indo muito bem! Lembra de quando você escrevia diários com tudo o que comia, eu ajudava e você era muito mais cuidadoso com sua alimentação?
>
> **Drew:** [*concordando*] Aí a gente se mudou para cá e eu ainda sou cuidadoso, só que estou relaxando mais. Não tenho tempo! Acho que meus horários mudam demais. Eu gostaria de voltar ao que estava fazendo antes.

O entusiasmo e o apoio de Natalie pelos esforços feitos pelo marido vinham de uma empatia verdadeira. Afinal, ela enfrentou os mesmos desafios:

> **Drew:** E a sua saúde? Está bem?
>
> **Natalie:** Está. Eu queria fazer isso também. A gente só precisa ter mais cuidado ao pensar nas refeições, precisamos fazer listas quando formos ao supermercado e eu definitivamente poderia fazer mais exercícios físicos. Em sete anos, nunca me exercitei tão pouco.
>
> **Drew:** Bem, nos últimos seis meses andamos muito ocupados ajudando no casamento da sua irmã.
>
> **Natalie:** Tem razão, mas isso deveria ter sido uma motivação para comer melhor, não uma desculpa para relaxar.
>
> **Drew:** Poderia ter sido uma motivação, mas não tínhamos tempo! Uma coisa é estar motivado, mas de nada adianta ter motivação e não ter tempo para fazer nada.

176   CASAIS INTELIGENTES EMAGRECEM JUNTOS

Comer corretamente exige tempo e esforço, e, vamos dar o crédito, Natalie e Drew perceberam isso. Ambos estavam motivados a fazer esse esforço e trabalhar juntos como uma equipe, mas esbarravam repetidamente no mesmo obstáculo: sem tempo para comprar alimentos e cozinhar.

Natalie: Você poderia começar a escrever tudo o que come de novo. Sabe, a gente coloca tudo naquele programa nutricional e analisa. Ele é caro, mas tenho certeza de que posso achar algo mais acessível no trabalho.

Drew: [*ignorando a sugestão dela*] A gente também podia planejar um cardápio semanal. Por exemplo: podemos comer ensopado numa noite, massa na outra...

Natalie: Você não lembra que fiz isso ano passado, em maio? Naquela época a gente fazia alimentos saudáveis o tempo todo.

Drew: Ah, é.

A trajetória da conversa deles é igual às flutuações no peso de Drew: uma montanha-russa. Quando Drew e Natalie voltaram à nossa sala de pesquisa dois anos depois, ele havia engordado bastante. Mais uma vez, a conversa sobre o peso está na ordem do dia e, mais uma vez, Drew está começando uma dieta nova.

Drew: Agora que voltei a ter um horário regular no trabalho, estou ficando mais saudável, comendo saladas e emagrecendo.

Natalie: Ainda acho que você precisa aprender a controlar a quantidade de comida que você põe no prato. Hoje, por exemplo, eu falei que aquela tigela era para se servir, não para você comer direto nela. Quer dizer, você tinha uma tigela imensa cheia de cereais.

Drew: Sim, mas eu não tinha tomado café da manhã, então...

Natalie: Mesmo assim, era muito. Só estou dizendo.

Drew: É, mas eu não tinha tomado café!

Natalie: Quando a gente sair para comer fora, tente comer apenas metade do prato.

Drew: Só metade? Então por que comer fora?

Natalie: Porque os restaurantes servem comida demais.

Drew: Para mim está bom.

Natalie: Eu sei que está. É só algo que precisamos trabalhar. Isso já vem sendo um problema há tempos e, mesmo tendo boas conversas sobre o assunto, jamais colocamos o plano em prática. Eu só quero que dê certo desta vez e não seja apenas conversa fiada.

Apenas dois anos se passaram desde que encontramos esse casal pela primeira vez, mas estava óbvio que a dinâmica entre eles havia mudado bastante ao longo do tempo. Antes Natalie torcia por Drew, estimulando as escolhas positivas dele, mas agora ficou mais crítica, concentrando-se nos erros (*comer direto de uma uma tigela em vez de se servir!*) e no que ela considera decisões ruins da parte dele (*limpar o prato em restaurantes!*). E se antes Drew estava aberto ao feedback de Natalie, agora ele ficou mais na defensiva ("*mas eu não tinha tomado café da manhã!*"), racionalizando a tendência de pedir porções maiores do que o recomendável. Fica a sensação de que essas conversas se repetiram com poucas variações ao longo de todo o relacionamento deles.

Os casais que falam sobre dieta e nutrição na nossa sala de pesquisa querem ter boa aparência e ficar bem consigo mesmos. Drew e Natalie estão vários passos à frente da maioria desses casais porque já superaram o maior obstáculo: começar. Mas eles também provam que, embora seja necessário, começar não basta. Perder peso e mantê-lo longe exige a manutenção constante desses hábitos alimentares saudáveis. Muitos casais ficam presos nesse ciclo (fazer resoluções, descumpri-las e refazê-las) e não conseguem sair, repetindo a sempre exaustiva viagem do otimismo à decepção. Como é possível quebrar esse padrão terrível?

178 CASAIS INTELIGENTES EMAGRECEM JUNTOS

Para casais que lutam para seguir uma dieta e hábitos alimentares, o Princípio do Compromisso de Longo Prazo oferece algumas ferramentas úteis. De acordo com este princípio, nossos relacionamentos são poderosos porque nos estimulam a ficar atentos aos objetivos de longo prazo de melhorar a saúde, mesmo enfrentando dificuldades sobre o que comer em determinado momento. Neste capítulo, vamos ensinar a utilizar os compromissos que fizemos com o nosso parceiro para fortalecer os que fazemos com a própria saúde e com a do outro, além de explicar como isso ajuda o nosso esforço para comer melhor. Vamos falar sobre o que fazer quando o parceiro sai da linha e sobre as três armadilhas em que podem cair quando isso acontece. Para cada um desses casos, vamos dar algumas sugestões de como usar o Princípio do Compromisso de Longo Prazo para sair dessas armadilhas. Mas primeiro vamos falar dos verdadeiros motivos pelos quais fazer dieta do jeito que as pessoas normalmente fazem pode ser tão difícil.

ESQUEÇA ISSO DE SEGUIR DIETAS

A boa notícia é que quase toda dieta que restrinja o consumo de calorias ajuda a perder peso. Isso foi confirmado por pesquisadores da Universidade de Stanford[56] num estudo feito em 2007 que atribuiu aleatoriamente a mais de trezentas mulheres uma entre quatro dietas populares baseadas em livros que ficaram entre os mais vendidos. Independentemente da dieta recebida, as participantes do estudo perderam entre dois a quatro quilos e meio nos primeiros dois meses. As primeiras análises da pesquisa sobre dieta chegaram a conclusões similares: a maioria das pessoas que participam de um programa de emagrecimento (não importa qual seja) pode perder entre 5% e 10% do peso corporal[57].

A má notícia é que o peso some *apenas durante a dieta*.[58] Assim que você sai dela, os antigos hábitos ressurgem rapidamente, e com eles os quilos a mais. É pior do que simplesmente ganhar os quilos perdidos. Um estudo descobriu que até dois anos depois de terminar a dieta, mais de

Comer corretamente e o compromisso de longo prazo   179

80% dos que a seguiram ganharam *mais* peso do que perderam.[59] Quanto mais os ex-praticantes da dieta são observados, mais peso eles parecem ganhar ao longo do tempo, levando a uma conclusão irônica e dolorosa: para muitas pessoas, fazer dieta esporadicamente engorda. Quando se trata de hábitos alimentares,[60] fazer uma mudança que não se mantém pode ser pior do que não fazer mudança alguma.

Claro que algumas pessoas conseguem fazer mudanças duradouras. O Registro Nacional de Controle do Peso na Escola de Medicina da Universidade Brown estudou por cerca de vinte anos mais de 10 mil pessoas que perderam quantidades significativas de peso e mantiveram essa perda. O que todos têm em comum? Não surpreende que eles tenham sido capazes[61] de adotar hábitos alimentares saudáveis e transformar esses hábitos em parte da vida, na maioria dos casos restringindo drasticamente o consumo de gordura e de calorias por vários anos. Isso parece ótimo, mas essas pessoas são uma fração ínfima quando comparadas aos milhões cujos esforços para controlar o que comem são muito menos bem-sucedidos. Essas pessoas, como Drew e Natalie, contam a história bem familiar de dietas que funcionam a curto prazo, mas nunca duram.

Dietas não são (e nunca serão) a única resposta para perder peso e mantê-lo longe. Como as pessoas do Registro Nacional de Controle de Peso entendem, a manutenção do peso de longo prazo exige mudanças permanentes nos hábitos alimentares em vez de dietas rápidas. Sim, como explicamos no Capítulo 2, os seres humanos não são especialmente aptos a fazer planos para o futuro. Quando levamos em conta a história evolutiva, só recentemente os avanços na saúde pública nos deram um futuro distante para contemplar. *Desta forma, comer corretamente se resume a responder a uma pergunta crucial: como podemos lutar contra a nossa tendência ao pensamento de curto prazo e à gratificação imediata e fazer as mudanças permanentes que podem nos levar a ter uma alimentação melhor até uma velhice saudável?*

Um aviso: não será fácil. Mas, em vez de ignorar ou negar esta mensagem, é mais vantajoso fazer de tudo para aceitá-la e depois juntar os recursos para enfrentar esse desafio de frente. E é aí que nossos relacionamentos são cruciais. O Princípio do Compromisso de Longo Prazo sugere que podemos usar o compromisso com o nosso relacionamento para facilitar o ato de comer corretamente. O fato é que temos probabilidade muito maior de manter[62] compromissos quando nos comprometemos *com* algo do que quando nos comprometemos *contra* algo. Objetivos positivos (como ter um relacionamento longo e carinhoso) nos dão força e nos levam a superar obstáculos, enquanto objetivos negativos (como resistir àquela última fatia de bolo) exigem autocontrole e por isso viram obstáculos.

Vários estudos mostram que, quando mantêm em mente os objetivos de longo prazo[63] para um futuro desejado, as pessoas têm maior probabilidade de tomar decisões que atendam a esses objetivos no presente. Este é um motivo pelo qual a maioria das pessoas tem muito mais sucesso em se manter comprometida com relacionamentos do que com dietas: em relacionamentos, nós pensamos de modo natural e frequente no futuro e fazemos planos para ele. Quando fazemos o mesmo[64] em relação aos hábitos alimentares, pensamos na saúde a longo prazo e fazemos planos específicos para chegar lá, estudos mostram que tomamos decisões alimentares melhores e resistimos a lanches pouco saudáveis de modo mais eficaz. Mas, como já vimos, esse tipo de atitude não é natural para nós quando pensamos em comida. É fácil olhar para quem amamos do outro lado da mesa e imaginar uma vida longa com essa pessoa, mas é difícil olhar para um prato de batatas fritas na mesma mesa e imaginar uma vida longa sem elas. *O truque, portanto, é associar as escolhas sobre o que comer aos nossos objetivos para o relacionamento.* E o Princípio do Compromisso de Longo Prazo pode fazer isso por nós. Se pudermos vincular o desejo de comer melhor ao de um bom relacionamento, então comer melhor se transforma em trabalhar em direção a algo em vez de lutar contra algo.

No resto deste capítulo, mostramos como a aplicação deste princípio pode ajudar você e o seu parceiro a evitar as armadilhas que nos impedem de fazer mudanças duradouras nos hábitos alimentares. Os casais da nossa pesquisa parecem enfrentar três tipos diferentes de obstáculos:

1. O *Problema do Agora ou Nunca*: alguns casais querem alcançar todos os objetivos relacionados ao peso *agora* e acham difícil manter a motivação quando não veem resultados constantes na balança.

2. Alguns parceiros são *Sonhadores*: definem objetivos excessivamente difíceis de alcançar e por isso acham difícil encontrar a motivação para começar.

3. Por fim, alguns casais empacam no *Problema do Ovo Quebrado*, ficando tão frustrados quando saem da linha com os hábitos alimentares que desistem de vez, abandonando estratégias que poderiam beneficiá-los caso fossem utilizadas novamente.

Enquanto descrevemos estes problemas, vamos destacar como os casais podem se aproveitar do compromisso que têm um com o outro para melhorar as chances de se alimentar bem regularmente.

"EU PRECISO VER ALGUM RESULTADO": O PROBLEMA DO AGORA OU NUNCA

Não importa o quanto tomamos cuidado com a alimentação, a verdadeira perda de peso leva tempo. Por mais que ver os quilos desaparecerem magicamente seja maravilhoso, nosso corpo não funciona assim. A verdadeira mudança geralmente é gradual e acontece em surtos. Para algumas pessoas, o atraso entre comer corretamente e ver resultados na balança pode ser insuportável. E, por achar a mudança dos hábitos alimentares dolorosa a curto prazo, esses praticantes de dieta querem uma recompensa imediata para justificar os sacrifícios. Mas eles sentem que mudanças pequenas e constantes não são significativas o bastante. Essas pessoas querem resultados logo de cara e por isso desanimam quando a perda de peso demora a acontecer.

CASAIS INTELIGENTES EMAGRECEM JUNTOS

Este é o *Problema do Agora ou Nunca*, e as pessoas o enfrentam sempre que estão tentadas a desistir de comer melhor porque ainda não viram a perda de peso desejada. A participante do casal a seguir é um exemplo perfeito disso. Já experiente em dietas, ela se conhece bem o bastante para articular o motivo de ter abandonado dietas anteriores e por que tem probabilidade de abandonar a dieta atual num futuro bem próximo.

Esposa: Eu sei que, para continuar fazendo algo, preciso ver algum resultado. Este é o meu problema. Há cinco anos, eu poderia apenas cortar pela metade o que estava comendo e no fim da semana ver algum resultado... Eu poderia comer só salada todos os dias. Perderia peso, mas seria muito infeliz.

Marido: Esse é o problema de todas essas dietas.

Esposa: Eu iria ficar muito mal-humorada.

Marido: Eu lembro que há algumas semanas a gente estava seguindo muito bem a dieta, mas aquela comida... Fiquei enjoado de comer a mesma coisa todo dia.

Esposa: Eu sei que manter a consistência é o meu maior problema. Posso dizer que vou tentar, mas parte do problema era sentir que o meu esforço não valia nada. Se eu não tiver um resultado ou se tiver o resultado *oposto*, então para que fazer dieta?

Essa mulher diz que vai tentar comer melhor, mas já parece estar se preparando para o fracasso. Ela declara que vai fazer um esforço para comer melhor, mas apenas se determinadas condições forem atendidas (leia-se: "*ver resultado*"). Apesar disso, ela sabe que a chance de ver algum resultado é menor agora do que há cinco anos. Sem a promessa de resultado como recompensa imediata, ela não consegue achar motivos convincentes para comer melhor.

O marido até poderia ter dado alguns motivos. E poderia ter tentado motivar ou estimular a esposa, bem como indicar todos os bons motivos

Comer corretamente e o compromisso de longo prazo   183

para ter uma alimentação saudável que vão além da perda de peso imediata. Mas ele não faz nada disso, preferindo se juntar a ela no pessimismo e acrescentando uma explicação para abandonar o plano (*"Fiquei enjoado de comer a mesma coisa todo dia."*). Ele *está* dando apoio, é bem verdade, mas apenas à fraqueza da esposa em vez de apoiar o desejo dela de ser saudável.

Outro marido seguiu uma linha mais difícil, mas enfrentou o mesmo desafio. A esposa tinha entrado recentemente numa dieta radical, diminuindo os principais grupos alimentares e escrevendo tudo o que comia num diário alimentar detalhado. Após várias semanas de dieta, a perda de peso se estabilizou e controlar tudo que comia virou uma tarefa opressiva. Ela estava pronta para desistir e apelou para o marido como tábua de salvação. Ele até tentou ajudar:

Marido: Olha, tudo leva tempo. Não se perdem cinco quilos assim da noite para o dia.

Esposa: Eu sei, mas eu estou fazendo isso todos os dias *muito a sério* há um mês.

Marido: Mas você acredita que pode perder tudo da noite para o dia.

Esposa: Bem, é o que eu quero.

O que ela está expressando na verdade é uma necessidade desesperada de estímulo, pois sabe que sem isso o plano atual é insustentável. O marido entende, mas nessa conversa foi incapaz de fornecer qualquer fonte substituta de motivação.

O que esses casais têm em comum é o foco nas experiências imediatas, excluindo todo o resto. Eles contam os dias para escapar de um plano de alimentação que os faz sofrer demais. Para esses casais, comer corretamente é um meio para um fim (alcançar o peso desejado), por isso tratam a mudança dos hábitos alimentares como um projeto a ser terminado o mais rapidamente possível em vez de um estilo de vida que precisarão manter ao longo do tempo. Essa atitude de contar o peso e os dias está no cerne do Problema do Agora ou Nunca e faz com que a já difícil tarefa de comer melhor seja muito mais frustrante.

A saída do Problema do Agora ou Nunca é reconhecer que as grades dessa cela são compostas por duas suposições falhas: 1) o emagrecimento é elogiável quando é rápido e 2) o emagrecimento é a única medida de saúde. Embora isso seja um clichê, ainda vale a pena repetir: o peso que alguém leva anos para ganhar pode demorar anos para perder, especialmente se planejamos mantê-lo longe. Num mundo em que viver oitenta anos ou mais é uma possibilidade real, nossos planos de perder peso precisam levar em consideração algumas décadas em vez de semanas ou meses. E quem disse que a perda de peso é o único critério aceitável para julgar o sucesso de uma nova dieta? Há vários outros motivos razoáveis para tomar decisões alimentares mais saudáveis, como ter mais disposição, afastar doenças cardíacas e prolongar a vida. Portanto, aceitar estas duas suposições sem pensar leva a um tipo de miopia: este foco incansável na balança cega os praticantes de dieta para o objetivo abrangente de *melhorar a saúde*, que deve dar significado às escolhas que fazemos relacionadas à alimentação.

Mas quando as preocupações diárias com o peso dão tanto o que pensar, adotar uma perspectiva mais ampla parece impossível. É aí que o Princípio do Compromisso de Longo Prazo pode ajudar. Ao nos lembrar da relação entre o bem-estar individual e a perspectiva de um relacionamento longo, nossos parceiros podem fornecer a motivação adicional necessária para fazer a decisão de comer bem valer a pena. Portanto, pensar no nosso relacionamento pode ajudar a nos libertar do Problema do Agora ou Nunca.

Se o seu parceiro vê a perda de peso como "Agora ou Nunca"

Se o seu parceiro estiver lutando contra o Problema do Agora ou Nunca, entender o Princípio do Compromisso de Longo Prazo lhe fornecerá

Comer corretamente e o compromisso de longo prazo   185

diversas formas de dar apoio (e se VOCÊ estiver enfrentando este problema, veja se alguma destas soluções ajuda a mudar sua mentalidade):

RECONHEÇA E CORROBORE A FRUSTRAÇÃO. A impaciência é a marca do Problema do Agora ou Nunca. Você quase pode imaginar a esposa que descrevemos anteriormente fazendo o gesto de jogar as mãos para cima ao perguntar *"Para quê?"* e é possível ouvir um choramingo quando a pessoa do outro exemplo alega: *"Mas estou fazendo isso todos os dias muito a sério há um mês."* Estas são as fortes sensações capazes de derrotar até as melhores intenções de fazer os novos hábitos alimentares durarem e nós as ignoramos, incorrendo em risco para nós mesmos.

Então experimente isto: quando a frustração surgir e ameaçar o progresso, reconheça a existência desses sentimentos e ajude o parceiro a vê-los como parte natural de tentar algo difícil. Assim como não nos afastamos do parceiro quando ele se recusa a entregar o controle remoto ou ceder em algum outro aspecto, não podemos abandonar nossos planos de alimentação saudável quando eles se mostram desafiadores. Claro que é um desafio! Para muitas pessoas, estamos falando de mudar hábitos de uma vida inteira.

A esposa no exemplo a seguir faz um ótimo trabalho em dar este recado. O marido, outro praticante contumaz de dietas, estava em nossa sala de pesquisa se culpando pelo fracasso da última dieta. Ela poderia tê-lo intimidado, mudado de assunto ou falado para ele "apenas pensar positivo", mas preferiu dizer:

> Eu sei que o jeito que nossa vida está organizada agora não é muito adequado a dietas porque comemos muito fora de casa. Nós comemos para comemorar, quando estamos deprimidos e também quando estamos sem nada para fazer. Nós fazemos tudo isso com a comida e isso não leva a uma alimentação correta, mas isso precisa de uma solução imediata porque você vai se sentir melhor se conseguir começar a fazer isso. E eu quero que você fique melhor e pare de se sentir tão mal em relação a isso.

186 CASAIS INTELIGENTES EMAGRECEM JUNTOS

Ela faz duas coisas com bastante habilidade aqui. Por um lado, diz que as dificuldades enfrentadas pelo marido são naturais e fazem todo sentido, dadas as circunstâncias. A esposa entende e reafirma os sentimentos dele, e isso provavelmente vai reforçar a noção de que está do lado dele. Por outro lado, ela não permite que esses sentimentos sirvam para passar a mão na cabeça do marido. A mensagem conjunta é 1) sim, você tem todo o direito de ficar frustrado e 2) vamos trabalhar juntos para encontrar um jeito de seguir em frente mesmo assim. Essa mulher poderia ter tratado a frustração do marido como desculpa para desistir, mas vê isso como um sinal para levar o projeto ainda mais a sério.

CONCENTRE-SE NOS OBJETIVOS DE LONGO PRAZO. Comer corretamente terá pouco apelo para o parceiro caso signifique abrir mão de tudo que é doce e crocante (ou seja lá o que for que ele ache gostoso). Quando o casal empaca no Problema do Agora ou Nunca, o parceiro só consegue ver os sacrifícios. Ao se basear no Princípio do Compromisso de Longo Prazo, você pode lembrar o parceiro dos objetivos de longo prazo em nome dos quais esses sacrifícios estão sendo feitos. Se comer corretamente for menos uma questão de resistir às tentações do que de viver mais, ter mais disposição e preservar o relacionamento até vocês ficarem bem idosos, então o compromisso de ter uma alimentação correta é apenas uma pequena fatia de um compromisso maior com o relacionamento. Este é um compromisso que o seu parceiro já fez e uma grande fonte de motivação quando não houver outras recompensas em jogo.

O casal a seguir, ambos com 20 e poucos anos, passa a maior parte do tempo nas nossa sala de pesquisa discutindo o medo de que o esforço dela para perder peso não esteja dando muito certo. Para mantê-la motivada, esse marido se declarou disposto a acompanhá-la num programa de emagrecimento e explica o motivo:

> **Marido:** Quero estar na melhor forma da minha vida e viver bastante para você, sabia?

Esposa: Ah, que fofo!

Marido: Estamos envelhecendo. E quero ser capaz de carregar você nos braços.

Esposa: Você quer envelhecer e ficar em forma.

Marido: É isso aí. Velho, forte e carregando você no colo para dentro de casa aos 75, no estilo [*fingindo fazer força*] "Ahhh! Olha como eu sou forte!".

Veja a empolgação inspirada pela alimentação correta! O marido está se divertindo à beça ao brincar com a imagem de si mesmo como idoso saudável. É fácil imaginar esse entusiasmo contagiante pelo futuro em comum do casal servindo para deixar também a esposa animada.

Para muitos casais que estudamos, outro objetivo de longo prazo gira em torno do sonho de ser bons pais. O marido a seguir, recém-casado e criando dois filhos de um relacionamento anterior, foi particularmente eloquente ao descrever para a nova esposa como seus objetivos como pai inspiravam o desejo de ter uma alimentação melhor:

Eu me sinto como... Sei que se eu puder ser um pouco mais saudável e continuar com uma alimentação balanceada eu vou estar em boa forma, sabe? E não estou tentando entrar em forma para impressionar ninguém, quero estar em forma por você e quero ser saudável e viver muito. Vejo esses idosos que estão sempre reclamando disso e daquilo e fico pensando: "Cara, se ficar velho é assim, não quero isso para mim." Quero ser capaz de crescer saudável com meus filhos e seguir o ritmo deles. Quero poder jogar tênis e raquetebol com meu filho ou então derrotá-lo numa corrida, sabe? Quero ser capaz de disputar contra o meu filho e mostrar quem é que manda. E, sabe, minha filha vai ter 16 anos quando eu estiver com 56. Quero conseguir acompanhar o ritmo dela, ser mais saudável e dar um bom exemplo para as crianças. Quero ter uma vida e também um relacionamento saudáveis.

188 CASAIS INTELIGENTES EMAGRECEM JUNTOS

Quando esse marido janta com a família, ele sonha em ser um pai forte e ativo para os filhos em vez de se concentrar em todos os alimentos que não está comendo. Esta é uma imagem muito mais bonita e lança uma nova luz sobre escolhas relacionadas à alimentação dele.

APRECIE O PROCESSO. Quando o parceiro está empacado no Problema do Agora ou Nunca, o mundo da alimentação saudável parece desprovido de prazer. A reclamação dele sobre dietas é na verdade um grito por algo (qualquer coisa!) parecido com uma recompensa por todo o trabalho que teve, mas a única recompensa que consegue imaginar envolve justamente os alimentos que estão lutando para evitar. Não dá para viver assim por muito tempo.

Podemos ajudar o nosso parceiro desesperado dando o que ele está pedindo, isto é, transformando a alimentação correta em algo menos triste e mais divertido. Um estudo feito por Daniel Ariely, pesquisador de economia comportamental da Universidade Duke, mostra que temos maior probabilidade de persistir[65] em tarefas que exigem autocontrole quando as associamos com algo que já apreciamos. O seu relacionamento com o parceiro pode fornecer o prazer necessário.

Um pouco de criatividade ajuda muito aqui. O seu parceiro não gosta de alimentos saudáveis como espinafre? Talvez eles possam ficar mais atraentes se forem o prêmio pela ida semanal de vocês dois à feira mais próxima. Seu parceiro não toma café da manhã? Dê a ele um pacote de maçãs fatiadas e uma vitamina de morango quando estiver saindo para o trabalho. A dieta está ficando chata? Conhecemos um casal que compete para ver quem consegue deixar os vegetais mais saborosos para os filhos. E não subestime o poder do elogio. Se você notar e elogiar sempre que o parceiro resistir à tentação (*"Sei que você poderia ter pedido o espaguete à carbonara, mas preferiu o filé de frango. Você é o máximo!"*), vai oferecer uma recompensa eficaz e imediata que ninguém mais consegue. Às vezes um pouco de reconhecimento pode fazer muita diferença.

"EU SÓ QUERO ME PARECER COM UM(A) SUPERMODELO": O SONHADOR

Muitos de nós falamos sobre emagrecer do mesmo jeito que falamos da loteria. Se alguém lhe perguntasse o que faria com um bilhete premiado, você provavelmente desfiaria uma lista imensa de objetos ridiculamente caros que compraria e sonharia acordado com sua vida luxuosa como novo milionário. Mas o fato de conseguir imaginar tão vividamente uma vida de grande riqueza não significa que você pense em pagar o IPTU da nova mansão ou comprar seguro para o novo carro de luxo. Algumas pessoas têm ambições tão grandes quanto estas em relação à própria imagem. Elas conseguem dizer exatamente a aparência que gostariam de ter, como seria incrível ser assim e até as roupas novas que já escolheram, mas nunca chegam a desenvolver um plano que possa trazer esses objetivos extravagantes para perto da realidade. Este é o padrão do *Sonhador*. Este personagem define objetivos pouco realistas e depois usa a dificuldade de alcançá-lo como desculpa para nem começar.

Alguns de nós gostaríamos que o parceiro fosse um Sonhador. Afinal, desejamos que ele tenha grandes objetivos, especialmente quando se trata da saúde. O que poderia estar errado em querer estar em forma e ser lindo? O problema com os Sonhadores não é que eles queiram emagrecer, e sim que esse desejo é desconectado,[66] de quaisquer atos capazes de contribuir para a perda de peso. Além disso, geralmente eles definem objetivos tão irreais que até impedem os esforços para perder peso. Diga a si mesmo para perder cinco quilos e poderá iniciar os passos para transformar isso em realidade, mas diga a si mesmo para ser igual a Keira Knightley ou a Ryan Gosling e só poderá sonhar em ter dinheiro o suficiente para contratar um personal chef e um personal trainer em tempo integral. O que a princípio parece ser ambição acaba sendo uma estratégia (ainda que inconsciente) para evitar o compromisso com a mudança de verdade.

Como saber se o seu parceiro (ou você) está falando sério quanto a perder peso ou é um Sonhador? Há alguns sinais reveladores. Primeiro:

CASAIS INTELIGENTES EMAGRECEM JUNTOS

quem leva a sério a ideia de ficar saudável se compara a uma versão imaginada de si mesmo no futuro e usa a distância entre os dois como fonte de inspiração (por exemplo: *"Meu objetivo é ter 15 quilos a menos do que tenho hoje."*) O Sonhador, por sua vez, se imagina com a aparência de outra pessoa, em geral totalmente diferente. Como a distância é longa demais para atravessar, então o Sonhador não faz nada. Vários quilos acima do que deseja ser, a esposa do exemplo a seguir é esse tipo de Sonhador. Na nossa sala de pesquisa, ela passa o tempo falando com o marido sobre como se sentiu ao sair com as amigas no fim de semana anterior. Ela se viu extremamente ameaçada por esse tipo de socialização:

> **Esposa:** A gente viu umas garotas muito, mas muito magras. Enquanto isso, eu estou ao lado da Pammy, que tem um metro e meio de altura e veste menos que 34. Todas elas estão vestindo calças de couro, e eu ficava: "Ai. Meu. Deus." Eu quero ser assim.
>
> **Marido:** Então você quer usar calças de couro? Eu precisava saber isso antes de a gente se casar!
>
> **Esposa:** [*não achou graça*] Você *sabe* do que eu estou falando!

Mas *do que* ela está falando, afinal? Que as calças de couro da Pammy e das outras garotas são uma inspiração que a motiva a abandonar a mania de beliscar entre as refeições e fazer um esforço verdadeiro para comer corretamente? Pouco provável. Ela está dizendo é que caber numa dessas calças está tão longe de onde se vê agora que pensar no quanto levaria para chegar lá a faz se sentir impotente. O sonho de ser igual a Pammy não é fonte de inspiração, e sim de ansiedade. Em vez de falar sobre o emagrecimento gradual que poderia levar a uma saúde melhor e um corpo mais esbelto, os Sonhadores deixam a inveja reprimir o assunto.

Isto nos leva ao segundo aspecto. Quem está levando a sério a ideia de ficar saudável reconhece que perder peso significa *agir*. Eles se concentram nos objetivos e nas formas de alcançá-los, definem as mudanças específicas que vão fazer na alimentação. O Sonhador, por sua vez, quer emagrecer, mas rejeita a ideia de que isso exige ações ou sacrifícios reais. O marido a seguir é esse tipo de Sonhador.

Esposa: Por que você acha que se alimenta dessa maneira?

Marido: Porque eu gosto de comida. Não é emocional. Definitivamente não é emocional. É um problema porque eu estou engordando. É o único problema, mas se eu pudesse comer e não engordar eu não teria um problema com isso. Nós nem estaríamos falando disso agora... Quer dizer, você me dar apoio não é o problema porque você basicamente me apoia em tudo o que faço. É só uma questão de ser disciplinado. Tem muita comida boa por aí.

Esposa: Comidas ótimas.

Marido: E eu nem quero pensar em terminar o meu relacionamento com a comida.

Esposa: Eu sei. Também não quero terminar esse relacionamento.

Marido: Sabe, os cheeseburgers são os meus favoritos. As costelinhas de porco. Qualquer coisa com batatas.

Esposa: Qualquer coisa com manteiga.

Marido: Aaaah, manteiga...

Esse marido reconhece que o ganho de peso que teve há pouco tempo é um problema e é evidente que gostaria de ser mais magro, mas adora a alimentação atual e parece sentir que tem o direito de comer o que quiser e na quantidade que desejar (Por exemplo: "*E eu nem quero pensar em terminar o meu relacionamento com a comida.*"). Espera-se que o conflito entre esses dois desejos causasse alguma tensão. Isso ocorre com muitas pessoas, que aí ganham a motivação para encontrar um jeito de resolver a tensão, seja mudando a alimentação ou abandonando os objetivos. Esse marido, contudo, resolve a tensão de outra forma: fantasiando que pode comer tudo o que quiser (*"Mas se eu pudesse comer e não engordar eu não teria um problema com isso."*). A maioria das pessoas reconhece que essa fantasia muito comum não passa de um sonho e encara a realidade, mas não o Sonhador.

Para o Sonhador, a fantasia tem a função importante de acalmar o lado dele que sabe da necessidade de mudar o estilo de vida. Quando ele reconhece que tem um problema (*"Estou engordando"*), começa imediatamente a sonhar acordado com um mundo em que pode ficar magro comendo todas as costelinhas, cheeseburgers e batatas amanteigadas que deseja. Pensar nisso faz com que ele se sinta melhor, diminuindo qualquer eventual tensão que possa precisar ser resolvida por meios práticos. Peter Gollwitzer, professor de Psicologia na Universidade de Nova York, chama isso de *consumo prematuro*, que acontece quando o ato de sonhar acordado[67] com um objetivo atrapalha as ações práticas para conquistar esse objetivo. Quando fantasiamos, a vida parece mais vívida e brilhante de um modo nada realista. Pensamos no objetivo com entusiasmo, mas este mesmo entusiasmo nos cega para as etapas difíceis que serão necessárias para conquistar este objetivo, reduzindo a nossa motivação.

A base dos problemas do Sonhador está na compreensão incorreta do Princípio do Compromisso de Longo Prazo. Os Sonhadores parecem comprometidos com objetivos de longo prazo e certamente falam muito sobre eles. Contudo, o verdadeiro compromisso de longo prazo envolve a dedicação a um resultado desejado e *ao processo de chegar a ele*. Os Sonhadores pulam este processo e por isso as repetidas alegações de querer emagrecer não têm força.

Se o seu parceiro é um Sonhador

Se o seu parceiro é um Sonhador, o melhor apoio que se pode oferecer é lembrá-lo do que o compromisso realmente significa e ajudá-lo a ter esse mesmo nível de compromisso com a própria saúde. Baseando-se no Princípio do Compromisso de Longo Prazo, aqui estão algumas formas para ajudar a transformar as fantasias do parceiro em realidade (E, se VOCÊ for o Sonhador, veja se estas estratégias mudam o seu ponto de vista.).

TRAGA O PARCEIRO DE VOLTA À REALIDADE, COM CARINHO. Se o seu parceiro está propondo um objetivo inalcançável, acompanhá-lo nessa fantasia não ajuda em nada. Por outro lado, um parceiro dedicado pode ajudar o Sonhador a se concentrar em objetivos atingíveis como pré-requisito para discutir a forma de alcançar esses objetivos.

Navegar por essas águas pode ser complicado. Você não quer dar bronca, mas precisa ser firme e este é um equilíbrio delicado. Reveja a conversa com o marido que queria comer costelinhas e batatas sem engordar. Quando ele expressou este desejo impossível, a esposa o acompanhou, contribuindo com descrições empolgadas dos alimentos que ele adora. Sem jogar um balde de água fria no marido, ela poderia tê-lo colocado na linha, dizendo algo como:

Claro que você quer comer e não engordar! Eu também quero! E sei que comer alimentos gostosos é importante para você. É importante para mim também. Mas, enquanto não inventarem uma pílula mágica, vamos ter que enfrentar o fato de que não podemos fazer tudo o que queremos para sempre. A sua saúde não é negociável. Preciso que você viva bastante e isso significa que algo precisa mudar. Então o que você quer fazer em relação ao seu peso? Como vamos saber quando atingiu o seu objetivo?

Veja tudo o que este tipo de afirmação pode alcançar. Num só fôlego, você reconhece o apelo das fantasias do parceiro, admite que também partilha delas *e* redireciona a conversa de volta à realidade. Ao fazer algumas perguntas precisas, essa esposa estimula o marido a descrever objetivos realistas sem impor nada.

RELACIONE OS OBJETIVOS DE LONGO PRAZO PARA O FUTURO A COMPORTAMENTOS CONCRETOS NO PRESENTE. Um objetivo ambicioso pode nos inspirar a ir longe, desde que acompanhado de etapas factíveis para alcançá-lo. O Sonhador pula essas etapas, mas você pode lançar uma luz sobre elas, concentrando a atenção do parceiro em formas específicas de mudar a alimentação *hoje*.

Imagine se a esposa que queria caber nas calças de couro tivesse um parceiro que usasse esta abordagem. Ao revelar o quanto se sentiu ameaçada após sair com as amigas bem mais magras, o marido fez uma piada. Se, em vez disso, ele tivesse levado o discurso dela a sério quando ela disse *"Você sabe do que estou falando!"*, poderia ter respondido com algo como:

> Querida, eu sei do que você está falando. Sei aonde você quer chegar com o seu peso e que você fica arrasada ao perceber que é impossível chegar lá. *Eu* fico arrasado ao ver você se sentindo tão impotente. Mas o negócio é o seguinte: você *consegue*. Não vai precisar virar vegetariana ou algo assim da noite para o dia, mas existem etapas a serem seguidas que farão uma grande diferença. E eu estou totalmente pronto para ajudá-la nisso. Pedir menos comida fora seria um passo importante. Eu sei que nós temos uma rotina muito corrida com o trabalho e as crianças, mas e se reservássemos uma noite por semana para cozinhar em casa? Aos domingos, por exemplo? Eu adoraria fazer isso com você, e o bônus é que teríamos sobras para o resto da semana se planejarmos tudo certo. Claro que é um passo pequeno, mas vai fazer a diferença ao longo do tempo. É um começo, isso é o importante. E aposto que podemos fazer outras mudanças também.

Afirmações como estas trazem o Sonhador de volta ao dia a dia da vida que vocês têm em comum e é aí que você precisa dar os primeiros passos rumo à boa alimentação. Concentre-se em encontrar soluções aplicáveis às decisões que vocês dois tomam todos os dias.

CONCENTRE-SE NAS MUDANÇAS QUE PODEM SE TORNAR PERMANENTES. É fácil propor diretrizes rígidas para a alimentação, mas é quase impossível mantê-las por muito tempo. Abrir mão das batatas fritas para sempre? Eliminar

Comer corretamente e o compromisso de longo prazo   195

todas as sobremesas? Bela forma de transformar uma vida longa em algo horrível. Então nem se dê ao trabalho de pensar em mudanças que o seu parceiro não vai poder nem querer manter. Prefira ajudá-lo a identificar formas de melhorar a dieta que possam ser aplicadas de modo realista à vida de vocês, não como medida temporária e sim como um novo modo de vida. Eliminar batatas fritas e sobremesas para sempre pode não ser prático, mas diminuí-las para sempre, sim.

Quando a vimos na sala de pesquisa, a participante do casal a seguir foi dolorosamente clara sobre a incapacidade de resistir aos doces. Ela estava à beira de desistir de tudo. Veja como o marido usou o que sugerimos anteriormente para tirá-la da letargia.

Esposa: Eu sei que não posso fazer como sempre fiz ao longo dos anos e pensar: "Bem, eu vou me obrigar a ficar em forma, prescrever uma dieta pra mim mesma, segui-la e me manter nela." Agora eu estou na fase realista. Não vou passar a comer saladas, carne branca e vegetais frescos de repente, da noite para o dia. Não tenho força de vontade quando se trata de doces, não tenho mesmo. Se eu não tiver muita glicose no sangue ou algo assim, sinto um desejo de doces como se fosse uma viciada em cocaína.

Marido: Tá bom, mas eu acho que deve haver algumas pequenas áreas por onde poderíamos começar, dentro do seu limite. Você se lembra do que aquele livro falava? Basta se concentrar em duas coisas ao mesmo tempo. Por exemplo, sabe todos aqueles pratos que acumulo na geladeira? Em vez de dizer que toda noite nós vamos fazer um jantar planejado e saudável, talvez a gente pudesse começar fazendo isso apenas uma noite por semana, na qual comemos os dois pratos de vegetais e o prato principal e a salada. Vamos começar com uma ou duas noites por semana, talvez. Com a nossa vida corrida, isso não parece mais acessível?

CASAIS INTELIGENTES EMAGRECEM JUNTOS

Se esse marido tivesse insistido para a esposa seguir um conjunto rígido de regras, teria garantido outro fracasso desmoralizador, mas ele segue uma abordagem diferente, dando à esposa opções que representam uma alteração gerenciável no estilo de vida que eles já têm. Quando ela só pensa nas restrições alimentares que sabe ser incapaz de manter, o marido fornece objetivos realistas dentro do alcance dela. O sucesso nas mudanças menores propostas pelo marido pode ser um passo importante para continuar a fazer mudanças saudáveis no futuro.

"MAS EU JÁ TENTEI ISSO!": O PROBLEMA DO OVO QUEBRADO

Quando se define o sucesso em emagrecer como o ato de seguir regras alimentares inflexíveis, o fracasso é inevitável. Todos nós precisamos comer e estamos cercados de alimentos saudáveis e não saudáveis por todos os lados: no trabalho, em casa e na rua. Portanto, viver um dia comum exige um fluxo quase constante de decisões sobre o que comer e evitar. As opções saudáveis recomendadas nem sempre estão disponíveis e, mesmo quando estão, ninguém escolhe o tofu e o brócolis no vapor o tempo todo. Por isso, qualquer resolução que fizermos em termos de alimentação saudável (chega de carboidrato! Chega de sobremesa! Só vou comer refeições feitas em casa!) deveria vir com um aviso: esta resolução certamente vai ser descumprida, sem dúvida.

A diferença entre as pessoas que perdem peso e as que não perdem está no que acontece a seguir. Você se lembra de Drew e de Natalie, o casal que experimentava uma dieta atrás da outra sem jamais conseguir seguir alguma por muito tempo? A consistência era o problema deles, mas a vantagem do casal era a *persistência*. Eles nunca desistiam e mantinham a esperança de que a próxima dieta os ajudaria a perder peso e continuar sem ele. Drew e Natalie mantiveram vivas as chances de encontrar opções de dieta que poderiam transformar em mudanças permanentes. Nem todo casal tem ânimo para manter esse otimismo. Para algumas pessoas, não conseguir fazer uma dieta dá uma sensação tão ruim que eles não conseguem se imaginar tentando novamente. Este é o *Problema do Ovo Quebrado*. Para os que sofrem deste mal, um erro significa um desastre sem volta. Consequentemente, eles enganam a si mesmos, abandonando cedo demais estratégias que poderiam lhes trazer benefícios.

Por mais difícil que seja mudar para hábitos alimentares mais saudáveis, o Problema do Ovo Quebrado deixa tudo ainda pior ao gerar mais um fardo a ser carregado pelos praticantes contumazes de dieta: a própria fraqueza. Quando um plano para comer melhor não funciona ou não dura, quem fez a dieta pode inventar desculpas culpando as circunstâncias (Por exemplo: "*Eu poderia ter conseguido, mas estava muito atarefado no trabalho.*") ou a dieta em si (Por exemplo: "*Eu deveria ter percebido que* [insira a dieta da moda aqui] *era uma fraude.*"). Mas os que sofrem do Problema do Ovo Quebrado culpam *a si mesmos*. Eles subestimam o quanto pode ser incrivelmente difícil comer corretamente e, em vez de redobrar os esforços ou procurar apoio, interpretam o fracasso na dieta como sinal de que jamais terão a capacidade de chegar ao peso desejado. A autoimagem deles está em jogo, o que deixa a perspectiva de tentar emagrecer de novo (uma questão já delicada em termos emocionais) ainda mais assustadora. As vítimas do Problema do Ovo Quebrado não conseguem avançar por medo de enfrentar suas limitações em mais uma dieta, mas não podem voltar atrás porque os fracassos anteriores para emagrecer vão desencadear sensações de culpa.

Um marido na nossa pesquisa foi particularmente articulado sobre esta experiência. Administrador de uma escola do ensino fundamental, pai de três filhos, ele se preocupava com o excesso de peso havia anos. Quando o casal falou sobre saúde em nossa sala de pesquisa, ele explicou por que estava se sentindo tão impotente.

Geralmente eu me critico por isso, mas o problema é meu e não sei se posso esperar uma solução. Quer dizer, eu estou basicamente trinta quilos acima do peso em relação à minha altura, a quem eu deveria ser. E trinta quilos intimidam muito. Parecia que eu estava indo muito bem com a dieta Body for Life, mas não sei. Eu corria todos os dias e tentava controlar o que como, com algum sucesso, mas aí eu machuquei as costas no trabalho e meio que relaxei. Agora eu tenho a sensação de ter fracassado com a Body for Life, por isso perdi a vontade de retomar. Eu estou... cansado de tentar. Sou o meu pior inimigo nisso, porque fracassei e tenho medo de falhar de novo.

Estar trinta quilos acima do peso seria de desestimular qualquer um, mas esse marido tem outro problema que piora ainda mais a situação: a lembrança do fracasso anterior para emagrecer. Como discutimos antes, comer corretamente é difícil por diversos motivos, mas veja quem esse marido aponta como verdadeiro inimigo: ele mesmo! A mistura de ansiedade em relação ao peso e decepção consigo mesmo forma um coquetel nocivo que pode impedi-lo de alcançar seus objetivos no futuro, contribuindo para o ciclo de desamparo e vergonha.

Como acontece com o Problema do Agora ou Nunca e o Sonhador, o Problema do Ovo Quebrado surge de uma compreensão incorreta do Princípio do Compromisso de Longo Prazo. O marido do nosso exemplo certamente acredita que está comprometido com o emagrecimento. Na verdade, ele pode dizer que esse compromisso é o motivo pelo qual se sente tão mal sempre que fracassa nas tentativas de controlar o que come. O que ele não entende, porém, é que o *propósito* do compromisso consiste em nos colocar de volta nos trilhos. Nós nos comprometemos com objetivos como emagrecer (ou poupar para a aposentadoria) e persistimos mesmo diante dos obstáculos mais difíceis, mas quem sofre do Problema do Ovo Quebrado trata o ato de se alimentar corretamente como uma prova que não podem fazer novamente caso não passem. Considerando que todo mundo vai fracassar em algum momento, esta não é uma estratégia muito útil. Comer corretamente não é igual a fazer uma prova, é igual a... Bem, é como iniciar um relacionamento.

Reconhecer a semelhança entre o compromisso com o nosso parceiro e o com a saúde é fundamental para escapar do Problema do Ovo

Quebrado. O relacionamento com o nosso parceiro não acaba sempre que ocorre algum mal-entendido ou decepção. Por que não? Porque as pessoas se decepcionam nos relacionamentos o tempo todo e aceitamos isso. Quando dividimos a vida com outra pessoa, sabemos que vai haver tropeços e brigas. Também sabemos que os casais podem fazer as pazes, resolver seus conflitos e continuar a jornada juntos. Esta capacidade de adaptação, compromisso e perdão acaba sendo um excelente modelo para guiar a eterna busca pela boa saúde.

Se o seu parceiro está vivenciando o Problema do Ovo Quebrado

Se o seu parceiro está com problemas para se recuperar de um fracasso e você suspeita que o Problema do Ovo Quebrado esteja acontecendo, há várias formas de fazê-lo superar a culpa em si mesmo e voltar a tomar decisões saudáveis (E, se VOCÊ está sofrendo com este problema, leia mais de modo a encontrar soluções para você também.).

SEJA UM EXEMPLO DE PERDÃO. Quando o seu parceiro estiver deprimido porque comeu aquela terceira fatia de pizza, criticá-lo ainda mais não ajuda em nada. Em vez disso, ajude o parceiro a ver que, no contexto de um compromisso de longo prazo para comer corretamente, o exagero de uma noite não é tão ruim assim e certamente não é motivo para abandonar o projeto de alimentação saudável. A esposa do marido do exemplo anterior entendeu isso. Depois de vê-lo expressar a vergonha por ter abandonado a dieta anterior, ela respondeu colocando o comportamento dele em nova perspectiva.

> O problema não é só seu. Como é algo que o afeta, então me afeta também. Por isso não pense que você precisa passar por isso sozinho. E quanto a "fracassar" na Body for Life [Corpo para a Vida, em tradução livre], o próprio nome do método já diz que é *para a Vida*. Você tem a vida inteira pela frente para fazer isso.

CASAIS INTELIGENTES EMAGRECEM JUNTOS

Com estas palavras, ela reforça o apoio à batalha do marido para perder peso e fornece algo de que ele precisa desesperadamente: a liberdade para cometer erros.

RECONHEÇA AS PEQUENAS VITÓRIAS. Através das lentes do Problema do Ovo Quebrado, o parceiro só consegue enxergar o sucesso de um lado e o fracasso do outro quando se trata de fazer dieta. Você pode ajudá-lo a rejeitar esta falsa dicotomia e reconhecer as verdadeiras conquistas que existem entre estes dois extremos. Quando o parceiro teme que todos os esforços para comer melhor não deem em nada, precisa de você para lembrá-lo do que já foi e ainda pode ser conquistado por meio do esforço contínuo.

O marido do exemplo a seguir usou esta abordagem com a esposa, que, ao se lembrar de todas as dietas feitas no passado, viu apenas uma série de fracassos. Ela estava pronta para desistir, mas o marido apareceu com uma interpretação diferente:

Marido: Acho que você é muito boa quando coloca algo na cabeça e decide fazê-lo.

Esposa: É?

Marido: Você se lembra do ano passado? Provavelmente foi a segunda coisa que você fez que me deu mais orgulho.

Esposa: [*rindo*] Porque eu emagreci?

Marido: Não, porque você seguiu a dieta.

Esposa: É, mas levou um século.

Marido: Você tentou a dieta de Atkins e não foi tão bem, mas com os Vigilantes do Peso você foi às reuniões e conseguiu. Deu certo e você se sentiu bem consigo mesma, então provavelmente foi o momento em que me senti mais feliz por você, depois do nascimento do nosso filho.

A imagem que o parceiro tem de si mesmo é fortemente influenciada pelo que pensamos e dizemos. Esse marido entende isto. Então, quando a

Comer corretamente e o compromisso de longo prazo 201

esposa se vê como um fracasso, ele aponta os sucessos e diz o quanto sente orgulho dela. É verdade que a perda de peso conseguida por ela no ano passado não durou, mas, ao se concentrar no fato de ela ter efetivamente conseguido emagrecer quando tentou, ele relembra que a esposa tem a capacidade de mudar de hábitos e lhe dá forças para tentar de novo.

EXPERIMENTE ALGO NOVO. Uma coisa que ovos e dietas têm em comum é que ambos são baratos e fáceis de encontrar. Quebrar um ovo não significa ficar sem ele, pois geralmente há outro por perto. O mesmo vale para dietas saudáveis. Se uma estratégia não se encaixar no seu estilo de vida, outra pode servir. Esta esposa, veterana de várias dietas, tinha dúvidas sobre experimentar uma nova, achando que não seria diferente do que ela já tinha tentado. O marido aumentou a confiança dela ao enfatizar a novidade das últimas mudanças que fizeram:

> Temos que continuar o que começamos semana passada. Estamos fazendo isso há duas semanas e quero continuar. Quero que seja parte da nossa vida, sem dúvida. Quer dizer, eu nunca, nunca, *jamais* vou abandonar a minha paixão por costelinhas e comida mexicana, mas eu quero hábitos alimentares melhores para nós. Gosto do fato de estarmos comendo alimentos com menos gordura e fazendo várias pequenas refeições por dia em vez de uma ou duas bem grandes. Eu odeio pular refeições ao longo do dia, fico feliz por estarmos mudando isso e quero continuar assim.

Essa não parece ser apenas mais uma dieta, por alguns motivos. Primeiro: esse marido reconhece que as mudanças feitas pelo casal precisam ser *parte da nossa vida* e não só medidas temporárias. Segundo: ele entende que há espaço para flexibilidade: comer *mais alimentos com menos gordura* não significa ter que abandonar a *paixão por costelinhas e comida mexicana* dele. Por fim, ele deixa claro para a esposa que, se um plano para ter uma alimentação melhor não estiver dando certo (como *fazer poucas refeições o dia inteiro*), vale a pena tentar algo novo (como *várias peque-nas refeições por dia*). Tudo isso reflete um comprometimento de longo prazo com a alimentação correta e aumenta a chance desse casal manter o compromisso.

PONTOS PRINCIPAIS DO CAPÍTULO 6

- Perder peso e não recuperá-lo exige mais do que apenas começar a comer corretamente, exige mudanças permanentes no que comemos. Estas mudanças podem ser difíceis de manter quando o nosso corpo e a nossa constituição psicológica parecem feitos para resistir à perda de peso.

- Embora seja difícil fazer planos de longo prazo quando se trata de alimentação, é natural pensar a longo prazo quando se trata dos relacionamentos. Associar nossas escolhas alimentares aos objetivos para o relacionamento faz do ato de comer corretamente um passo rumo a uma vida longa com o parceiro em vez de outro sacrifício.

- Explorar a perspectiva de longo prazo fornecida pelo compromisso com o relacionamento nos dá a ferramenta de que precisamos para ajudar o parceiro a contornar as três barreiras mais comuns às mudanças duradouras nos alimentos consumidos.

- Quando o parceiro está impaciente, exigindo resultados imediatos e cada vez mais frustrado quando o processo não dá certo (o *Problema do Agora ou Nunca*), podemos usar as aspirações dele no relacionamento de modo a lembrá-lo de todos os bons motivos para comer corretamente que vão além do emagrecimento.

- Quando o parceiro estiver agindo de modo pouco realista, definindo objetivos impossíveis que o deixam com a sensação de sobrecarrega e desamparo (o *Sonhador*), podemos concentrar a atenção dele nas mudanças pequenas e gerenciáveis que podem ter grande impacto no peso quando acumuladas ao longo de uma vida longa juntos.

- Quando o parceiro se mostra inflexível, abandonando estratégias promissoras para comer corretamente depois de um errinho em termos de autocontrole (o *Problema do Ovo Quebrado*), podemos oferecer uma nova perspectiva, reconhecendo as conquistas e estimulando esse parceiro a continuar trabalhando rumo aos objetivos de saúde decididos pelos dois.

PLANEJANDO A MUDANÇA

Esta seção convida a pensar em como você e seu parceiro estão explorando o compromisso de longo prazo. As frases abaixo descrevem o que casais bem-sucedidos fizeram para apoiar os esforços um do outro no sentido de comer corretamente. Para cada uma delas, veja se você e seu parceiro têm este comportamento e o quanto é fácil ou difícil para vocês fazer os ajustes necessários para melhorar.

1. Nós *reconhecemos* e *validamos* os sentimentos um do outro sobre o quanto pode ser difícil comer corretamente e perder peso.

    ____ Este é um dos nossos pontos fortes. Não precisamos fazer mudanças em relação a isso.

    ____ Poderíamos melhorar neste ponto e achamos que vai ser fácil conseguir isso.

    ____ Poderíamos melhorar neste ponto, mas achamos que vai ser difícil conseguir isso.

2. Lembramos um ao outro que *tomar decisões saudáveis em termos de alimentação ajuda os nossos objetivos de longo prazo* para o relacionamento.

204 CASAIS INTELIGENTES EMAGRECEM JUNTOS

_____ Este é um dos nossos pontos fortes. Não precisamos fazer mudanças em relação a isso.

_____ Poderíamos melhorar neste ponto e achamos que vai ser fácil conseguir isso.

_____ Poderíamos melhorar neste ponto, mas achamos que vai ser difícil conseguir isso.

3. Pensamos em formas de *transformar o processo de nos alimentar corretamente em algo divertido e agradável.*

_____ Este é um dos nossos pontos fortes. Não precisamos fazer mudanças em relação a isso.

_____ Poderíamos melhorar neste ponto e achamos que vai ser fácil conseguir isso.

_____ Poderíamos melhorar neste ponto, mas achamos que vai ser difícil conseguir isso.

4. Definimos *objetivos realistas* para a perda de peso e *levamos em conta como vamos alcançá-los.*

_____ Este é um dos nossos pontos fortes. Não precisamos fazer mudanças em relação a isso.

_____ Poderíamos melhorar neste ponto e achamos que vai ser fácil conseguir isso.

_____ Poderíamos melhorar neste ponto, mas achamos que vai ser difícil conseguir isso.

5. Nós *perdoamos a nós mesmos e um ao outro* quando não conseguimos exercer o autocontrole sobre o que comemos.

_____ Este é um dos nossos pontos fortes. Não precisamos fazer mudanças em relação a isso.

_____ Poderíamos melhorar neste ponto e achamos que vai ser fácil conseguir isso.

_____ Poderíamos melhorar neste ponto, mas achamos que vai ser difícil conseguir isso.

Se a primeira resposta foi marcada muitas vezes, então você o seu parceiro valorizam o Princípio do Compromisso de Longo Prazo e exploram essa compreensão de modo a reforçar os esforços um do outro para comer corretamente.

Se as respostas tenderam para a segunda opção, então vocês estão no caminho certo. Agora que entendem como o Princípio do Compromisso de Longo Prazo funciona, você e o seu parceiro têm várias formas excelentes para atingir o objetivo de se manter na linha e nada os impede de trabalhar juntos para fazer com que isto seja permanente na vida de vocês.

Se a terceira resposta foi a mais escolhida, então você e o seu parceiro até entendem o Princípio do Compromisso de Longo Prazo, mas reconhecem que fazer essa influência trabalhar a seu favor não será fácil. Releiam este capítulo com o objetivo de identificar os passos concretos que vocês podem dar hoje e lembrem-se de que quaisquer frustrações vivenciadas no passado não devem ser consideradas como fracassos, pois são apenas lembretes de que é preciso ter uma estratégia nova e mais adequada. A chave para converter os compromissos de longo prazo do parceiro em sacrifícios saudáveis que ele precisa fazer hoje está em suas mãos e, caso seja convidado, o parceiro pode fazer o mesmo por você. Permita que os pequenos sucessos se acumulem e trabalhe a partir daí.

PARTE III

UNINDO-SE PARA SAIR DO SEDENTARISMO

APENAS FAÇA? ENTÃO FAÇA EM DUPLA!

A esta altura, a maioria das pessoas sabe que uma vida longa e saudável significa ficar ou se manter em forma. Todos os casais descritos até agora dividem esses objetivos e se você estiver lendo este livro, provavelmente tem o mesmo desejo. Nos últimos três capítulos, nós nos concentramos no caminho para a boa forma (comer corretamente), mas isso não funciona para todos. Felizmente existe outra estratégia tão eficaz quanto esta: fazer mais atividades físicas. Na Parte III, vamos mostrar como os mesmos três princípios discutidos na Parte II para ajudar a comer corretamente também podem ser utilizados para atingir outro objetivo relacionado à boa forma: sair do sedentarismo.

7

Sair do sedentarismo
e a influência mútua

COMO PASSAR A FAZER MAIS ATIVIDADES FÍSICAS JUNTOS

REG E RITA, UM JOVEM CASAL beirando os 30 anos, estavam empolgados com os preparativos para o nascimento do primeiro filho. Além de fazer cadastro na loja Babies "R" Us e fazer curso para gestantes, eles pensavam na saúde. Após ler todos os livros sobre criação de filhos, Greg e Rita descobriram que, com toda a alegria que o pimpolho traz, ter criança em casa não deixa os pais com muito tempo para se cuidar. Já insatisfeitos com o peso, ambos estavam especialmente motivados a evitar o ganho de peso adicional que pode levá-los a ter problemas de saúde mais adiante.

Eles concordaram que o problema era o trabalho (Greg vendia seguros de vida e Rita gerenciava um consultório médico), responsável por mantê-los atrás de mesas e ao telefone por boa parte do dia. Como mudar de emprego não era uma opção, a resposta estava nos exercícios físicos.

210 CASAIS INTELIGENTES EMAGRECEM JUNTOS

Eles precisavam ser mais ativos e queimar algumas calorias, mas vinham repetindo esse desejo um para o outro havia tempos, sem colocá-lo em prática. Com o bebê chegando, estava na hora de descobrir como incorporar os exercícios à vida diária antes que o caos da chegada de uma criança deixasse a verdadeira mudança ainda mais difícil.

Quando visitaram nossa sala de pesquisa, Greg e Rita escolheram falar sobre o desenvolvimento de um plano para passarem a praticar mais atividades físicas. Contudo, mesmo com ambos *sabendo* que precisavam fazer mais exercícios físicos e mesmo que ambos *quisessem* fazer isso, a conversa que observamos não os aproximou dessa meta. Muito pelo contrário: quanto mais falavam, menos provável parecia que eles seriam capazes de desenvolver o plano desejado.

Rita: [*choramingando*] Eu quero ser magra.
Greg: [*rindo*] Essa é a questão que mais incomoda, não é?
Rita: É...
Greg: Eu sei que você quer fazer algo a respeito e...
Rita: Precisamos colocar isso em prática para ontem. Preciso que você me motive e eu preciso motivar você. Quero fazer algo a respeito, especialmente depois que o bebê nascer. Assim como você não quer ser um pai gordo, eu não quero ser uma mãe gorda. Faço questão que a gente comece a fazer mais exercícios, mas, antes mesmo de começarmos, não quero que você me dê lição de moral. Queria começar a caminhar e transformar isso numa rotina diária. Quero garantir que nós façamos isso juntos, como uma equipe.

Rita teve a ideia certa: ela reconhece que um pode ajudar o outro a sair do sedentarismo e que haverá benefícios claros se eles puderem combinar os esforços, mas bastaram 25 segundos de conversa para aparecerem tensões que vão dificultar a empreitada. Quando expressa o compromisso com o trabalho em equipe, Rita também se mostra relutante para confiar em Greg como verdadeiro colaborador, primeiro alertando sobre a tendência a dar lição de moral (antes mesmo de ele terminar uma frase) e depois anunciando um plano para uma nova rotina de caminhada (sem ouvir o feedback ou as ideias dele). A mensagem ambígua não passou despercebida por Greg.

> **Greg:** Deixa eu pedir uma coisa, já que estamos aqui? Não acho justo dizer "não quero que você me dê lição de moral". Você acabou de dizer isso e fiquei bastante magoado.
>
> **Rita:** Bem, dá para ver no seu olhar que você estava pronto para me dar a maior bronca.
>
> **Greg:** Eu não iria dar lição de moral alguma e não acho que faça isso com você. Eu só falo a verdade. Eu digo que é preciso ter motivação pessoal e você fica aqui falando que preciso te motivar e você precisa me motivar. Lá no fundo, você se irrita quando tento tirá-la do sedentarismo.

Greg e Rita pretendiam que essa fosse uma conversa sobre formas de fazer mais exercícios (objetivo que eles têm em comum), mas virou algo mais: uma discussão para decidir de quem é a culpa por eles não terem conseguido isso até agora. Rita quer que Greg dê motivação verdadeira e o culpa por dar lições de moral, enquanto Greg quer ajudá-la a fazer alguma atividade física e a culpa por se irritar quando ele tenta "falar a verdade" e dar um empurrão para que a esposa saia do sedentarismo. Não vai ser fácil chegar a um acordo com posições tão diferentes, mas Greg tenta mesmo assim, lembrando Rita dos objetivos em comum e das tentativas malsucedidas de motivá-la no passado.

> **Greg:** Entendo que você queira emagrecer, eu também quero.
>
> **Rita:** Quero que nós dois sejamos magros, bem magros mesmo.
>
> **Greg:** Mas eu tento motivar você todas as manhãs.
>
> **Rita:** Ah, mas me motivar para ir trabalhar é diferente... Quando

212 CASAIS INTELIGENTES EMAGRECEM JUNTOS

você precisou me dar um empurrão para fazer uma caminhada?

Greg: Às nove da noite, todas as noites nos últimos seis meses.

Rita: Você quer caminhar às nove da noite?

Greg: Nós poderíamos caminhar. Todas as noites, com certeza!

Rita: Então às nove da noite, depois que a gente sair do curso de gestantes e visitar a sua avó?

Greg: Agora você está inventando desculpas esfarrapadas.

Rita: Não, não, Greg, não é isso. Temos andado cheios de compromissos ultimamente.

Greg: Eu entendo, mas toda vez que você falou que gostaria de caminhar, independentemente de ter algo na televisão ou não, eu fui.

Rita: Hum... Sinceramente? Da última vez foi bem difícil fazer você sair para caminhar. "Ah... Eu não quero ir." E aí você acabou falando: "Tá bom, eu vou."

Greg: Você tem toda a razão, tenho que levantar o meu traseiro gordo. Se você quiser caminhar, está combinado que vou caminhar também, é assim que eu me sinto. Se você tiver a motivação para levantar e caminhar, a qualquer hora, eu vou junto.

Rita: Promete?

Greg: [*brincando*] A menos que eu esteja de cuecas no sofá.

Rita: [*não entendendo*] Está vendo? É só colocar os tênis de caminhada e...

Greg: Tá bom, tá bom. Vou fazer você usar tênis também.

Quando falam em termos gerais, Greg e Rita estão de pleno acordo: ambos querem perder peso e desejam que o outro seja fonte de apoio e motivação. Parece simples, mas infelizmente o grande problema está nos detalhes. Toda vez que eles poderiam ter saído para caminhar houve algum motivo para não ir e um culpa o outro pela falha. Greg se vê como a pessoa que faz os convites e vê Rita como a pessoa que dá desculpas esfarrapadas. Rita só consegue se lembrar das vezes em que Greg relutava, e diante disso a promessa de ele aceitar o convite dela parece vazia. Eles acabaram conseguindo levar a conversa adiante, mas esmiuçar os detalhes do tipo de atividade que poderiam fazer juntos ainda atrapalha o progresso.

Rita: Quem precisa motivar quem quando estou vendo meus vídeos de exercícios físicos?

Greg: Tem uma grande diferença, porque não gosto de vídeos de exercícios! Nunca gostei de aeróbica. Nunca tive a ambição de fazer aeróbica. Jamais.

Rita: Você disse que estava fazendo por mim.

Greg: E estava mesmo.

Rita: E você me prometeu que iria tentar.

Greg: Foi horrível. Horrível.

Rita: Você só fez uma vez!

Greg: Você riu de mim.

Rita: Ah, você estava tão bonitinho! Estava uma gracinha!

Greg: Está vendo? Foi porque você riu de mim.

Rita: Eu não ri de você, Greg. Eu ri com você, porque você também estava rindo. Você não tem coordenação motora! Falei que com o tempo fica mais fácil. Para mim também foi difícil no começo.

A aeróbica funciona para Rita, mas não para Greg. Dada a reação anterior, parece pouco provável que Greg aceite voluntariamente repetir o feito num futuro próximo. Assim, o desejo de encontrar uma atividade que possam fazer juntos vira outro obstáculo e ironicamente acaba impedindo o casal de sair do sedentarismo. Mais para o fim da conversa, o esforço da luta de se exercitar fica bem claro quando Greg deixa de lado a conversa da aeróbica e volta para a caminhada:

Greg: Não gosto que você fique experimentando isso e aquilo. É muito caro fazer essas aulas na academia e se não foi um dinheiro bem gasto no passado, não acho que vá ser bem gasto no futuro. O melhor é sair para caminhar.

Rita: Sim, mas está frio às cinco da manhã ou sei lá quando você vai querer caminhar. É difícil.

Greg: Vamos dar um jeito. Não precisamos começar amanhã, mas precisamos fazer algo. E rápido.

Rita: Pois é, é o que estou dizendo. Depois que o bebê nascer, vou estar em licença-maternidade, então a gente poderia caminhar à tarde. Quero um carrinho para andar com ele, mesmo quando estiver novinho, com um mês. Ele está acostumado a balançar, afinal eu ando o dia inteiro.

Greg: É, mas não dá para levar o bebê se estiver frio. Não quero que você exagere.

Greg e Rita terminam a discussão presos numa luta inútil, revezando-se para derrubar as ideias um do outro. Aulas de exercícios podem funcionar para Rita, mas Greg as considera excessivamente caras. Caminhar faz mais sentido para Greg, mas Rita reclama que está frio demais no horário em que o marido deseja caminhar. Esse padrão está tão arraigado que, mesmo quando a esposa finalmente demonstra alguma empolgação com a ideia de caminhar à tarde depois que o bebê nascer, Greg responde sem o mesmo entusiasmo, avisando-a para "não exagerar". Querendo controlar a decisão, Greg acaba dando a entender que o problema deles é o perigo de fazer exercícios demais em vez do sedentarismo.

Por que Greg e Rita ficam batendo cabeça, quando têm o mesmo desejo de perder peso e fazer alguma atividade física? Sempre que analisa a possibilidade de mudar o estilo de vida, um casal enfrenta dois desafios. Eles precisam decidir as mudanças que desejam fazer, mas antes é preciso ver como vão decidir. Greg e Rita não passam desse primeiro desafio. Quem escolhe quando e como eles vão fazer o exercício de que ambos tanto precisam? O quanto eles devem estar envolvidos nas atividades um do outro? Qual a melhor forma para eles se motivarem sem que um atrapalhe o outro?

Questões parecidas com estas surgiram no Capítulo 4, quando discutimos como os casais que têm diferentes preferências alimentares e atitudes em relação à perda de peso podem negociar as mudanças na alimentação. Neste capítulo nós ensinamos como o Princípio da Influência Mútua poderia ajudar os casais a pensar e coordenar seus hábitos alimentares. O Princípio da Influência Mútua tem papel similar para ajudar os casais a descobrir como fazer mais atividades físicas. Neste capítulo, também vamos falar das formas para os casais gerenciarem os conflitos surgidos quando os parceiros têm abordagens diferentes em relação aos exercícios físicos. Vamos sugerir formas específicas de explorar a influência mútua para ajudar um ao outro a fazer o exercício de que ambos precisam para serem saudáveis e manterem a boa forma. Mas, primeiro, vamos analisar como o desafio de passar a fazer mais exercícios difere do desafio de ter uma alimentação correta.

COMER CORRETAMENTE E SAIR DO SEDENTARISMO: DUAS MANEIRAS DE ENTRAR EM FORMA

Já foram feitas várias pesquisas sobre os benefícios dos exercícios físicos e os resultados não poderiam ser mais claros: a atividade física regular é crucial para a saúde. Com adultos mais velhos, a diferença entre fazer uma atividade e ficar sedentário pode ser a diferença entre a vida e a morte. Por exemplo, de vários estudos sobre os efeitos dos exercícios físicos na mortalidade causada por doenças (incluindo hipertensão, diabetes, cardiopatias, derrames e câncer), um artigo calculou[68] que o exercício físico regular diminui a mortalidade em 30% a 35% e aumenta a expectativa de vida de quatro a sete anos. Os benefícios não são apenas físicos: pessoas mais velhas que se exercitam regularmente[69] relatam maior qualidade de

216 CASAIS INTELIGENTES EMAGRECEM JUNTOS

vida e satisfação do que os sedentários. E não só os mais velhos: mesmo jovens saudáveis[70] relataram que se sentiam significativamente melhor nos dias em que fizeram alguma atividade física. Aliás, a capacidade de o exercício contribuir para o bem-estar emocional é tão grande que não só está sendo receitado[71] como tratamento para a depressão como, segundo um estudo,[72] mais eficaz que o Zoloft (além de ser bem mais barato).

Quando se trata de perder peso, o exercício físico não é tão eficaz[73] quanto ter uma boa alimentação, talvez porque seja quase impossível se exercitar com intensidade suficiente para queimar as calorias de uma refeição pouco saudável, que dirá de uma vida inteira comendo besteiras. Por exemplo, segundo o site **weightloss.com**, um homem de 77 quilos precisaria correr cerca de 10 quilômetros para queimar as calorias de um hambúrguer com batatas fritas. Para perder peso ou mantê-lo longe, escolher alimentos mais saudáveis é uma estratégia muito mais eficiente, especialmente a curto prazo. Mas mesmo se o exercício não for o caminho direto para a perda de peso, quando combinado com mudanças na alimentação, pode transformar o emagrecimento a curto prazo em mudança permanente. Um artigo que analisou mais de setecentos estudos concluiu que, entre as pessoas acima do peso, os programas que se concentram em dietas e exercícios[74] produziram reduções no peso significativamente maiores, além de levar à manutenção mais longa do emagrecimento após o programa terminar, quando comparado aos programas exclusivamente voltados para a dieta.

O exercício físico é o tempero da vida: faz você se sentir melhor, contribui para o bem-estar emocional, promove a saúde física e a longevidade, além de deixar a dieta mais eficaz para quem deseja perder peso. Considerando todos estes benefícios, impressiona que aproveitar totalmente as vantagens dessa panaceia seja tão difícil para tantos de nós. Fazer uma atividade física exige tempo e disposição, e neste mundo hiperconectado, ambos estão em falta. Os níveis de atividade recomendados para adultos saudáveis variam dependendo de quem recomenda, mas um conjunto representativo de diretrizes[75] sugere que um adulto saudável deve fazer algum tipo de exercício aeróbico (caminhar em passo rápido, por exemplo) meia hora por dia e algum treinamento de resistência (como levantar pesos) pelo menos duas vezes por semana. Num relatório de 2010, o chefe de Saúde Pública dos Estados Unidos concluiu[76] que a maioria dos americanos está longe de atender a essas diretrizes. Pelo contrário, menos da metade dos adultos[77] nos Estados Unidos chega aos níveis atualmente recomendados de atividade física e 25% dizem não fazer qualquer tipo de atividade física semanal.

Como já vimos com a alimentação saudável, parece haver uma grande lacuna entre a atividade necessária para ficar saudável e o que a maioria das pessoas está fazendo. Quando discutimos o problema de comer corretamente no Capítulo 4, nós explicamos como o Princípio da Influência Mútua fornecia ferramentas para preencher esta lacuna. Como o nosso parceiro está envolvido tão intimamente com o que, como e quando comemos, faz sentido que ele possa ser o melhor aliado para fazer as mudanças alimentares mais difíceis funcionarem. Estes problemas se repetem quando se trata de fazer mais exercícios físicos? Será que os próximos três capítulos serão cópias dos últimos três, com a expressão *sair do sedentarismo* no lugar de *comer corretamente*?

Passar a fazer mais exercícios e ter uma alimentação mais saudável trazem à tona questões semelhantes para os casais. Os dois tipos de mudança certamente exigem acordos e negociações, o que às vezes pega os casais de surpresa. Quando começamos a pesquisa para este livro, imaginamos que as questões seriam idênticas e seríamos capazes de falar sobre dieta e exercícios ao mesmo tempo, mas, quando ouvimos os casais falando sobre a luta com a alimentação e com o exercício físico, o que impressionou não foram as semelhanças, e sim as diferenças. Quanto mais casais nós ouvimos, mais convencidos ficamos de que passar a fazer mais exercícios gera questões diferentes das conversas sobre a alimentação.

1. Comer é uma atividade social, mas o exercício físico não precisa ser. Como observamos nos capítulos anteriores,

as refeições feitas em comum são a base dos nossos feriados e celebrações. Não há tradições nesse estilo que possam servir de apoio à prática regular de exercícios físicos. Todo mundo tem a ceia de Natal, mas poucas famílias têm o futebol de Natal. Muitas pessoas vão a um "almoço de negócios", mas pouquíssimas fazem uma "caminhada de negócios". Em vez de fazer parte dos nossos relacionamentos, o exercício geralmente é feito fora deles. Consequentemente, os casais que pensam em comer melhor precisam aprender a comer melhor *juntos*, enquanto casais que pensam em fazer mais exercícios físicos têm o desafio adicional de negociar o quanto dessa atividade eles desejam fazer juntos e o quanto se sentem bem ao fazê-las individualmente.

2. Nós precisamos comer várias vezes por dia, mas não temos a mesma necessidade de nos exercitar. Os casais que desejam melhorar a alimentação conversam sobre tomar decisões diferentes, mas sabem que precisam escolher *algo*. Sair do sedentarismo, por sua vez, transforma o desafio em fazer algo ao invés de não fazer nada. É perigosamente fácil evitar os exercícios, e muitas pessoas que não têm uma predisposição pelas atividades físicas fazem exatamente isso. Portanto, a diferença entre comer melhor e sair do sedentarismo é a diferença entre resistir ao que gostamos e adotar comportamentos dos quais poderemos não gostar. Os casais que falam sobre se exercitar precisam achar formas de fazer algo que para algumas pessoas pode ser totalmente novo, incômodo ou mesmo desagradável.

3. Nossas vidas são estruturadas ao redor de refeições, mas não em torno de atividades físicas. Todo estudante e a maioria dos trabalhadores, do escritório à construção civil, têm uma hora de almoço, mesmo que não a utilizem realmente para fazer uma refeição, mas a lei não garante um tempo para a atividade física. Nossos dias não são naturalmente agendados em torno dos exercícios físicos,

> a menos que o façamos por iniciativa própria. Os casais que conversam sobre alimentação certamente vão achar tempo para comer, mas quem fala sobre exercícios físicos precisa encontrar tempo para sair do sedentarismo e decidir quais atividades serão remanejadas para dar espaço aos exercícios.

Observando os casais que falam de exercícios, nós vimos o quanto é fácil ser enganado e não avançar nesses desafios. Assim como acontece com os casais preocupados com a alimentação, quem luta para fazer mais exercícios físicos volta à nossa sala de pesquisa ano após ano com as mesmas preocupações quanto ao sedentarismo.

A boa notícia é que, embora os desafios sejam novos, os princípios básicos dos relacionamentos descritos ao longo deste livro continuam válidos. Especificamente, combinar os esforços para se exercitar exige que os casais reconheçam o Princípio da Influência Mútua, admitindo que trabalhar juntos pode levá-los a superar esses obstáculos com mais eficácia. No restante deste capítulo, examinaremos alguns desses desafios com mais detalhes.

1. Vamos descrever três personagens (o *Terceirizador*, o *Acompanhante* e o *Solitário*) que representam respostas radicais à pergunta sobre se os parceiros devem se exercitar juntos ou sozinhos.

2. Vamos ensinar a dar apoio ao parceiro que simplesmente *não gosta de fazer exercícios físicos*.

3. Vamos levar em conta o desafio de *encontrar tempo para os exercícios físicos* em agendas já lotadas.

Para cada desafio, vamos mostrar como casais inteligentes podem usar a influência mútua para superar esses obstáculos e sair do sedentarismo.

MALHAR JUNTOS OU SOZINHOS?

O Terceirizador, o Acompanhante e o Solitário

É fácil praticar exercícios regularmente quando outra pessoa o acompanha e estimula o seu progresso. Livros e programas de exercícios sabem muito bem deste fato, por isso costumam repetir um conselho que parece simples: encontre um parceiro de malhação. Quem pode pagar contrata personal trainers exatamente por isso, mas quem está em um relacionamento tem um personal trainer perfeito em potencial bem à mão. Nos momentos cruciais de decisão, quando escolhemos se vamos ou não sair da cama mais cedo antes do trabalho ou se vamos fazer aquela caminhada depois do jantar em vez de cair no sofá, quem tem maior probabilidade de nos influenciar é o nosso parceiro.

Como vários casais do nosso estudo descobriram, porém, envolver o parceiro em exercícios físicos raramente é fácil ou direto. Os parceiros não necessariamente têm a mesma agenda, nem sempre gostam das mesmas atividades ou têm a mesma capacidade física. E embora alguns tipos de exercício (como fazer uma aula de aeróbica ou jogar basquete) também sejam atividades sociais, outros (como nadar ou correr na esteira) não são. Quanto tempo devemos fazer exercícios juntos e quanto tempo devemos dar espaço a cada um para se exercitar individualmente? Como fazer da busca por uma boa forma física um objetivo conjunto e ao mesmo tempo respeitar as diferentes abordagens dos parceiros para atingir esse objetivo?

Em nossa pesquisa, vimos como os casais enfrentam a tensão entre o desejo de passar tempo juntos fazendo alguma atividade física e o reconhecimento de que cada um prefere uma forma diferente de fazer esses exercícios. Ao contrário do que ocorre com a alimentação, em que os casais precisam dividir refeições boa parte do tempo, a questão do exercício físico lhes permite alguma flexibilidade para escolher o quanto eles vão se exercitar juntos e sozinhos. Ao fazer essa escolha, os casais podem cair em pelo menos três armadilhas diferentes, mas todas com o ponto em comum de levar um aspecto da tensão ao extremo.

Vejamos, por exemplo, os casais que levam a ideia do parceiro de malhação muito a sério, insistindo em que só farão exercícios juntos. Quando ambos são igualmente comprometidos com a boa forma, esta pode ser uma ótima ideia. Os programas de exercícios são realmente mais eficazes[78] e levam a mudanças mais duradouras nos níveis de atividade quando os casais participam deles como equipe, mas, quando os parceiros não estão igualmente comprometidos ou preferem atividades diferentes, a exigência de que ambos sempre se exercitem juntos pode ser um fardo. A mensagem: "*Eu adoraria se você fizesse esta atividade comigo*" pode rapidamente virar "*Não vou fazer esta atividade* a menos que *você faça comigo*". O que começa como um desejo razoável de se exercitar juntos vira uma desculpa para não fazer exercício físico algum.

Este é o padrão do *Terceirizador*, que joga a responsabilidade de fazer exercícios físicos para um parceiro relutante, de modo que esta pessoa leva a culpa por não praticarem nenhuma atividade física. O marido a seguir é um exemplo perfeito disso. Enquanto estava em nossa sala de pesquisa, ele falou sobre a vontade de recuperar a forma que tinha na faculdade, dizendo à esposa que ele adoraria fazer longos passeios de bicicleta e queimar várias calorias se ela o acompanhasse. Eles são um belo casal, obviamente apaixonado, e a princípio o convite dele pareceu ótimo, mas, à medida que a conversa avançou, logo ficou claro que eles já tinham falado sobre isso várias vezes e ela já havia deixado claro que não gostava de andar de bicicleta. Ao se perguntar por que a insistência em uma ideia que já foi rejeitada, ela percebeu que havia algo por trás disso e não gostou nem um pouco da descoberta.

> **Esposa:** Se você diz que gosta de andar de bicicleta, então vá andar de bicicleta! Por que eu preciso ir com você?
>
> **Marido:** Porque eu gostaria que você viesse comigo.
>
> **Esposa:** Eu sei que você gostaria! Mas não acho graça nisso. Tá, tudo bem, é legal fazer isso um dia, mas não é que eu goste, sabe? Não quero fazer essas viagens longas de 20 quilômetros.

Marido: A gente não precisa ir até o lago, podemos fazer trilhas de bicicleta,

Esposa: Eu não QUERO fazer trilhas de bicicleta! Por que você não entende isso?

Marido: Porque isso me irrita.

Esposa: Bem, eu não consigo entender por quê. Eu posso gostar de algumas coisas e não gostar de outras. Por que eu preciso gostar do que você quer que eu goste?

Marido: Porque você é a minha...

Esposa: Porque eu sou sua esposa.

Marido: Porque você é minha esposa. Você é minha amiga!

Esposa: Eu não preciso ser sua única amiga, preciso?

Marido: Não, mas você é minha melhor amiga!

Ele quer passar mais tempo com a esposa e ela quer apoiar o marido na prática de exercícios físicos, então por que ambos estão irritados e frustrados? Vendo pelo lado dele, o marido se sente rejeitado pela "melhor amiga", pois não consegue imaginar que o seu convite, vindo do fundo do coração, possa ser interpretado como algo diferente de uma demonstração de afeto. Mas a esposa não entende dessa forma, por vários motivos. Primeiro, ela também deseja ser ouvida. Afinal, deixou bem claro e está repetindo nessa conversa que não gosta de andar de bicicleta. O fato de o marido continuar a propor essa atividade apenas reforça a suspeita de que o convite só diz respeito às necessidades dele.

Isso já é suficientemente frustrante, mas ela tem outro motivo para desconfiar das intenções do marido: ela sente que está sendo usada como desculpa para não andar de bicicleta. O fato de ser a melhor amiga dele de alguma forma virou uma desculpa para ele não se exercitar sozinho e isso faz com que a sugestão de andar de bicicleta juntos pareça mais uma obrigação do que um convite. Ela tenta quebrar esse ciclo estimulando o marido a andar de bicicleta sozinho. Porém esse Terceirizador não desiste e muda o problema da falta de exercício dele para a falta de disposição

Sair do sedentarismo e a influência mútua   223

dela em fazer uma atividade de que ele goste. Para avançar nos objetivos, ele precisa assumir mais responsabilidade pela própria atividade física. Contudo, o fato de seu comportamento vir embalado em afeto legítimo faz com que essa armadilha seja extremamente difícil de reconhecer e ainda mais difícil de escapar.

Em alguns casais, esse padrão é invertido: um quer fazer mais exercícios e o outro impede insistindo em que ou eles malham juntos ou ninguém faz atividade física alguma. Esse é o *Acompanhante*. Como um irmão caçula ansioso, o Acompanhante tem medo de ser deixado para trás, mas faz com que seja muito mais difícil sair de casa. Enquanto os Terceirizadores têm dificuldade para assumir a responsabilidade pela própria atividade física, os Acompanhantes não deixam os parceiros assumirem responsabilidade pela própria atividade física, mesmo quando isto permitiria aos dois serem mais ativos.

A esposa do próximo casal é um exemplo de Acompanhante. Quando os vimos em nossa sala de pesquisa, o marido descreveu com empolgação várias formas de fazer mais exercícios físicos, como ir à academia, caminhar e nadar na piscina pública. A esposa apoiou todas as escolhas, mas só se ela pudesse ir junto, e sempre havia um motivo para não acompanhá-lo.

Marido: Quero fazer exercícios físicos, mas prefiro horários diferentes dos seus e aí você faz com que eu me sinta culpado, dizendo: "Por que você não quer que a gente malhe juntos?"

Esposa: Bem, quando você estava na academia só fazia musculação, mas também precisa fazer exercício aeróbico.

Marido: Mas eu estava fazendo! Estava caminhando e tal, mas você não gosta disso. Eu gosto de fazer uma caminhada em passos rápidos de manhã por uma hora, enquanto você dá uma volta no condomínio por cerca de vinte minutos e cansa. Além disso, quando vamos à piscina, você dá cinco voltas e pronto.

Esposa: Amor, a gente anda muito mais do que vai à piscina, mas se você quiser caminhar de manhã, tudo bem. Estou acordando cedo, então se você quiser tentar...

Marido: Acho mais viável a gente fazer exercícios separadamente.

Esposa: Então isso tem que virar prioridade, porque não acho que preciso perder peso.

Marido: Tá, desde que fique tudo bem, porque você sempre fala: "Ah, eu quero ir junto. Pode me esperar?" Se eu quiser fazer algo, tem que ser uma hora por dia e, se você por acaso estiver comigo, pode vir junto ou fazer a atividade por metade do tempo.

Esposa: Tá, mas, se eu estiver em casa, então você não precisa me excluir.

Muitos casais que vimos conversando sobre exercícios físicos procuram motivação para ser mais ativos, mas não é o caso deste homem. É evidente que ele está doido para ir à academia, acordar cedo e caminhar ou ir à piscina, mas sempre que tenta é impedido pela parceira, dizendo: "Espere por mim!" Se o desejo deles de fazer exercícios físicos fosse compatível, bem como os horários do casal, este seria um pedido razoável. Porém a conversa revela que ela está muito menos motivada do que o marido por achar que não precisa emagrecer. Então por que ela insiste em fazer todos os exercícios com ele? A esposa confessa a verdadeira questão no fim da conversa: ela tem medo de ser excluída. Se eles tivessem falado desse temor de modo honesto e direto, os dois poderiam encontrar outras formas de resolver o problema, mas a conversa deles voltou rapidamente para a dificuldade de conciliar as agendas. Como acontece com o Terceirizador, a exigência de fazer todas as atividades físicas juntos acaba impedindo mais do que ajudando o casal a entrar em forma.

Tanto o Terceirizador quanto o Acompanhante acreditam que, num conflito entre as exigências da boa forma física e as do relacionamento, este precisa ganhar sempre. Outros casais reconhecem o mesmo conflito, mas o resolvem de outra forma. O *Solitário* é um parceiro que gosta (e muito) de fazer exercícios físicos e por isso exige o direito de se exercitar quando e sempre que desejar. A possibilidade de o relacionamento ser afetado por essa decisão é considerada irrelevante porque, no conflito entre a boa forma física e o relacionamento, a boa forma sempre ganha. Enquanto o Terceirizador e o Acompanhante estão dispostos a sacrificar a saúde porque o relacionamento é importante demais para eles, o *Solitário* representa o extremo oposto, recusando-se a ceder porque a relação não é suficientemente importante.

Este é o caso do próximo casal. O marido é um legítimo *Solitário*, satisfeito com a quantidade de exercícios feitos no trabalho, que lhe exige muito fisicamente. A esposa também procura fazer mais exercícios físicos e achou que o marido poderia ajudá-la. Porém, quando o casal entrou em nossa sala de pesquisa, ela suspeitou que ele não estava empolgado com o pedido, e tinha toda a razão.

> **Esposa:** Acho que me ajudaria mais se você fizesse algum tipo de exercício comigo. Eu ia preferir que pudéssemos fazer algo juntos, mas sei que você odeia isso.
>
> **Marido:** Eu odeio mesmo, porque trabalho o dia inteiro.
>
> **Esposa:** Mas é que ir sozinha é meio chato.
>
> **Marido:** Não faça isso por mim, faça por você.
>
> **Esposa:** Eu *faço* por mim, mas estou dizendo que me ajudaria mais se você fosse comigo.
>
> **Marido**: Mas não tem como. Faço meus exercícios físicos no trabalho o dia inteiro, o dia todo. Eu me exercito o expediente inteiro. Não consigo ficar sentado nem por dez minutos. Esse é o meu exercício físico. Não tenho tempo para ir à academia. Não sou assim. E tenho certeza de que não vou fazer a atividade que você quer. Não vou fazer spinning ou qualquer porcaria dessa.

Quando falam em perder peso, ouvimos muitos parceiros dizendo: "*Não faça isso por mim.*" Geralmente eles querem dizer mesmo é: "*Eu te amo do jeito que você é.*" Para este marido, contudo, "*Não faça isso por mim"* significa *"Nem pense em me envolver nos seus planos".* A esposa alega, com razão, que fazer exercícios físicos sozinha é algo perfeitamente compatível com o apoio dele, mas o marido nega categoricamente. Ao fim da falação contra a academia, a mensagem do marido é transmitida em alto e bom som: ela está sozinha nessa.

As armadilhas em que todos estes personagens caem vêm da suposição de que os parceiros de relacionamentos devem escolher entre fazer todos os exercícios físicos juntos (o Terceirizador e o Acompanhante) ou nenhum deles juntos (o Solitário). As poucas opções disponíveis refletem uma compreensão incorreta do Princípio da Influência Mútua. Como já discutimos, a influência mútua significa que as pessoas envolvidas em um relacionamento são sempre afetadas pelo comportamento uma da outra, mesmo que não percebam. Quando se trata de atividade física, isso implica que todas as nossas ações afetam a capacidade do parceiro de fazer mais exercícios físicos. Fazer uma atividade em dupla é uma forma de atingir o objetivo de sair do sedentarismo, mas o Terceirizador e o Acompanhante não entendem que esta não é a *única* forma. Os parceiros podem se exercitar separadamente e ainda assim influenciar e apoiar o objetivo de entrar em forma. Por sua vez, o que o Solitário não entende sobre a influência mútua é que a decisão de não participar dos esforços do parceiro para fazer exercícios também o afeta. Quando duas pessoas estão num relacionamento, é simplesmente impossível não influenciar uma a outra.

Você ou o seu parceiro é um Terceirizador, um Acompanhante ou um Solitário?

Se você e o seu parceiro se identificaram com uma dessas armadilhas, como sair dela? Basta reconhecer que há mais opções do que imaginam.

RECONHEÇA QUE ÀS VEZES A MELHOR FORMA DE APOIAR OS HÁBITOS SAUDÁVEIS DO PARCEIRO É DAR A ELE TEMPO E OPORTUNIDADE PARA FICAR SOZINHO. É maravilhoso quando dois parceiros querem passar cada minuto do dia juntos, mas mesmo os casais mais apaixonados se afastam um do outro de vez em quando. Dar oportunidade e tempo ao parceiro para cuidar das suas necessidades individuais é uma das várias formas de cuidar deles. Criar oportunidades para que o outro faça exercícios físicos, mesmo se não formos nos exercitar com ele, cai nessa categoria de cuidado.

O marido do exemplo a seguir é um mestre dessa estratégia. Casado com uma Terceirizadora, em vez de ficar frustrado por ela jogar a responsabilidade de se exercitar em cima dele, o marido aceita essa responsabilidade de modo diferente.

Marido: Você precisa de mais exercícios físicos, então eu sugiro o seguinte: você poderia ir à academia depois do trabalho e passar cerca de uma hora malhando. Aí a gente chega em casa na mesma hora e, depois do jantar, podemos levar o Floyd para passear. Enquanto ele passeia, você se exercita, eu me exercito e todo mundo fica feliz.

Esposa: A gente já falou tudo isso antes.

Marido: Ah, nem tudo. É só colocar na cabeça e transformar numa regra: você vai à academia depois do trabalho.

Esposa: Sim, mas o trânsito é horrível. Levei trinta minutos para chegar lá da última vez que fui direto do trabalho. Só cheguei à academia às 17h40.

Marido: Você pode encontrar outras formas de ir até lá, mas 17h40 é razoável, porque você pode malhar até 18h40 e aí a gente chega em casa mais ou menos na mesma hora.

Esposa [*pensando*]: É, mas aí eu... Quer dizer, não quero fazer tudo correndo. Sinto que preciso chegar em casa exatamente na mesma hora que você.

Marido [*com carinho*]: Mas você não precisa fazer tudo correndo, pode chegar em casa antes de mim, depois, tanto faz, o importante é ir à academia. Quando chegar lá, você fica por uma hora, faz os seus exercícios e depois volta para casa. Não precisa se basear no horário em que vou estar em casa. Se eu chegar primeiro, começo a preparar o jantar e é uma coisa a menos para você se preocupar.

Esse marido conhece bem a esposa e sabe que ela precisa fazer mais exercícios por motivos de saúde. Também sabe que ela encontra desculpas para não se exercitar, e precisar chegar em casa na mesma hora que ele era uma dessas desculpas. Alguns dos parceiros que vimos poderiam ter recuado, frustrados, ou responder com uma crítica (*"Você quer fazer exercícios físicos ou não?"*). Mas esse marido se adianta e retira os obstáculos que poderiam ter impedido a esposa de ir à academia. Começa explicitamente liberando-a de ter que chegar em casa junto com ele: *"Você pode chegar em casa antes de mim, depois, tanto faz."* Ele garante que é capaz de começar a fazer o jantar sem ela. De modo gentil, porém firme, ele se recusa a deixá-la sabotar o próprio objetivo. Este exemplo destaca as várias formas de explorar a conexão com o parceiro a fim de ajudá-lo a se exercitar, mesmo se nem sempre formos capazes de fazer exercícios físicos com ele.

ESTEJA DISPOSTO A EXPERIMENTAR NOVIDADES. Todo mundo prefere determinados tipos de atividade física e naturalmente prefere arrumar tempo para as que mais lhe agradam. Num relacionamento, contudo, a flexibilidade é uma virtude. Quanto mais os parceiros estão abertos a explorar, mais expandem a gama de atividades que podem fazer juntos. Para casais que querem malhar juntos, mas têm preferências diferentes, encontrar uma atividade inédita para ambos pode gerar um acordo e tanto.

Veja como um pouco de franqueza destrava a conversa para o casal a seguir. Ele deseja voltar a correr, como costumava fazer regularmente quando jovem. Ela é uma Acompanhante: gosta da ideia de entrar em forma junto com o marido, mas nunca foi muito de correr. Depois que ele manifesta a intenção clara de fazer exercícios físicos antes do trabalho todos os dias, ela se vê diante de uma escolha e toma sua decisão.

Esposa: Vamos levantar às 5h30 da manhã para correr?

Marido: É o que eu fazia! Levantava, corria e perdi peso, então não me importo em repetir a experiência.

Esposa: Então tá. Vou tentar também. Eu não funciono muito bem de manhã, mas vou tentar por... Vou dar a você...

Marido: Não estou pedindo para você ir, se não...

Esposa: Não, seria saudável para mim também. Gosto de ficar ao seu lado e acho que você também gosta de ficar comigo. Além disso, eu preferia que fizéssemos isso juntos. Agora, eu também adoro andar de bicicleta com você e seria ótimo se pudéssemos retomar esse hábito.

O que poderia ser um conflito evapora com a frase *"Vou tentar"*. Estas palavras enviam duas mensagens: primeiro, a esposa indica que o desejo de ficar em forma juntos é sincero. Ele oferece à esposa uma forma de apoiá-la em seu objetivo de fazer mais exercícios e ela aceita. Segundo, ela indica que, para o bem dele e da saúde de ambos, está disposta a fazer algo que não é natural para si mesma. Esta é uma forma imensa de carinho pela pessoa que você ama. A abertura ainda tem outra vantagem: aumenta a probabilidade de o marido retribuir quando a esposa sugerir que eles andem de bicicleta juntos.

FAÇA TUDO! EXERCITE-SE SOZINHO E ACOMPANHADO. Às vezes temos que escolher uma opção em detrimento de outra, mas nem sempre. Um motivo pelo qual os Solitários reagem mal ao convite para malhar juntos é que eles percebem isso como ameaça à agenda eficaz de malhação já definida por eles. Esta é uma experiência digna de ser reconhecida, porque criar (e seguir!) uma agenda de exercícios é um feito e tanto. Se o seu parceiro é um Solitário, pense em neutralizar essa ameaça deixando claro que reconhece o valor da rotina de exercícios que ele já segue e respeitando isso. Desta forma, malhar juntos pode ser uma forma adicional de fazer exercícios em vez de um sacrifício.

PARA PARCEIROS QUE ODEIAM FAZER EXERCÍCIOS FÍSICOS: O MILAGRE DA SUBSTITUIÇÃO DE RECOMPENSA

Para quem não está acostumado à atividade física, a ideia de fazer exercícios regularmente pode ser assustadora. Academias podem dar medo aos não iniciados por serem cheias de pessoas desconhecidas usando aparelhos ameaçadores. A expressão *No pain, no gain* (Sem dor não há ganho) sugere que para gerar algum benefício o exercício precisa doer. Isso não parece muito atraente. Não surpreende que tanta gente analise as opções e decida continuar sedentário.

Se você está preocupado com a saúde do parceiro e discutindo a possibilidade de fazer mais exercícios físicos, uma aversão imensa a ficar suado representa um obstáculo difícil de superar. E, realmente, para alguns dos casais que visitaram a nossa sala de pesquisa para falar sobre sair do sedentarismo, é aí que vimos muitas conversas entrarem num beco sem saída. O próximo casal é um bom exemplo disso. Reconhecendo que o estilo de vida sedentário é um risco, ele está empolgadíssimo para acrescentar os exercícios físicos regulares à vida deles. Ela não questiona o fato de que fazer mais atividade física seria melhor para eles, mas isto não basta para tirá-la do sofá.

> **Marido:** Tá bom, estamos falando de exercícios físicos. Eu só acho que deveríamos fazer mais atividades, tipo no sábado ou domingo. Poderíamos andar de bicicleta ou levar o cachorro para passear. Podemos fazer isso toda noite, andar com ela no quarteirão por meia hora. Isso é bom para nós e para ela. Nós só precisamos de algo... Algo que seja mais uma atividade.
>
> **Esposa:** [*cética*] Não sou o tipo de pessoa ativa. Todo mundo sabe que é preciso fazer exercícios. Eu só não gosto de fazer isso.
>
> **Marido:** Bem, é por isso que a gente precisa fazer algo que seja mais uma atividade, não só exercício. Por exemplo, eu gosto

de correr na esteira enquanto vejo algo na televisão, mas eu sei que você não gosta. Agora, você não tem problemas para andar de bicicleta, não é? Você pode gostar se acharmos um bom lugar para andar. E tem muitas trilhas boas por aqui.

Esposa: Mas eu tenho medo de ter uma bicicleta que precise de um diploma para ser usada.

Marido: [*surpreso*] Como assim?

Esposa: Nunca andei numa bicicleta com marchas.

Marido: [*devagar*] Bem, as marchas geralmente são...

Esposa: E os meus pés não encostam no chão.

Marido: Se os seus pés não encostam no chão, você não vai pedalar muito bem. Porque quando o pedal está na parte mais baixa, a sua perna precisa estar bem reta.

Esposa: É, mas as minhas pernas são muito curtas.

Você tem que dar crédito a esse marido pela persistência. Toda vez que faz uma sugestão, a esposa retruca, mas ele continua insistindo. Apesar disso, estava claro que essa conversa não iria a lugar algum assim que ela declarou "*Eu não gosto de fazer isso*". Nem todos os argumentos do mundo a fariam mudar de ideia, como acontece com alguém que odeia vegetais, filmes franceses ou pinturas abstratas: não dá para persuadir uma pessoa a apreciá-los.

O marido do exemplo a seguir tem a mesma postura contra os exercícios, mas a esposa responde de outro modo. Enquanto o marido anterior continuava dando sugestões e as via serem derrubadas uma a uma, a esposa deste casal joga o holofote diretamente sobre a relutância do marido. Esta estratégia acaba abrindo algumas portas.

Marido: Não gosto de fazer exercícios físicos.

Esposa: Tudo bem.

Marido: Então o que a gente vai fazer?

Esposa: Eu não vou fazer nada. O que você vai fazer?

Marido: Preciso decidir sozinho. Na verdade, a decisão já está tomada. Quero fazer algo a respeito.

Esposa: Então por que ainda não fez?

Marido: Porque sou muito preguiçoso.

Esposa: Entendi.

Marido: E, quando sou pressionado, eu devolvo a pressão.

Esposa: Você já decidiu mudar de ideia em relação a essa preguiça? Ou isso ainda está pendente?

Marido: Ainda está meio pendente, acho.

Esposa: Tá. Bem, então me avise quando você decidir mudar de ideia.

Observe o quanto algumas perguntas simples podem ser eficazes. Esta esposa poderia ter começado a dar sugestões imediatamente, como o marido do exemplo anterior, mas prefere outra abordagem. As perguntas razoáveis jogam a responsabilidade de iniciar a mudança para a pessoa certa: o marido. Enquanto a esposa do exemplo anterior podia culpar a incapacidade de se exercitar pelas sugestões inadequadas do parceiro, o marido deste casal não tem em quem colocar a culpa. Consequentemente, a afirmação ousada de que "a decisão está tomada" logo se esvazia quando ele admite que na verdade essa decisão "ainda está meio pendente". Ao reconhecer o seu papel na falta de atividade física, esse marido está vários passos à frente da esposa anterior, mesmo que ainda não tenha formas concretas de superar o fato de simplesmente não gostar de fazer exercícios físicos.

Você ou o seu parceiro simplesmente odeia se exercitar?

Então o que você pode fazer? O segredo é superar a apreensão e transformar o exercício físico em algo agradável ou, caso não seja possível, em algo suportável a ser feito em nome da boa saúde. Obviamente, esta é a razão pela qual as pessoas pagam a mensalidade da academia e frequentam as aulas de aeróbica: fazer exercícios físicos em grupo dá a chance de transformar uma tarefa chata num evento social. O motivo pelo qual

Sair do sedentarismo e a influência mútua   233

tantas mensalidades de academia são pagas à toa, porém, é que fica difícil desenvolver relacionamentos fortes com pessoas com quem encontramos e com quem interagimos esporadicamente. Para quem não gosta de malhar, ver aquele conhecido na esteira ao lado não é um motivador particularmente forte.

Por outro lado, o nosso relacionamento íntimo pode ser uma ótima fonte de motivação. Na verdade, como indica o Princípio da Influência Mútua, o parceiro tem o poder singular de transformar atividades comuns ou até desagradáveis em eventos ansiosamente aguardados. Os casais que se aproveitam dessa influência mútua têm duas formas eficazes para se motivar a sair do sedentarismo, mesmo quando se exercitar é a última coisa que qualquer um dos parceiros deseja fazer.

RESISTA ÀS DEFINIÇÕES LIMITADAS DE EXERCÍCIO FÍSICO. Um motivo pelo qual algumas pessoas insistem em que não gostam de malhar é o fato de definirem exercícios físicos exclusivamente como "algo feito numa academia com equipamentos caros e imensos", mas o exercício físico existe há muito mais tempo que a esteira ergométrica. Comparado a ficar sentado no sofá, *qualquer* atividade física gera benefícios significativos para a saúde. Você pode ser o responsável por lembrar o seu parceiro relutante deste fato e estimular uma abordagem mais aberta e criativa para sair do sedentarismo.

De repente o seu parceiro não gosta de correr, mas que tal andar ou fazer uma trilha? O parceiro em questão pode não ser atleta, mas talvez fique tentado pelas aulas de salsa ou patinação. Até ver as vitrines na rua é algo mais ativo do que comprar pela internet. A questão é que todos têm alguma atividade preferida capaz de tirá-los do sofá. Você pode usar a sua influência para ajudar o parceiro a descobrir essa atividade nova e empolgante. Se você transformar essa atividade num encontro romântico, então não é exercício físico.

PRATIQUE A SUBSTITUIÇÃO DE RECOMPENSA. Algumas tarefas jamais serão divertidas, mas nós nos dedicamos a elas mesmo assim porque nos deixam mais perto de algo que queremos e não podemos obter de outra forma. Queremos dentes e gengivas saudáveis, por isso escovamos os dentes e passamos fio dental. Como nos importamos com a aparência, lavamos e passamos nossas roupas. A ligação entre a tarefa e a recompensa é o que nos leva a fazer a tarefa. Segundo o estudioso de economia comportamental Dan Ariely, sempre que estamos diante de uma tarefa que não nos agrada, mas que somos obrigados a fazer, devemos associar essa atividade a algo de que gostamos. Isso se chama *substituição de recompensa*.[79]

Num bom relacionamento, estar juntos pode ser a recompensa que transforma o exercício físico em algo a ser ansiosamente aguardado. Você pode sentir tédio ao correr na esteira, mas, se o parceiro encontra você na academia depois do trabalho, a tarefa vira uma hora importante para saber das novidades do dia dele. Mesmo se você e o seu parceiro não conseguirem organizar as agendas para se exercitarem juntos, é possível usar o conhecimento das preferências um do outro para configurar recompensas substitutas. Claro que o parceiro pode odiar aquela bicicleta ergométrica que acumula poeira no canto do quarto, mas se ambos fizeram o acordo de só poderem ver os últimos episódios de *Top Chef* quando pedalarem nela, o tempo gasto se exercitando vira um meio para um fim desejado.

PARA QUEM NÃO TEM TEMPO: A ECONOMIA DE ESCALA NOS RELACIONAMENTOS

"Exercícios físicos? Eu adoraria, mas quem tem tempo para isso?" Você conhece alguém que esteja procurando *mais* coisas para fazer? A agenda cheia é o problema crônico da vida moderna e um dos principais motivos citados pelas pessoas para explicar por que não fazem mais atividades físicas. Além disso, é uma desculpa razoável. Sim, fazer exercícios físicos é importante, mas o mesmo vale para tudo o mais que nos mantém ocupados ao longo do dia.

Talvez você consiga sentir empatia pela esposa a seguir, uma ex-estudante de enfermagem que agora gerencia o consultório médico do marido e explicou a sua situação enquanto estava em nossa sala de pesquisa:

> **Esposa:** Não tenho tempo. Quando eu trabalhava no hospital, voltava para casa e estava sempre tão cansada que não conseguia fazer mais nada, mas pelo menos eu caminhava. Subia e descia escadas. Eu andava pelo hospital inteiro, sempre caminhei entre quinze e trinta minutos por dia. Independentemente de querer ou não, eu sempre fazia algum tipo de exercício. Agora, no escritório, eu fico sentada atendendo telefone e só. Então eu não faço tanta atividade física quanto gostaria e acho que este é o meu maior problema. Não consigo achar tempo.

Quem não fez esta reclamação recentemente? Quando o trabalho se acumula e a pressão é muita, adiar o exercício para amanhã, a próxima semana ou o próximo mês faz todo o sentido. O problema é que para a maioria de nós a vida nunca vai ficar mais tranquila. Quem adia o exercício "até a situação se acalmar" provavelmente vai esperar muito e não vai ficar mais saudável nesse meio-tempo.

Se você e o seu parceiro não encontram tempo para se exercitar

Quando as responsabilidades se acumulam e o dia se recusa a ter mais do que as usuais 24 horas, o Princípio da Influência Mútua oferece uma saída. O fato é que os casais que trabalham juntos em prol de um objetivo em comum podem (caso tentem) ser muito mais eficientes do que os parceiros que trabalham sozinhos. O economista Adam Smith se referiu a isso como *economia de escala*, termo utilizado para descrever o fato de organizações maiores frequentemente conseguirem produzir bens mais eficazes em termos de custo que as pequenas. A economia de escala explica por que o plano de saúde comprado por uma grande empresa geralmente vai custar menos que o comprado por um indivíduo e por que o Walmart, o maior varejista do mundo, pode vender produtos mais baratos que qualquer outra loja. A princípio, um casal pode não parecer uma "grande organização" comparado a uma pessoa, mas leve em conta que um grupo de dois indivíduos é 100% maior que um grupo de um. Dobrar o número de pessoas disponíveis para cuidar de uma casa abre várias portas para aumentar a eficiência. Os casais que reconhecem e exploram este fato ganham várias maneiras de arranjar tempo para exercícios físicos, mesmo tendo agenda cheia e vida agitada.

DIVIDIR E CONQUISTAR. Boa parte da eficiência das organizações grandes vem de uma divisão de trabalho bem-feita. Quando uma tarefa é complexa, várias pessoas trabalhando em seus diferentes aspectos podem realizá-la de modo mais eficaz do que uma pessoa tentando fazer tudo. Manter uma casa certamente é algo complexo, logo o mesmo princípio se aplica. Por exemplo, os dois integrantes do casal não precisam ir ao supermercado: se um faz as compras, libera o outro para ajudar as crianças com o dever de casa, pagar contas ou fazer outra tarefa. Os casais que não conseguem encontrar tempo para se exercitar juntos ainda podem cuidar da saúde um do outro assumindo tarefas e gerando tempo para que o outro possa se exercitar regularmente. Alguns casais fazem barganhas explícitas: eu vou para a academia à noite enquanto você dá banho nas crianças e as coloca para dormir. Aí você pode ir à academia de manhã enquanto eu dou o café para eles e os arrumo para a escola. Uma vantagem secundária deste tipo de barganha: saber que o parceiro está ajudando nas tarefas enquanto malhamos pode nos levar a caprichar mais nos exercícios.

TRANSFORME A ATIVIDADE FÍSICA EM HÁBITO. As pessoas que perderam peso e o mantiveram longe descrevem a alimentação correta e fazer exercícios regularmente como algo que virou hábito não planejado. Era algo tão natural como sair da cama de manhã. Não precisamos desenvolver o hábito de comer: mesmo que não nos lembremos da hora das refeições, a fome se encarregará disso. Mas, se não estamos acostumados à atividade física,

Sair do sedentarismo e a influência mútua   237

precisamos desenvolver o hábito de nos exercitar regularmente. Quando a prática regular de exercícios físicos fizer parte do seu dia a dia, não precisaremos arrumar tempo para ela porque já fizemos isso. São as outras tarefas da vida que precisarão dar espaço aos exercícios. Um marido expressou perfeitamente esta ideia em nossa sala de pesquisa:

> Acho importante manter [os exercícios físicos] como parte da rotina para que seja algo que fazemos e seria meio esquisito se *não* fizéssemos.

Mas como criar um novo hábito a partir de uma atividade que é fácil de adiar, esquecer ou evitar, supondo que você vá se exercitar, independentemente do que aconteça? Depois do jantar, faça uma caminhada pelo bairro em vez de cair no sofá. Aquelas manhãs preciosas dos fins de semana não ficarão menos especiais se virarem sinônimo de atividade para os dois. Obviamente seria ótimo se você e o seu parceiro pudessem revezar, fazendo com que ambos saíssem do sedentarismo. Mas, se o seu parceiro é o mais relutante, é melhor você assumir a liderança do que deixar que ambos fiquem sem se exercitar. Você pode ser o sinal que alerta o parceiro sobre a hora de fazer alguma atividade, como um recadinho de Post-it humano (e carinhoso).

PONTOS PRINCIPAIS DO CAPÍTULO 7

- Muitos desafios de sair do sedentarismo se assemelham aos de comer corretamente, mas passar a praticar mais exercícios físicos também tem suas questões específicas.

- Um desafio para os casais é decidir o quanto devem se exercitar juntos e o quanto malhar sozinhos. Quando os parceiros exageram num dos lados da escolha, tendem a cair em armadilhas reconhecíveis. Alguns parceiros (o *Terceirizador* e o *Acompanhante*) insistem em sempre

238 CASAIS INTELIGENTES EMAGRECEM JUNTOS

malhar juntos e com isso praticamente impossibilitam a prática de qualquer exercício, sendo responsáveis pela própria relutância a sair do sedentarismo. Já outro parceiro (o *Solitário*) se recusa a comprometer a própria rotina de exercícios. A persistência e dedicação dele pode até inspirar, mas ele está perdendo a oportunidade de ajudar o parceiro que ainda não desenvolveu essa rotina. A forma de sair destas armadilhas é ter flexibilidade: perceba que tanto fazer um esforço para malhar juntos quanto dar espaço ao parceiro para se exercitar sozinho são formas de mostrar o quanto nos importamos com a saúde dele.

- Algumas pessoas simplesmente não gostam de atividade física. Neste caso, podemos praticar a substituição de recompensas, associando os exercícios dos quais eles não gostam a recompensas valorizadas, como passar tempo juntos ou a oportunidade de ver um filme ou programa de televisão favorito.

- Os casais com dificuldades de achar tempo para os exercícios físicos podem se aproveitar da economia de escala, assumindo as tarefas um do outro a fim de ganhar tempo para que consigam se exercitar quando a agenda cheia não permite sair do sedentarismo juntos.

PLANEJANDO A MUDANÇA

As frases abaixo descrevem o que casais bem-sucedidos fizeram para apoiar os esforços um do outro com o objetivo de sair do sedentarismo. Veja se você e seu parceiro têm o comportamento descrito em cada uma delas e pense em quanto é fácil ou difícil para vocês fazer os ajustes necessários para melhorar.

1. Nós *respeitamos* as diferentes preferências um do outro em relação à prática de exercícios físicos.

_____ Este é um dos nossos pontos fortes. Não precisamos fazer mudanças em relação a isto.

_____ Poderíamos melhorar neste ponto e achamos que vai ser fácil conseguir isso.

_____ Poderíamos melhorar neste ponto, mas achamos que vai ser difícil conseguir isso.

2. Nós *buscamos o equilíbrio* entre fazer atividades físicas em conjunto e dar espaço para que o outro se exercite sozinho.

_____ Este é um dos nossos pontos fortes. Não precisamos fazer mudanças em relação a isso.

_____ Poderíamos melhorar neste ponto e achamos que vai ser fácil conseguir isso.

_____ Poderíamos melhorar neste ponto, mas achamos que vai ser difícil conseguir isso.

3. Somos *flexíveis e abertos* a experimentar novos tipos de atividades físicas.

_____ Este é um dos nossos pontos fortes. Não precisamos fazer mudanças em relação a isso.

_____ Poderíamos melhorar neste ponto e achamos que vai ser fácil conseguir isso.

_____ Poderíamos melhorar neste ponto, mas achamos que vai ser difícil conseguir isso.

4. Nós *praticamos a substituição de recompensa*, associando o exercício físico a recompensas desejadas por ambos.

_____ Este é um dos nossos pontos fortes. Não precisamos fazer mudanças em relação a isso.

_____ Poderíamos melhorar neste ponto e achamos que vai ser fácil conseguir isso.

_____ Poderíamos melhorar neste ponto, mas achamos que vai ser difícil conseguir isso.

240   CASAIS INTELIGENTES EMAGRECEM JUNTOS

5. Estamos dispostos a *assumir as tarefas domésticas um do outro* de modo a garantir tempo para a prática regular de exercícios físicos.

_____ Este é um dos nossos pontos fortes. Não precisamos fazer mudanças em relação a isso.

_____ Poderíamos melhorar neste ponto e achamos que vai ser fácil conseguir isso.

_____ Poderíamos melhorar neste ponto, mas achamos que vai ser difícil conseguir isso.

Se a primeira resposta foi marcada muitas vezes, então você e o seu parceiro valorizam o Princípio da Influência Mútua e exploram esta compreensão de modo a reafirmar os esforços um do outro para fazer a quantidade suficiente de exercícios físicos.

Se as respostas tenderam para a segunda opção, então vocês sabem o que precisam fazer. Agora que entendem como o Princípio da Influência Mútua funciona, você e o seu parceiro têm várias ótimas formas de manter um ao outro na linha e nada os impede de trabalhar juntos para fazer dos exercícios físicos parte permanente da vida de vocês.

Se a terceira resposta foi a mais escolhida, então você e o seu parceiro até entendem o Princípio da Influência Mútua, mas reconhecem que fazer essa influência trabalhar a seu favor não será fácil. Releiam este capítulo com o objetivo de identificar os passos que vocês podem dar hoje, e lembrem-se de que benefícios reais e mensuráveis surgem mesmo com pequenas quantidades de exercício físico.

8

Sair do sedentarismo e a compreensão mútua

DE OUVIDOS ATENTOS PARA A MUDANÇA

Sempre fui uma criança gordinha, mas engordei mesmo depois da separação dos meus pais. Basicamente eu fui uma criança gordinha deprimida até o primeiro ano do ensino médio, quando passei a fazer atletismo, correr em montanhas e perdi tudo. Na faculdade, continuei na corrida. Eu estava em plena forma, fazia exercícios físicos o tempo todo e me sentia ótimo. Mas agora parece brincadeira. Não faço mais exercícios e me sinto um lixo: fico de mau humor e sinto cansaço o tempo todo. Sou a criança gordinha de novo, voltei ao começo. Eu costumava ser um grande exemplo, mas agora sou apenas... grande.

QUANDO ENTREVISTAMOS DARRYL pela primeira vez, ele estava com 30 e poucos anos e trabalhava como professor de inglês e teatro na mesma escola de ensino médio na Califórnia onde finalmente tinha conseguido se livrar de todos os quilos extras da adolescência. A ironia era dolorosa. Com mais de dez quilos acima do peso desejado,

242 CASAIS INTELIGENTES EMAGRECEM JUNTOS

Darryl duvidava seriamente se conseguiria repetir a mesma proeza. Também insatisfeita com o próprio peso, a esposa dele, Camilla, corretora de hipotecas, relembrava o quanto eles faziam atividades físicas no início do relacionamento. Mas aí, como acontece com tantos jovens casais, Darryl e Camilla logo caíram numa rotina, trabalhando várias horas para juntar dinheiro e adiantar as prestações da casa. Os hábitos relacionados à prática de exercícios físicos foram para o espaço e, exceto por surtos ocasionais de atividade física, ambos ganharam alguns quilos ao longo dos anos. Com o tempo, Darryl e Camilla não conseguiam mais negar que mudar para um estilo de vida mais saudável era necessário e já deveria ter sido feito há tempos. Eles estavam começando a controlar de novo os hábitos alimentares, mas ainda se achavam acima do peso e queriam ficar, nas palavras de Camilla, "mais sarados".

Quando pedimos ao casal para conversar sobre algo que Darryl gostaria de mudar nele (e o assunto não poderia ser um problema no casamento), a resposta imediata foi: "Fazer mais exercícios físicos." Nós os deixamos sozinhos para desenvolver o tema em particular e, depois de trocarem sorrisos agradáveis, o tom da conversa começou a mudar.

Darryl: Quero ajuda.

Camilla: Bem, o que você quer mudar em você?

Darryl: Quero me sentir melhor, ter mais disposição, perder peso... Assim a gente pode ter uma aparência melhor e eu não vou ser tão *redondo*. Eu me sinto... *Argh. [resmungando]*

Camilla: Você não está *redondo*. Ainda te acho muito atraente.

Darryl: Então por que você sempre me chama de gordinho?

Camilla: Eu nunca te chamei de gordinho. De Abominável Homem das Neves talvez, mas gordinho nunca.

Darryl: Você faz muito isso. Outro dia me chamou de boneco da Michelin quando saí do banho.

Camilla: Eu ainda acho você atraente. Você sabe disso, não é?

Darryl: Tá, tá bom.

Vamos ver mais de perto o que Darryl e Camilla estão dizendo aqui. Acima do peso e desanimado, Darryl quer controlar a saúde e voltar a uma rotina rígida de exercícios físicos. Parecendo meio desesperado, ele pede a ajuda de Camilla, mas vê pouca sinceridade nas tentativas de a esposa garantir que ainda o acha atraente. Como ele *poderia* se convencer, sabendo que a impressão supostamente positiva da sua aparência contradiz diretamente o que ele sente (*"argh"*) e a implicância recente da parte dela?

A seguir, veremos que a vontade de Darryl de sair do sedentarismo gerou ressentimento por parte de Camilla, provavelmente porque ela pensa que sua opinião sobre o assunto não é tão importante para ele:

Camilla: Então você não quer mudar porque é importante para o nosso relacionamento? Não quer mudar por mim?

Darryl: Não, eu quero mudar por *mim*.

Camilla: E se eu não o achasse mais atraente e tivesse vergonha de ser vista com você? Você não ficaria chateado?

Darryl: [*surpreso, sarcástico*] Ah, obrigado, hein? Sei lá. Provavelmente. O que uma coisa tem a ver com a outra?

Por motivos que ele não consegue entender, Darryl tocou num ponto sensível de Camilla. Ele ficou desnorteado com a guinada de 180 graus na atitude da esposa, mostrando-se atraída por ele num momento e sentindo repulsa no outro. Quando eles concordam tacitamente em deixar de lado a linha desconfortável de questionamento feita por Camilla, a discussão passa a girar em torno da logística da rotina de exercícios de Darryl. Mas isso não é um problema que possa ser resolvido por uma preparação cuidadosa da agenda, porque há emoções mais profundas ainda pendentes.

Camilla: Como você pretende se exercitar mais? Eu queria que fizéssemos isso juntos, mas você não quis.

Darryl: Quero ir para uma academia.

Camilla: Por que temos que ir a uma academia?

Darryl: Porque eu gosto do ambiente.

Camilla: Bem, então eu acho que você vai ter que ir sozinho. Pode ir e passar menos tempo comigo.

Darryl: Eu quero que você venha comigo.

Camilla: Por que você quer que eu vá com você?

Darryl: Para que a gente possa passar mais tempo juntos e eu possa perder peso e me exercitar.

Camilla: Mas você não se exercita comigo.

Darryl: Você queria que eu acordasse às 5h30 da manhã para fazer uma atividade física com você!

Do ponto de vista de Darryl, este não é um problema complexo. Ele voltou a ficar acima do peso, sente-se péssimo com isso e sabe que sair do sedentarismo é uma solução testada e aprovada. Ele quer ajuda e estímulo de Camilla e, se puder ir à academia com ela, melhor ainda: afinal, eles passariam mais tempo juntos. Mas a cada tentativa Darryl encontra resistência. No desenrolar da conversa, ele revela o medo mais profundo da esposa e acaba encontrando o seu maior obstáculo.

Camilla: Ainda não entendo por que você acha isso um problema.

Darryl: É um problema de saúde.

Camilla: Então você acha que vai morrer mais cedo se não perder peso?

Darryl: Isso. Vou ter um ataque cardíaco.

Camilla: Você realmente pensa isso?

Darryl: Penso. Eu só quero ter a aparência e a sensação de quando estava no ensino médio: jovem e saudável... Como você se sentiria se eu fizesse mais exercícios e perdesse peso? Você não quer que eu faça isso?

Camilla: Preferiria que você não fizesse.

Por trás das palavras duras de Camilla parece haver uma ambivalência quanto ao papel dela como parceira. Camilla quer ser a pessoa a quem Darryl procura para pedir apoio e, mais importante, aprovação. Ela precisa saber que o marido quer ter uma boa aparência *para ela*. Se Darryl não reconhece a importância da opinião de Camilla sobre ele, a esposa não sabe como apoiar o plano de exercícios dele. Ela se sente abandonada e não consegue ver o seu lugar nos esforços de mudança do marido. E, embora não reconheça, sua última afirmação sugere que ela se sente ameaçada pela ideia de Darryl mudar.

Do ponto de vista de Camilla, o plano de Darryl para perder peso significa que ela também vai precisar fazer mudanças drásticas e ela não está pronta para sacrificar nada. A menos que Darryl concorde em se exercitar de acordo com a conveniência da esposa, do jeito que ela quiser, Camilla não parece disposta a ajudá-lo. O apoio dela vem com um preço: exigir que Darryl concorde com suas ideias sobre quando, onde e como malhar. Se o marido não concordar, ela prefere que ele não perca peso!

Em nossas entrevistas com casais, geralmente vimos que, quando toma a iniciativa de ser mais saudável, um parceiro força o outro a confrontar os próprios problemas em relação ao peso e hábitos relacionados à atividade física, questões que ele preferiria minimizar ou negar totalmente. Além de se sentir abandonada, boa parte da falta de vontade de Camilla em ajudar o marido pode vir do fato de não estar pronta para encarar os sentimentos sobre o próprio peso. Darryl não vê que está colocando Camilla numa posição difícil e ela não entende ainda que o pedido de ajuda do marido mexeu em sentimentos importantes, sentimentos que ela precisa reconhecer para ser uma colaboradora eficaz. Nenhum parceiro está claramente certo ou errado aqui, mas ambos estão empacados e um pouco de discernimento os ajudaria a quebrar a barreira que enfrentam agora.

Será que Darryl e Camilla podem mudar isso? Ao visitar o nosso laboratório dois anos depois, Darryl (agora 15 quilos acima do peso, segundo ele) repetia o desejo anterior de fazer mais exercícios e perder peso. Agora pais de gêmeas, o casal parecia feliz por ter um momento tranquilo no laboratório para conversar. Mas a conversa não foi bem de novo: ele começou reclamando da implicância de Camilla e ela por sua vez o criticou por sempre inventar desculpas para não ir à academia. Eles também discutiram outras possibilidades para Darryl se exercitar, bem como os maus hábitos alimentares de Camilla e a recente notícia de que o médico de Camilla está preocupado com o peso *dela*. Darryl e Camilla não entendem muito bem as necessidades de saúde um do outro e por isso não conseguem manifestar empatia nem se apoiar.

Eles não são os únicos. As circunstâncias e detalhes obviamente mudam de um casal para outro, mas mesmo este pequeno trecho ilustra o padrão básico que vemos em nossos estudos: um parceiro, frustrado e até envergonhado, percebe que finalmente chegou a hora de levar a sério a ideia de queimar calorias. Como Darryl, muitos temem uma piora na saúde se continuarem acima do peso e sedentários. Contudo, eles acham o exercício físico inconveniente, angustiante ou chato. Esses parceiros evitariam a questão se pudessem, mas sentem (corretamente) que a necessidade de se exercitar vai ficar mais urgente e difícil à medida que o tempo passar. Quem procura ajuda, como Darryl, quer ser tranquilizado e em geral se menospreza (*"Estou redondo!"*) para que o outro fique com pena dele. Essas pessoas querem ter o parceiro como fonte de força e confiança enquanto pensam na possibilidade de adquirir hábitos mais saudáveis. Portanto, o apoio sincero e a orientação equilibrada são cruciais para ajudar uma pessoa a ser mais ativa. Enfrentando uma tarefa quase impossível, o parceiro tenta ajudar com uma série de estratégias, mas geralmente acaba fracassando de quatro formas diferentes: 1) Tranquilizando o parceiro ao dizer que tudo vai ficar bem, com ou sem a perda de peso; 2) culpando secretamente o parceiro pelos fracassos anteriores; 3) alertando o parceiro sobre a gravidade da situação; ou 4) limitando as opções de exercícios do parceiro de alguma forma. Alguns parceiros acertam, mas vários parecem se sentir ameaçados ou aborrecidos com a nova inspiração do outro e, como Camilla, pouco fazem para atender a necessidade de apoio dele.

UNINDO-SE PARA SAIR DO SEDENTARISMO: COMO SUPERAR OS DESAFIOS MAIS COMUNS

Embora casais como Darryl e Camilla não percebam, eles têm boas opções para sair desse impasse. Ao analisar o problema do ponto de vista do nosso segundo princípio, o Princípio da Compreensão Mútua, os casais podem descobrir algumas opções simples que reforçam em vez de bloquear os desejos de fazer mais exercícios físicos. Que a compreensão mútua anda escassa quando Darryl e Camilla discutem sobre saúde, isto é óbvio, mas por que eles vivem caindo nessa armadilha?

Neste capítulo você vai aprender como a resistência de uma pessoa ao desejo do parceiro de se exercitar (como a falta de apoio e a tendência a sabotar os esforços de Darryl por parte de Camilla) pode significar que ela se sente ameaçada e inadequada. E também vai aprender como a falta de motivação e a vontade de abrir mão do exercício de um parceiro (evidenciada pela descida gradual de Darryl rumo ao sedentarismo e o pedido de ajuda a Camilla) podem refletir insegurança e incerteza quanto à disponibilidade emocional do outro. Nosso trabalho mostra que a resistência de Camilla e o sedentarismo de Darryl são paradoxalmente *recompensados* em situações como esta porque, sem que percebam, resolveram problemas ocultos para os casais. Por exemplo, ao resistir ao desejo do marido de fazer mais exercícios físicos, Camilla evita a sensação de ameaça e fraqueza. Darryl, por sua vez, descobre que continua atraente para a esposa, mesmo que sua saúde e aparência estejam indo ladeira abaixo. Esta é a dinâmica que casais como Darryl e Camilla não conseguem reconhecer e que atrapalha o esforço deles para sair do sedentarismo.

A esta altura, vocês já estão familiarizados com o Princípio da Compreensão Mútua. No Capítulo 5, falamos do mesmo princípio em relação a comer corretamente. Você pode se lembrar de como o Encantador (*"Mas você está fantástica!"*), o Cantor de Uma Nota Só (*"Basta fazer o que eu fiz!"*) e o Hesitante (*"É impossível para você me ajudar, mas isso não vai*

248   CASAIS INTELIGENTES EMAGRECEM JUNTOS

me impedir de pedir ajuda!") geram mal-entendidos específicos que sabotam os esforços para fazer mais atividades físicas (você já deve ter notado a tendência de Camilla a ser Encantadora, por exemplo), mas discussões sobre exercícios físicos geram duas questões adicionais que pressionam a compreensão que um parceiro tem do outro.

Primeiro, quando as pessoas falam sobre fazer mais exercícios, em geral comentam sobre a vontade de ter uma aparência melhor, mais músculos, usar roupas melhores, parecer mais dispostas e bem-sucedidas, além de enrijecer partes específicas do corpo. Em suma, elas querem fazer tudo o que fizeram para atrair o parceiro atual! Não surpreende, portanto, que *o desejo de um parceiro se exercitar mais possa levar o outro a se sentir inseguro e ficar na defensiva.*

Segundo, ainda mais em discussões sobre comer corretamente, *falar sobre sair do sedentarismo naturalmente gera preocupações se os parceiros têm os mesmos níveis de habilidade e preferências por exercícios físicos.* Surgem perguntas sobre quem vai ceder, se eles vão conseguir se exercitar no mesmo local ao mesmo tempo e, se não for o caso, o que significa ser parceiros que valorizam o fato de passar muito tempo livre juntos mas preferem não fazê-lo quando se trata de malhar. Como consequência, a nova ênfase que um parceiro coloca na própria aparência e as preferências pessoais podem ser interpretadas como egoístas e facilmente gerar sensações de ciúme, abandono e raiva.

Esses tipos de insegurança podem levar a dois tipos de padrões destrutivos que solapam os esforços dos parceiros para sair do sedentarismo:

1. O *Sabotador*, que inventa qualquer desculpa para atrapalhar o regime de exercícios do parceiro, e

2. A *Armadilha da Tranquilização*, quando um parceiro constantemente tranquiliza o outro, dizendo que ele está ótimo do jeito que está e não precisa se exercitar... Mesmo que não seja verdade.

Ao revisitar e expandir o Princípio da Compreensão Mútua e aplicá-lo a este assunto da prática de exercícios físicos, vamos descobrir formas de superar esses desafios comuns.

AUTODEFESA OU CONEXÃO VERDADEIRA? O SABOTADOR

"Tem certeza de que você quer entrar naquela academia? É meio contramão e, depois que o bebê nascer, eu tenho medo de que o lugar não seja prático para você."

"Eu achava melhor você não correr à noite. É escuro e o nosso bairro não é tão seguro. Que tal a gente caminhar juntos pela manhã?"

"Não sou especialista, mas certamente parece que você precisa pegar mais leve. Lembra do que o médico disse sobre machucar as costas e fazer as atividades gradualmente?"

Ao decidir novas formas de queimar mais calorias, os parceiros de relacionamento pensam em soluções que considerem inteligentes e sustentáveis, mas as afirmações acima oferecem a base da qual os parceiros precisam para tomar boas decisões ou são barreiras que vão impedi-los no meio do caminho? A diferença está oculta nas próprias afirmações, nas quais o falante pretende ter empatia pelos planos do parceiro ou defender os próprios interesses imediatos. O primeiro passo no sentido de aplicar o Princípio da Compreensão Mútua é os dois parceiros reconhecerem que essas afirmações de proteção apenas disfarçam as incertezas e os sentimentos de vulnerabilidade do Sabotador, sentimentos que o parceiro responsável pelo pedido de ajuda está ajudando a criar. Embora essas afirmações de proteção geralmente criem resistência e atrito para o parceiro que deseja ser mais adepto a atividades físicas, elas não são mal-intencionadas. O problema não é que o Sabotador queira um parceiro inativo e letárgico,

CASAIS INTELIGENTES EMAGRECEM JUNTOS

e sim que o Sabotador deseja ainda mais é sentir-se menos ameaçado, ansioso e vulnerável.

As afirmações a seguir, por exemplo, representam os tipos de respostas que ouvimos de pessoas após receberem o pedido de apoio para o desejo do parceiro de se exercitar:

- Se você for à academia, eu vou ficar sozinho(a).

- Se você emagrecer, vou ficar pior comparado(a) a você.

- Se você quiser fazer mais exercícios físicos, vou ter dificuldade para acompanhar. Ainda não estou pronto(a).

- Se você vai tomar uma decisão dessa sozinho(a), vou me magoar.

- Se você receber todas as atenções, vou me sentir ignorado(a).

- Se você se machucar de novo, eu é que vou ter que cuidar de você.

- Se você ficar mais atraente para os outros, vou ficar com ciúme.

A sensação subjacente de desconforto (e de se sentir ameaçado) praticamente escreve o resto do roteiro: *Você já está ótimo(a) do jeito que está! Você realmente quer ir à academia? Claro que vou com você, mas por que você precisa fazer isso em horários tão bizarros?*

Não importa como a afirmação é feita, a questão é que, quando se mostra pronto para sair do sedentarismo e ter uma aparência melhor, um parceiro pode iniciar uma série de reações conflituosas no outro. Uma ameaça percebida ou uma pontada de ansiedade gera o impulso de reduzir esse desconforto *resistindo* a qualquer tipo de alteração e costuma levar à sabotagem do plano desse parceiro para se exercitar. Prefere-se proteger a situação atual a ter empatia pelos objetivos do outro e assim perdem-se oportunidades promissoras de apoio. Por mais tentador que seja considerar a inatividade do parceiro apenas como reflexo de falta de motivação e por mais tentador que seja rotular o parco apoio recebido apenas como falta de afeto, nosso trabalho indica que muitos casais estão negociando alguma versão deste dilema entre proteção e empatia quando falam sobre exercícios físicos. Quando a pessoa que poderia ajudar escolhe se proteger em vez da verdadeira empatia, geralmente a sabotagem vem logo em seguida.

Aplicar o Princípio da Compreensão Mútua pode ajudar muitos casais a evitar esses problemas. Veja o exemplo a seguir, no qual Lisa perguntou ao marido, Chad, se ele estaria disposto a ajudá-la a entrar em forma. Lisa faz uma série de perguntas a ele: se Chad a acompanharia nos exercícios físicos, se permitiria que ela entrasse numa academia e massagearia as costas dela após a malhação. As respostas dele, embora favoráveis, eram sempre curtas ("Sim", "Tá bom," "Sem problemas"), mas Lisa acabou se dando conta de que algo estava errado.

Esposa: Você parece irritado. Este assunto é difícil para você?

Marido: Você entrar em forma? A gente já falou sobre isso e ambos concordamos. Eu já até fui com você para ajudar.

Esposa: Ah, é.

Marido: [*debochando, com raiva*] "Ah, é." Meu padrasto ajudou, a família inteira ajudou, até as crianças. Porque, quando *você* quer alguma coisa, nós ajudamos.

Esposa: Mas quando você quer algo isto não acontece? Então eu não estou lhe dando apoio?

Marido: Por que você está dizendo isso?

Esposa: Pelo que você falou, então eu não estou lhe dando apoio.

Marido: Eu não falei isso, Lisa. O que faz você pensar que não está me dando apoio?

Esposa: Você, por favor, pode parar de fazer esses joguinhos idiotas e me falar por que está com raiva?

252 CASAIS INTELIGENTES EMAGRECEM JUNTOS

Assim como Darryl, Lisa quer se exercitar mais. Mas, ao procurar a ajuda do parceiro, fica surpresa com a resistência e a hostilidade de Chad. Ele mostra pouca disposição de sentir empatia pela nova agenda de exercícios da Lisa, optando por se proteger e oferecendo apenas a ilusão de apoio. Esta é a marca registrada do Sabotador, e, como consequência, a dificuldade enfrentada por Lisa ao tentar se exercitar mais não irá embora. Podemos ver que Lisa colocou Chad numa posição difícil. Ele não é um Sabotador por opção, mas quer ser reconhecido pelo apoio que já deu a ela.

Como isto poderia ter sido diferente? Claramente Lisa reconhece que seu pedido não foi bem aceito por Chad e precisa descobrir o motivo. Para seu próprio crédito, Lisa disse: *"eu não estou lhe dando apoio"* duas vezes, mas Chad não comentou. Ele não quer dizer à esposa que ela não está lhe dando apoio, preferindo que ela descubra sozinha e se sinta tão mal quanto ele. Com uma compreensão mais profunda dos sentimentos em jogo neste caso, Lisa poderia ter dito algo como: *"Desculpe, acho que me empolguei demais. Você tem razão. Eu estou sendo um pouco egoísta em relação a isso, mas, agora que você falou, posso ver o quanto o seu apoio foi importante para mim."* Ela poderia ter tornado mais fácil para Chad sentir empatia por ela em vez de se proteger. O apoio verdadeiro para os novos hábitos de Lisa em relação a exercícios físicos não virá enquanto ela não reconhecer os sentimentos do marido. Ao ser aceito por Lisa, Chad vai se sentir menos explorado e mais igual no relacionamento, tendendo a apoiar a esposa mais abertamente.

Por terem uma sensibilidade maior às emoções e ameaças instigadas pelas conversas sobre exercícios físicos e perda de peso, alguns casais conseguem negociar uma compreensão mais profunda de suas respectivas posições. Vejamos outro exemplo, no qual o homem está bastante ciente da necessidade de ficar em forma. Advogado de direitos civis numa firma respeitada, ele se sente bastante incomodado por estar sedentário e acima do peso, em parte por acreditar que usar ternos largos o deixa menos confiante no trabalho. Será que a esposa vai se sentir ameaçada pelo objetivo

Sair do sedentarismo e a compreensão mútua   253

dele de perder peso? Juntos há mais tempo que a maioria dos nossos casais (ambos têm 40 e poucos anos), a esposa conseguiu manter-se esbelta enquanto o marido ganhou trinta quilos nos seis anos em que estão juntos.

Esposa: Como você se sente em relação a mim e a como eu o vejo? Você acha que minha perspectiva sobre você mudou no que diz respeito às questões de que estamos falando?

Marido: Bem, como você vai se sentir quando eu perder todo o peso extra? Vai ser um problema para você, com ciúme ou...?

Esposa: Como assim?

Marido: Você vai ficar tipo "Poxa, ele perdeu esse peso todo e agora se sente bem, vai sair por aí e as mulheres vão paquerá-lo"?

Esposa: A gente pode falar disso depois.

Marido: Não, mas eu quero saber. Isso me afeta.

Esposa: Vou ser sincera e dizer que quando penso em você como essa pessoa em quem você quer se transformar, parece claro que a sua confiança vai voltar. Mas aí eu penso: "E se ele ficar confiante demais? E se ele não conseguir lidar com o fato de estar casado e recebendo esse tipo de atenção porque nunca esteve nessa situação antes?"

Marido: Eu entendo o que você está dizendo.

Esposa: Tá. Estamos casados agora. Há certas coisas que você não pode mais fazer, mas você ainda vai vivenciar essas situações [de estar magro, confiante e casado].

Marido: A gente deve só... Vamos ver o que acontece.

Esta questão está longe de ser resolvida. A esposa parece estar *superestimando* o aumento de confiança do marido depois de se exercitar regularmente. Ela também *supõe* que isto vai levar ao flerte. Ele por sua vez parece estar *subestimando* o quanto a esposa se sente ameaçada e enciumada pela possibilidade de ele perder peso. A forma escolhida pelo marido para abordar esses sentimentos vai determinar se ela continua a se proteger e sabotar o desejo dele de fazer mais exercícios ou começa a sentir empatia por ele e o respectivo desejo de estar em forma e saudável. Mas este casal está ciente do quanto o emagrecimento do marido poderá afetá-los e ambos parecem dispostos a encarar questões difíceis como esta.

Como você já deduziu a partir desse casal, o fato de ela estar razoavelmente segura quanto ao próprio físico provavelmente permite que se sinta menos ameaçada pelo desejo do marido de ficar mais sarado. Na verdade, essa mulher poderia receber bem o fato de o marido ir para um estado mais avançado de mudança e até ficar satisfeita ao saber que o persuadiu a tomar essa decisão saudável. Nesta mesma linha, podemos imaginar que ela ficaria mais na defensiva e menos generosa se estivesse acima do peso, mas sem disposição para fazer algo a respeito. Quando os parceiros estão em estágios diferentes[80] da mudança, as oportunidades para mal-entendidos e a sensação de estar sob ameaça podem ser especialmente grandes.

Você deve se lembrar de que Darryl, por exemplo, parecia estar bem à frente de Camilla na vontade de se exercitar mais. E, como ambos não conseguiram ver isso, a esposa acabou agindo como freio ou âncora nas mudanças que Darryl gostaria de fazer. A sensação de ameaça pode ser especialmente forte para quem está na posição de Camilla, e por isso ela se recusa a ceder mais do que deveria se estivesse num estágio mais próximo de Darryl na disposição a se exercitar.

O marido do exemplo a seguir está em ótima forma, mas relaxou um pouco no hábito de andar de bicicleta. Agora que tem um pouco de tempo livre, está doido para sair do sedentarismo. A esposa, por sua vez, ouviu do médico que está obesa, mas não demonstra inclinação para fazer mais exercícios com o objetivo de gerenciar o peso. Eles estão obviamente em estágios bem diferentes de mudança. O casal pode sucumbir a isso por meio da resistência e ficar na defensiva ou pode exercer a empatia por meio da compreensão mútua.

Sair do sedentarismo e a compreensão mútua   255

Marido: Eu quero muito recomeçar a andar de bicicleta, voltar a ficar em forma e a fazer exercícios. Preciso desse tempo todos os dias, pode ser uma hora ou duas que você vai ficar sozinha.

Esposa: Claro, se é o que você quer, a gente pode fazer isso.

Marido: Eu também estava pensando em fazer uma corrida de cem quilômetros.

Esposa: Opa, opa, opa, espera aí, espera aí.

Marido [*de boca aberta, surpreso*] O que foi? Como assim?

Esposa: Não vamos botar o carro na frente dos bois! Estou dizendo que vou ajudar você a voltar à rotina de exercícios e aí a gente vê o que acontece... Mas sim, o que mais?

Marido: É... Deixa eu ver. Queria fazer Pilates.

Esposa: Pilates? Não moramos na Califórnia! E, mesmo se a gente fizesse, isso não funciona.

Marido: ...e eu quero que você faça comigo. Eu e você no Pilates, que tal?

Esposa: Manda ver! Quer dizer, menos para mim! [*ambos rindo*] Por favor, eu nem consigo me abaixar e tocar os dedões dos pés com as mãos!

Marido: Por isso mesmo. Você vai ficar mais forte e com mais flexibilidade. Tá bom, pode só assistir, aí quem sabe você se anima e depois passa a trabalhar para ficar mais flexível.

Apesar de ser evidente que estão em estágios diferentes de mudança, este casal usa o humor e a compreensão mútua para evitar um impasse. O que poderia ter sido uma resistência real da parte dela se transforma em preocupação e apoio de três formas: 1) ele reconhece que seus exercícios vão afetar a esposa porque ela vai ficar sozinha enquanto ele andar de bicicleta; 2) ele faz uma pergunta aberta (“*Como assim?*”) em vez de acusar a esposa de sabotar seus objetivos; e 3) O crucial aqui, o marido comunica o quanto a saúde da esposa é importante para ele, sugerindo a solução mais fácil (vê-lo fazendo Pilates, pelo menos até ela verificar o quanto é indolor) para que ambos fiquem mais saudáveis como uma equipe.

Se o seu parceiro é um Sabotador

Se você está tentando se exercitar mais e parece que o parceiro está sabotando os seus esforços, o Princípio da Compreensão Mútua serve de guia para várias estratégias específicas que podem aproximar você dos seus objetivos:

ESTEJA CIENTE DA AMEAÇA QUE ESTÁ CRIANDO. Antes de mais nada, reconheça a possibilidade de que o seu desejo de sair do sedentarismo gere sensações de ameaça e insegurança no parceiro. Encontre formas de estimular a empatia e seja sensato na maneira de lidar com ele. Saiba também que falar para o parceiro sobre as inseguranças dele sem reconhecer o seu papel ao gerá-las muito provavelmente não vai dar certo.

ESPECIFIQUE OS SEUS OBJETIVOS E AS SUAS MOTIVAÇÕES. Para reduzir qualquer noção de ameaça ou desconforto é importante esclarecer para o parceiro o objetivo que você está tentando atingir. A incerteza e a ambiguidade só estimulam a sensação de vulnerabilidade do outro. Por exemplo, uma mulher saudável e em forma, de 43 anos, mencionou o desejo de começar a fazer musculação "loucamente", indicando a vaga possibilidade de ficar bastante musculosa algum dia. O verdadeiro objetivo não estava claro para ela, mas indicar uma possível mudança radical no corpo fez com que o marido sabotasse qualquer tentativa dela de visitar a academia.

RECONHEÇA OS DIFERENTES ESTÁGIOS DE MUDANÇA. Se você estiver bem mais à frente do parceiro na busca para queimar calorias, ele vai se sentir mais ameaçado do que se vocês partirem do mesmo ponto. Isso não significa que você precisa esperar o parceiro alcançá-lo, e sim que a posição dele precisa ser reconhecida se você quiser cultivar o melhor apoio possível para os seus objetivos.

ENCONTRE FORMAS DE FORTALECER A POSIÇÃO DO PARCEIRO. Se o seu parceiro tiver dificuldade em permitir que você seja mais ativa, ele pode se sentir em posição inferior no relacionamento e com raiva por ter cedido o controle. Neste caso, certamente haverá resistência. Tome providências para consertar esse desequilíbrio, seja ajudando o parceiro a ver que os seus motivos para se exercitar não representam ameaça para o relacionamento e, melhor ainda, unindo-se a ele durante os exercícios físicos. Uma mulher a que assistimos foi capaz de fazer isso de modo particularmente excepcional:

> Eu sei que não estamos no mesmo ponto quando se trata de fazer exercícios físicos, mas se pudéssemos achar duas esteiras lado a lado na academia, então cada um andaria na velocidade que melhor lhe conviesse e ainda ficaríamos juntos. Eu adoraria isso!

Se você for o Sabotador

Se o parceiro está procurando a sua ajuda para incluir exercícios físicos à rotina diária e não está tendo muito sucesso ao fazer isso, você pode estar sabotando esses esforços. O Princípio da Compreensão Mútua também oferece orientações específicas para esta situação.

RECONHEÇA A POSSIBILIDADE DE OS EXERCÍCIOS FEITOS PELO SEU PARCEIRO DEIXAREM VOCÊ DESCONFORTÁVEL. Ter um parceiro que pretende começar uma rotina rigorosa de exercícios pode nos deixar inseguros quanto à aparência e incertos ou até com raiva por não saber como vamos participar dos planos dele. Esta é uma reação normal e natural (embora nem sempre racional). Preste atenção aos seus sentimentos quando os exercícios do parceiro surgirem como assunto, tenha uma conversa aberta e sincera com ele sobre as suas reações e explique o seu ponto de vista. Expresse as suas preocupações, sempre oferecendo soluções e dando ao parceiro ideias específicas sobre o que ele poderia fazer para ajudar você a ficar menos na defensiva.

ACEITE AS SUAS DIFERENÇAS. Reconheça que parte do desconforto que você sente pode vir dos objetivos e das agendas diferentes que você e seu parceiro têm quanto à prática de atividades físicas. Não há problema nisso, a menos que você arraste o seu parceiro ao seu nível de sedentarismo. Os parceiros geralmente têm níveis e preferências diferentes em relação à atividade física e também ideias divergentes sobre que exercícios são mais adequados para reduzir o estresse e gerenciar o peso. Faça a sua abordagem funcionar para você, do seu jeito, e também estimule o parceiro a tomar as decisões mais saudáveis possíveis para ele.

MANTENHA O RITMO. Encontre formas de aproveitar o fato de ter um parceiro saudável. Enquanto você supera a sensação de ameaça causada pela rotina de exercícios dele, reconheça que ele está sendo eficaz ao criar um novo ambiente capaz de facilitar a sua busca por uma vida saudável e mais ativa. Aproveite totalmente este presente, complementando o que ele já está fazendo (preparando mais vegetais para o jantar, por exemplo, ou comprando alguns halteres para você carregar durante a caminhada) e o acompanhe quando ele for à academia ou der uma volta pela vizinhança.

A ARMADILHA DA TRANQUILIZAÇÃO

O que estamos realmente procurando quando pedimos a ajuda do parceiro para fazer mais exercícios físicos? Nossas observações sugerem que queremos ser *motivados e inspirados* para atingir nossos objetivos *e também* queremos ser *reconhecidos e valorizados* no relacionamento para que possamos nos sentir melhor. Os casais caem na Armadilha da Tranquilização porque não conseguem perceber que essas duas necessidades são fundamentalmente diferentes.

O primeiro objetivo (sentir-se motivado e inspirado) tem mais a ver com *se comportar* de uma determinada forma: ir à academia, fazer musculação, caminhar pelo bairro, enquanto o segundo (sentir-se reconhecido e valorizado) diz mais respeito a *sentir-se* de uma determinada forma: querer se sentir capaz, competente, confiante. Concentrar-se numa necessidade e esquecer-se da outra cria mais inércia do que movimento.

É fácil confundir essas necessidades, assim como é fácil errar na proporção. Oferecer motivação demais sem o apoio adequado (*"Sei que você pode levantar cedo para se exercitar, mas fica adiando. O que há de errado com você?"*) pode levar o parceiro a se sentir "pressionado". Já oferecer reconhecimento ou apoio demais (*"Eu te amo do jeito que você é! Não precisa mudar!"*) pode fazer o parceiro não ver necessidade de mudar. Este paradoxo é a Armadilha da Tranquilização: para dar apoio à pessoa que você ama é preciso oferecer a mistura certa de tranquilização e motivação. O Princípio da Compreensão Mútua pode ajudar a fazer isso.

Vamos ver como a Armadilha da Tranquilização funciona. O marido do exemplo a seguir diz que não está fazendo atividades físicas o suficiente e alega se sentir mal por isso. Nenhum dos dois sabe, mas a esposa está recebendo um problema grande e complicado e supõe que apenas a tranquilização é o bálsamo de que o marido precisa para começar a rotina de exercícios físicos:

Marido: Minhas roupas não estão mais cabendo e eu me sinto pouco atraente por isso, então eu gostaria muito de entrar em forma e começar a malhar mais.

Esposa: Você sabe que eu te amo, não é? Sabe que não tem nada em relação a você que seja menos atraente para mim agora do que quando a gente se conheceu? Desde a primeira vez que a gente se viu, fiquei extremamente atraída pela sua aparência, além da sua personalidade.

Marido: Continua...

Esposa: Mas às vezes eu sinto que você não percebe que isso não me incomoda. Eu não mudaria nada em você, não acho que você tenha qualquer problema. Isso não é um problema para mim. Às vezes eu acho que, como é muito inseguro em relação a isso, você talvez não perceba que eu me sinto assim ou não faça tanta diferença... Mesmo se você ficasse como o Stay

260 CASAIS INTELIGENTES EMAGRECEM JUNTOS

Puft, o Monstro de Marshmallow, eu ainda o acharia incrivelmente atraente. Não me incomodaria em nada.

Como não amar? Como os Encantadores do Capítulo 5, esses parceiros estão oferecendo palavras sinceramente generosas e uma quantidade imensa de empatia sincera para um parceiro angustiado. Contudo, a esposa acabou deixando esse homem à deriva quando se trata de malhar mais. Você pode pensar que elogios e estímulos levariam as pessoas que procuram a ajuda a finalmente sair do sedentarismo. Surpreendentemente, porém, esta abordagem tem dois grandes aspectos negativos. Primeiro, receber elogios por quem somos e ser tranquilizados quanto a nossa aparência tem o efeito de curto prazo de drenar a poça de emoções negativas que estamos sentindo quando buscamos ajuda, e também de construir solidariedade com o parceiro. Contudo, isto também recompensa a nossa passividade. É quase como se ouvíssemos a tranquilização e disséssemos para nós mesmos: "*Se o meu parceiro acha que estou ótimo assim, sem exercícios físicos regulares, quem sou eu para discutir? Então é só ficar aqui no sofá, ganhar mais uns quilos e depois ver o que ela vai dizer!*" A segunda limitação fica bem clara: a tranquilização não consegue resolver o problema básico. Nós ainda não estamos fazendo atividades físicas o suficiente. A tranquilização é ótima, mas não apresenta nenhuma solução à lacuna que existe entre a nossa vontade de nos exercitar e nosso nível atual de atividade física. A verdadeira causa das nossas emoções negativas continua intocada.

Outros parceiros fazem de tudo para evitar a Armadilha da Tranquilização, mas acabam caindo nela do mesmo jeito. Eles subestimam a importância da tranquilização e preferem se concentrar em mudar os maus hábitos do parceiro em relação a exercícios físicos. Como os Chefes do Capítulo 4, esses parceiros bem-intencionados querem mesmo o melhor para o parceiro que pede ajuda, mas entendem a questão exclusivamente como problema comportamental, e as opções para mudar esse comportamento são surpreendentemente limitadas. Confrontados por um parceiro que realmente deseja mudar de comportamento e podem até estar cada vez mais desesperados para conseguir isso, esses parceiros tendem a ser rígidos e rigorosos demais com a ajuda que fornecem. Eles ouvem a frustração de quem procura a ajuda, mas, em vez de se mostrarem compreensivos com o parceiro, trabalham com afinco para controlá-lo.

Marido: Bem, eu estou frustrado. O que acontece é que eu começo bem, depois algo me atrapalha e eu paro. Não consigo entender.

Esposa: Já falamos disso várias vezes. O que atrapalha é que você fica esgotado. Você desiste muito fácil. Você sempre faz isso, está claro.

Marido: Eu sei. Eu estou péssimo. Eu me sinto péssimo o dia inteiro, todos os dias.

Esposa: Então faça algo a respeito em vez de ficar só reclamando.

Marido: Eu sei. Mas é difícil e eu não sei por quê.

Esposa: Porque você é um cara grande. Acho que você sempre se olha no espelho e diz: "Eu deveria ser um garanhão musculoso e sarado." Quer dizer, vamos ser sinceros.

Marido: Não, eu não preciso ser fortão. Mas oitenta, 85 quilos é um bom peso e estou muito além disso. E eu não me sinto bem...

Esposa: Então você precisa fazer algo a respeito. Precisa priorizar se isso realmente o está incomodando.

Interpretando tudo ao pé da letra, você pode pensar que algumas pessoas gostariam de uma análise fria e sincera dos seus hábitos pouco saudáveis, talvez até vissem algum valor na estrutura e na orientação deste ponto de vista "vamos ser totalmente sinceros". Algumas pessoas provavelmente apreciam esta abordagem, mas muitas relatam que na verdade ela tem o efeito contrário, reduzindo a vontade de sair do sedentarismo. Há um bom motivo para isto: sem qualquer apoio emocional para suavizá-la, a

262   CASAIS INTELIGENTES EMAGRECEM JUNTOS

mensagem chega dura e estridente, geralmente fazendo a pessoa que pede ajuda concluir que o afeto do parceiro está associado à prática de exercícios físicos. O parceiro vira o líder punitivo no relacionamento, jogando ambos na Armadilha da Tranquilização, neste caso porque a referida tranquilização está em falta.

A mulher do exemplo a seguir (vamos chamá-la de Annie) teme que o afeto do marido esteja relacionado à sua aparência. Annie quer voltar a fazer um programa regular de exercícios físicos e reclama porque o marido está excessivamente concentrado no peso dela, sem entender muito bem a situação da esposa.

> **Esposa:** Basicamente... Eu quero perder peso.
>
> **Marido:** Eu definitivamente acho que você poderia perder uns quilinhos.
>
> **Esposa:** [*com sarcasmo*] Ah, é? Sério? Estou chocada porque você nunca me falou isso! Quer dizer, você se sente menos atraído por mim?
>
> **Marido:** Sexualmente não. Mas quando a gente foi para a Praia de Hermosa naquela vez... Quer dizer, às vezes a sua barriga parece meio flácida... Se você estivesse malhando muito seria outra coisa, mas você não está se esforçando, pelo menos não ultimamente.
>
> **Esposa:** [*magoada*] Bem, eu estou tentando. Sei que isso é um problema. Eu sei. Quero fazer exercícios físicos e estou tratando disso agora. Acho que o que deveria importar é... Eu só quero que você goste de mim. Como você se sentiria se eu o julgasse?
>
> **Marido:** Mas eu disse...?
>
> **Esposa:** Os comentários me chamando de "gordinha" não ajudam a melhorar a minha autoestima... Eu sei que você está sendo direto e prático, mas tratar uma questão delicada comigo dessa forma, em vez de ser produtivo, acaba mostrando péssimos

resultados. E me deixa com *menos* vontade de malhar, especialmente se estou me esforçando e você fica comentando, então por que vou tentar?

Marido: Então, a partir de agora eu devo dizer que a amo acima de tudo?

Esposa: Não! Você precisa *agir* como se me amasse acima de tudo.

Você provavelmente consegue ver por que esta abordagem não funciona: estas táticas criam sentimentos de culpa, raiva e inadequação ou fracasso na pessoa que está tentando mudar. Quem procura ajuda, como Annie, está ciente da grande lacuna existente entre a quantidade de exercícios que deveriam fazer e a que fazem na prática. Na verdade, são tantas emoções negativas envolvidas quando ela fala sobre o próprio peso que a conversa basicamente se encerra. É uma forma particularmente ineficaz de motivar alguém a fazer mais atividades físicas.

Então como o Princípio da Compreensão Mútua ajuda os casais a lidar com a Armadilha da Tranquilização? Entre os casais que implementam este princípio com sucesso, o que mais nos impressiona é que reconhecer e resolver a questão não foi particularmente fácil para eles. Foi algo conquistado com trabalho árduo, considerando que a resolução exigiu parar, pensar e muito esforço. Os parceiros desses casais bem-sucedidos parecem ter lutado para separar as partes comportamentais e emocionais do problema, numa evidência clara do quanto as emoções podem ser profundas quando parceiros num relacionamento falam de algo tão pessoal quanto o peso e a aparência. Também ficamos impressionados pela intimidade e proximidade que esses casais agora irradiam como resultado destas negociações:

Marido: Acho que eu te pressionei para perder peso. Não vou mais fazer isso. Eu te amo do jeito que você é. Gostaria de ver você um pouco mais magra, você sabe disso, mas também

264 CASAIS INTELIGENTES EMAGRECEM JUNTOS

quero que você saiba que eu estou aqui para ajudar e não vou pressioná-la. A escolha é sua. Vou ajudá-la [a atingir seus objetivos de boa forma] porque acho importante, e você poderia ser mais atraente, mesmo que ainda seja atraente para mim. Tá bom? Eu te amo.

Esposa: Eu também te amo.

Como este homem, a mulher do exemplo abaixo reconhece a diferença entre tranquilizar o parceiro e enfatizar a importância da atividade física regular. Como ela era mais empolgada em relação aos exercícios do que o marido, os comentários da esposa deixam claro como ela se sente sobre o peso e a abordagem dele em relação aos exercícios físicos.

Marido: Sou paranoico com a aparência e me preocupo porque sei que é importante para você e eu não quero decepcioná-la. Então, quando eu começo a ganhar peso, fico muito preocupado porque sempre achei que era algo superimportante para você...

Esposa: A maior preocupação que eu tenho é se você não se incomoda. Não é que você seja perfeito. Não é para você ter vontade de subir no simulador de caminhada como eu faço, e sim querer fazer musculação ou correr porque adora isso e é saudável.

Marido: Mas, quando você diz isso, o que eu ouço é: "Ela quer que eu seja musculoso, saradão."

Esposa: Quero que você pelo menos admita que não tem medo que eu deixe de amá-lo ou vá amar você menos por causa da sua aparência. Eu jamais faria isso.

Marido: Eu sei, mas não é importante ficar grande e musculoso, nunca fui assim. O que eu quero é ficar magro. Isso me parece mais saudável.

Esposa: Isso é *maravilhoso*... Eu estou muito preocupada. Se você não se cuidar e eu não cuidar de mim, nós dois vamos morrer jovens. Então é mais uma questão de atitude e estilo de vida do que apenas perder alguns quilos.

Marido: Sim, concordo. É por isso que quero fazer uma atividade física de que eu goste.

Enquanto alguns parceiros fazem como o marido de Annie e dizem ou insinuam "*Se você não se cuidar, vou respeitá-lo menos*", esta mulher está dizendo "*Eu te amo incondicionalmente e quero que a gente faça da saúde a base do nosso relacionamento*". Esta é uma mensagem forte porque reconhece a necessidade do parceiro de se sentir valorizado e bem-cuidado sem deixar de lado a necessidade dele de fazer atividades físicas e manter-se saudável. No fim das contas, é claro que todos precisamos mexer os músculos para obter os benefícios dos exercícios físicos regulares, mas parceiros inteligentes como estes têm probabilidade maior de conseguir isso reafirmando um ao outro pelo que são e *também* pelo que estão se exercitando para ser.

Se você ou o seu parceiro caíram na Armadilha da Tranquilização

Se você quer se exercitar mais, está enfrentando dificuldades no processo e sente que o seu parceiro não está compreendendo bem suas vontades e objetivos, o Princípio da Compreensão Mútua oferece algumas opções:

PEÇA O QUE PRECISA. Seja claro sobre o que você está pedindo do seu parceiro. Ele precisa de orientação e direção corretas para ser útil e você precisa dar ao seu parceiro um feedback claro sobre o que está e não está dando certo. Se você precisa de mais tranquilização, então peça e expresse o seu reconhecimento quando ela vier. Se parece que o parceiro está interpretando mal a sua disposição a se exercitar, ajude-o a ajudar você. E, se você se sentir criticado ou mal interpretado, dê ao parceiro alternativas melhores que vão ajudar a atingir os seus objetivos.

DESENVOLVA A AUTOSSUFICIÊNCIA. Ao mesmo tempo, tente não confiar demais no parceiro para guiá-lo rumo aos seus objetivos. Tranquilização demais pode nos deixar mal acostumados, enquanto sobrecarregar o parceiro com exigências para fazer atividades físicas pode ter o efeito contrário. Tome a iniciativa, mesmo se começar devagar com a nova rotina de exercícios, e encontre a sua motivação interna. No fim das contas, você vai provar que é uma pessoa mais fácil de ajudar se e quando for preciso.

OUÇA O QUE SEU PARCEIRO ESTÁ DIZENDO. Pesquisas mostram que, quando estamos ansiosos e vulneráveis,[81] tendemos a nos menosprezar mais. Além disso, supomos erroneamente que o nosso parceiro tem a mesma visão negativa sobre nós. Então, quando pedimos a ajuda do parceiro, naturalmente acreditamos que ele também nos vê como uma pessoa preguiçosa e desmotivada. Mas geralmente exageramos a opinião que ele tem sobre nós, considerando-a pior do que realmente é e nos aborrecendo porque não somos mais bem-tratados! Jogar isso em cima dele provavelmente vai fazê-lo ficar na defensiva e não querer cooperar, então, se você pedir ajuda e acabar se sentindo afogado em experiências negativas, certifique-se de que não está aumentando as opiniões e recomendações do seu parceiro.

Se o parceiro procura você para ajudá-lo a fazer mais exercícios, mas não está se exercitando tanto quanto gostaria, talvez você não esteja notando a Armadilha da Tranquilização. O Princípio da Compreensão Mútua sugere algumas alternativas:

SEJA O TÉCNICO E CONSELHEIRO EM VEZ DE O JUIZ E JÚRI. Lembre-se de que, se o seu parceiro está pedindo ajuda, você tem não uma, mas duas missões: fornecer a quantidade certa de tranquilização emocional para deixá-lo ciente de que você vai estar pronto e disposto a apoiar os objetivos dele, bem como perceber o valor desses objetivos e dos passos que ele está dando para atingi-los. Observe os esforços feitos pelo parceiro para avançar e, quando o ânimo esmorecer, conduza-o de volta ao rumo da forma mais positiva e dando apoio. Não é necessário julgar e avaliar, pois o seu parceiro já está fazendo isso o suficiente.

Sair do sedentarismo e a compreensão mútua   267

ANTECIPE OBSTÁCULOS E PROPONHA ALTERNATIVAS INTELIGENTES. Embora você deseje voltar ao apoio positivo sempre que puder, ainda pode oferecer perspectivas sensatas sobre a luta do seu parceiro para se exercitar. Estudos experimentais demonstram que antecipar problemas e se envolver[82] na resolução deles de forma inteligente pode ajudar as pessoas a saírem do sedentarismo bem mais do que simplesmente ouvir sobre os efeitos benéficos da prática regular de exercícios físicos. Perguntar ao parceiro qual o objetivo que ele espera atingir (por exemplo, ir à academia mais de três vezes por semana) e que benefícios isso trará (por exemplo, sentir-se mais em forma e menos estressado) vai aproximá-lo do objetivo em questão, *especialmente se você também estimulá-lo a pensar no obstáculo mais importante que provavelmente será encontrado e em formas específicas de superá-lo.* Por exemplo, ter que ficar até tarde no trabalho pode interferir na meta de se exercitar três vezes por semana, mas ao ajudar o parceiro a criar formas de driblar este obstáculo (tentar chegar ao trabalho mais cedo ou não deixar de se exercitar no dia seguinte) significa colocar um plano em prática que não perde o objetivo de vista.

DEIXE OUTRA PESSOA DEFINIR O PADRÃO. À medida que o seu parceiro tenta fazer mais atividades físicas com regularidade, você pode ficar inclinado a ajudar deixando o objetivo bem claro e concreto (*"Ouvi no rádio que precisamos de um mínimo de trinta minutos de exercícios físicos por dia e é melhor ainda se conseguir correr numa parte desse tempo. Como isso funciona para você?"*). Mas isso faz com que você seja a pessoa que define o padrão, enfraquecendo a sua capacidade de fornecer tranquilização e apoio. Em vez de se tornar o responsável pelo padrão, deixe o parceiro trabalhar os próprios objetivos ou pense em fornecer a ele opções razoáveis de autoridades independentes: um profissional da área médica ou da educação física é melhor, mas um livro ou site bem pesquisado também pode funcionar.

PONTOS PRINCIPAIS DO CAPÍTULO 8

- Quando um parceiro pede ajuda e apoio ao outro para fazer mais exercícios físicos, quem recebe o pedido pode ficar inseguro quanto à própria aparência, chateado ou com raiva de precisar se exercitar para acompanhar o ritmo ou ameaçado pela perspectiva de estar num relacionamento com uma pessoa mais magra e sexy.

- Como parceiros, nós trabalhamos para reagir a essas sensações ameaçadoras a fim de manter uma impressão positiva sobre nós mesmos, mas nesse processo podemos acabar resistindo e minando os objetivos relacionados a exercícios físicos do parceiro, sem perceber. Quando isso acontece, nós viramos o *Sabotador*.

- Uma segunda armadilha se configura quando os parceiros oferecem como feedback um corretivo, até bem-intencionado, mas sem dar tranquilização emocional suficiente. O feedback é facilmente registrado como crítica, deixando o parceiro ainda pior do que já estava quanto aos hábitos relacionados a exercícios físicos. Paradoxalmente, mesmo a tranquilização dada por um parceiro pode impedir o outro de sair do sedentarismo, porque isso permite que o sedentário se sinta bem a curto prazo, esquecendo-se de cuidar do principal problema (a falta de atividade física). Estas são as duas versões da *Armadilha da Tranquilização*, e os casais caem nela, como se pode ver, quando os parceiros fornecem pouco apoio ou apoio demais ao outro que procura se exercitar mais.

- O Princípio da Compreensão Mútua ajuda a resolver a Armadilha da Tranquilização estimulando os parceiros a ver que quem procura ajuda precisa primeiro da tranquilização que vai levantar a autoestima e permitir a essa pessoa vivenciar o relacionamento como um

Sair do sedentarismo e a compreensão mútua   269

recurso incondicional e valorizado. Em segundo lugar, são necessários o reconhecimento e o reforço para querer se exercitar mais e tomar medidas rumo aos objetivos específicos relacionados à prática de exercícios. Abordar cada aspecto do problema em separado é insuficiente, mas fornecer doses sensatas de apoio emocional *e* comportamental aumenta as chances da prática regular e prolongada de exercícios físicos.

PLANEJANDO A MUDANÇA

As frases abaixo descrevem o que casais bem-sucedidos fizeram para apoiar os esforços um do outro para sair do sedentarismo. Veja se você e seu parceiro têm o comportamento descrito em cada uma delas e pense em quanto é fácil ou difícil para vocês fazer os ajustes necessários para melhorar.

1. Reconhecemos que *podemos colocar o parceiro numa posição difícil ou desconfortável* quando um de nós muda os hábitos relacionados a exercícios físicos. Tentamos evitar a autoproteção e resistência e estimular a empatia mútua.

   _____ Este é um dos nossos pontos fortes. Não precisamos fazer mudanças em relação a isso.

   _____ Poderíamos melhorar neste ponto e achamos que vai ser fácil conseguir isso.

   _____ Poderíamos melhorar neste ponto, mas achamos que vai ser difícil conseguir isso.

2. *Reconhecemos que podemos pensar diferente* sobre que exercícios fazer e como sair do sedentarismo e não usamos isso como desculpa para sabotar um ao outro.

   _____ Este é um dos nossos pontos fortes. Não precisamos fazer mudanças em relação a isso.

270 CASAIS INTELIGENTES EMAGRECEM JUNTOS

____ Poderíamos melhorar neste ponto e achamos que vai ser fácil conseguir isso.

____ Poderíamos melhorar neste ponto, mas achamos que vai ser difícil conseguir isso.

3. Deixamos bem claro um para o outro que *o nosso relacionamento é fonte de tranquilização e apoio incondicional* quando se trata de fazer mais exercícios físicos.

____ Este é um dos nossos pontos fortes. Não precisamos fazer mudanças em relação a isso.

____ Poderíamos melhorar neste ponto e achamos que vai ser fácil conseguir isso.

____ Poderíamos melhorar neste ponto, mas achamos que vai ser difícil conseguir isso.

4. Nós misturamos a tranquilização com a *reafirmação para nossos objetivos relacionados a exercícios físicos* e com *elogios e reconhecimento pelas medidas que tomamos rumo a este objetivo.*

____ Este é um dos nossos pontos fortes. Não precisamos fazer mudanças em relação a isso.

____ Poderíamos melhorar neste ponto e achamos que vai ser fácil conseguir isso.

____ Poderíamos melhorar neste ponto, mas achamos que vai ser difícil conseguir isso.

5. Nós colaboramos um com o outro a fim de *antecipar os obstáculos* que podem surgir quando nos exercitamos e também *identificando estratégias para superar estes obstáculos* quando eles surgem.

____ Este é um dos nossos pontos fortes. Não precisamos fazer mudanças em relação a isso.

____ Poderíamos melhorar neste ponto e achamos que vai ser fácil conseguir isso.

____ Poderíamos melhorar neste ponto, mas achamos que vai ser difícil conseguir isso.

6. Nós *expressamos reconhecimento* pelo apoio e estímulo que damos um ao outro quando estamos trabalhando para fazer mais exercícios. Enfatizamos o que achamos mais importante no apoio que recebemos.

____ Este é um dos nossos pontos fortes. Não precisamos fazer mudanças em relação a isso.

____ Poderíamos melhorar neste ponto e achamos que vai ser fácil conseguir isso.

____ Poderíamos melhorar neste ponto, mas achamos que vai ser difícil conseguir isso.

7. Nós *evitamos críticas e comentários insensíveis* sobre o peso e os hábitos relacionados à atividade física um do outro.

____ Este é um dos nossos pontos fortes. Não precisamos fazer mudanças em relação a isso.

____ Poderíamos melhorar neste ponto e achamos que vai ser fácil conseguir isso.

____ Poderíamos melhorar neste ponto, mas achamos que vai ser difícil conseguir isso.

Se a primeira resposta foi marcada muitas vezes, então você e o seu parceiro valorizam o Princípio da Compreensão Mútua e exploram esta compreensão de modo a reforçar os esforços mútuos para sair do sedentarismo.

Se as respostas tenderam para a segunda opção, então a verdadeira mudança está ao seu alcance. Agora que entenderam como o Princípio da Compreensão Mútua funciona, você e o seu parceiro têm várias ótimas formas de atingir seus objetivos de fazer exercícios físicos regularmente e estão no caminho certo para trabalhar juntos de modo a fazer estas melhorias acontecerem.

Se a terceira resposta foi a mais escolhida, então você e o seu parceiro até entendem o Princípio da Compreensão Mútua, mas reconhecem que fazer esta influência trabalhar a seu favor não será fácil. Releiam este capítulo com o objetivo de identificar os passos concretos que vocês podem dar hoje. Colaborem para identificar alguns pontos de partida e depois continuem a colaborar de modo a implementá-los com eficácia na vida diária.

9

Sair do sedentarismo e o compromisso de longo prazo

SUANDO PARA DESCOBRIR COMO MALHAR

N A INFÂNCIA, TREVOR FOI "O GORDINHO". Ele sofreu muito com piadinhas, era o último a ser escolhido para todos os esportes e tinha problemas para acompanhar as outras crianças. Tudo isso deixou feridas emocionais difíceis de curar. Ao fim do ensino médio, ele tomou a decisão de perder peso e ficar em forma e, no fim da faculdade, após um esforço imenso, Trevor conseguiu. Dando uma atenção cuidadosa ao que comia, seguindo um programa rígido na academia e usando a bicicleta para ir e voltar do trabalho, como editor de vídeo, conseguiu manter a forma. Aos 20 e poucos anos, Trevor começou a sentir confiança na própria aparência pela primeira vez. Ele estava em boa forma, começou a usar roupas mais justas e a prestar mais atenção na aparência. Foi quando um amigo o apresentou a Audrey, diretora associada de recursos humanos de uma empresa farmacêutica. Eles namoraram por um ano antes de decidirem morar juntos e se casaram um ano e meio depois.

274 CASAIS INTELIGENTES EMAGRECEM JUNTOS

Quando visitaram a nossa sala de pesquisa pela primeira vez, poucos meses após o casamento, Trevor já se mostrava preocupado com o futuro. O estilo de vida dele com Audrey era diferente da vida de solteiro. A bicicleta estava acumulando poeira na garagem, e ele não entrava numa academia fazia tempo. Depois de quase uma década em boa forma, Trevor voltou a ganhar peso e, ao se olhar no espelho, começou a ver ecos da criança gordinha que havia sido. A perspectiva de voltar àqueles dias o apavorava profundamente. Quando deram ao casal a chance de conversar, ele tentou explicar sua preocupação para Audrey.

> **Trevor:** Acho que boa parte dos meus problemas relacionados à intimidade tem a ver com o jeito que me sinto em relação a mim mesmo. Porque você sabe que eu era bem gordinho quando criança e perdi bastante peso na faculdade. Quando começamos a namorar, eu era bem mais magro. Aí eu parei de fazer exercícios físicos, voltei a ganhar peso aos poucos e isso faz com que eu não me sinta mais tão bem.
>
> **Audrey:** Então por que você não faz mais exercícios físicos?
>
> **Trevor:** Está difícil arrumar tempo, mas não tem desculpa, é verdade. Quer dizer, eu não tenho a mesma vida de antes.
>
> **Audrey:** E a sua bicicleta?
>
> **Trevor:** É, eu deveria andar de bicicleta, você tem razão. Antes de a gente namorar, eu costumava chegar em casa, pegar a bicicleta e dar umas voltas, mas quando comecei a ver você três ou quatro vezes por semana, eu voltava para casa e tomava um banho para sair de novo. Eu fui abandonando gradualmente a minha rotina de exercícios e não a retomei. Acho que tem muito a ver com o que eu sinto em relação a mim mesmo. E não estou feliz com o jeito que estou agora.

Trevor é assombrado pelos fantasmas do passado. Embora ainda esteja longe de ser o garoto gordinho da infância, ao prever o caminho que

Sair do sedentarismo e o compromisso de longo prazo   275

ele e Audrey parecem trilhar, Trevor vê os ganhos em relação à boa forma física que tanto se esforçou para conquistar sumirem aos poucos. O resultado é um monte de emoções negativas: culpa por não conseguir manter a rotina de exercícios físicos, vergonha pelo ganho de peso e ansiedade sobre o que pode acontecer caso ele não mude.

Audrey também estava preocupada com Trevor, mas não pelos mesmos motivos. Atraente e alguns anos mais velha que o marido, ela não precisava se esforçar muito para ficar magra. Exercícios físicos não eram a sua praia, ela nunca se sentiu tentada a entrar numa academia. Audrey se importava menos com a boa forma do que com a aparência física e se mostrava preocupada com as mudanças que via no homem bonito com quem havia se casado. Em nossa sala de pesquisa, ela tentava entender exatamente o que incomodava o marido.

Audrey: Você acha que a sua barba tem algo a ver com isso?

Trevor: [*rindo*] A barba é só uma moda. Provavelmente vou tirar daqui a um mês. Não pesa tanto assim.

Audrey: Mas é uma coisa física. Você acha que deixou crescer a barba para se esconder atrás dela?

Trevor: Não.

Audrey: Tá, eu estava só perguntando. E as suas roupas? As roupas têm algo a ver com isso?

Trevor: [*surpreso*] Você tá falando de como eu não entro mais nas minhas roupas antigas?

Audrey: Não, estou falando de como você usa roupas que nem sempre combinam.

Trevor: [*sem palavras*]...

Audrey: Espere, não estamos falando da sua aparência?

Trevor: Do meu corpo. Estamos falando do meu corpo. Da parte física, não de como me visto.

Audrey: Ah, pensei que você estava falando da aparência como um todo.

Trevor [*devagar, pacientemente*] Acho que boa parte do que sinto sobre o meu corpo vem da lembrança de ser gordo. Consegui ficar numa forma bem legal. Quero me sentir atraente.

Audrey: Você acha que não está tão atraente porque está ficando careca? Isso o incomoda?

Trevor: Você está... Isso era para ser engraçado?

Audrey: Estou só perguntando!

Como ela diz, está só perguntando. Mas, em vez de aprofundar a compreensão dos desafios enfrentados pelo marido, as perguntas de Audrey apenas revelam que eles não conseguem se entender. Trevor acabou de explicar o que acredita ser o problema: ele quer voltar a ficar em forma. Logo depois desta revelação, as perguntas de Audrey sobre as roupas e o estilo do marido não parecem expressões legítimas de interesse, e sim tentativas de mudar de assunto. Quanto mais Trevor tenta se concentrar no plano de fazer mais atividades físicas, maior é a resistência de Audrey.

Audrey: Então essa é a sua solução, se matricular numa academia?

Trevor: Por quê? O que você tem contra eu me matricular numa academia?

Audrey: Só estou perguntando! Estou pensando no aspecto financeiro disso.

Trevor: Eu pago...

Audrey: Mas por quanto tempo o plano vai prender você? É a minha única pergunta.

Trevor: É por mês.

Audrey: Tem certeza?

Trevor: Tenho.

Audrey: Você ligou para perguntar?

Trevor: Liguei.

Audrey: E disseram por mês ou por 36 meses?

Trevor: Se fosse um contrato longo eu também faria, mas não é o caso.

A esta altura da conversa, tudo o que Trevor fez foi expressar o interesse em fazer mais exercícios físicos, algo muito difícil para ele nos últimos anos. Ele não se matriculou numa academia ou tomou qualquer outra providência. Mesmo assim, Audrey o interroga como se ele fosse o principal suspeito num seriado policial. Então a pergunta de Trevor é razoável: o que *ela* tem contra ele se matricular numa academia? Primeiro a esposa parece preocupada com o quanto os planos oferecidos por uma academia podem afetar as finanças do casal, mas mesmo depois que Trevor garante (repetidamente até) que pode entrar sem ter um contrato longo, ela não parece tranquila. A esposa se sai com uma resposta sem entusiasmo: "*Se isso deixa você feliz, então faça*", mas não consegue oferecer apoio com entusiasmo.

As consequências da incapacidade deles de chegar a um acordo surgiram quando eles voltaram à nossa sala de pesquisa dois anos depois. Trevor havia ganhado mais peso. Quando demos ao casal a oportunidade de falar sobre qualquer assunto, a conversa ganhou um tom familiar:

Trevor: Eu estava pensando...

Audrey: Ah, não, pensando de novo!

Trevor: ...em me matricular numa academia.

Audrey: Você está pensando em se matricular numa academia há séculos.

Trevor: Eu sei. É uma despesa pequena, mas é prático. Depois do trabalho, eu posso ir para a academia, malhar por uma hora e chegaríamos em casa na mesma hora. Você se lembra? Quando eu estava malhando e em forma, tinha uma atitude melhor em relação a tudo: você, eu, todo mundo. Está me entendendo?

No que diz respeito a Trevor fazer mais exercícios físicos, eles estão exatamente no mesmo lugar onde estavam havia dois anos. É fácil imaginar que, entre as visitas ao nosso laboratório, o casal teve incontáveis variações desta mesma conversa, com Trevor expressando os sentimentos negativos a seu respeito e o forte desejo de voltar à boa forma e Audrey fugindo ou expressando uma leve resistência. É evidente que não é uma conversa que os deixa mais perto de um plano de ação. Ambos se importam com o bem-estar um do outro, então o que os mantém presos nesse ciclo frustrante? A resposta ficou mais clara durante esta visita, quando Audrey, agora grávida do primeiro filho, começou a se abrir quanto às preocupações em relação ao futuro.

Trevor: Se eu me matriculasse numa academia, tenho certeza de que iria.

Audrey: Mesmo depois que o bebê nascer?

Trevor: É, isso é algo sobre o que precisaríamos conversar. Como você se sente em relação a isso?

Audrey: Nunca fui muito fã de academia.

Trevor: Eu sei. Você não gosta de suar.

Audrey: Não é só isso. Estou falando de pessoas que se matriculam nas academias...

Trevor: Como assim? Se matricular e não ir?

Audrey: Estamos mais predispostos a não ir ou até vamos, mas aí a agenda muda e já não vai mais dar para ir. E se eu arrumar um emprego e você tiver que tomar conta do bebê? Como você vai à academia depois do trabalho?

Trevor: Acho que a gente pode ver isso quando acontecer.

Audrey: Mas, se você se matricular numa academia, não pode entrar por algumas semanas e depois sair. Eles prendem você por um ano. O bebê vai nascer daqui a três meses.

Finalmente Audrey expressou a fonte de sua resistência: ela teme que o compromisso de Trevor com uma academia (e, consequentemente, com a própria saúde) terá mais prioridade sobre o compromisso com ela e o bebê. Para Trevor, ir à academia e dividir os cuidados com o bebê são questões totalmente diferentes, e ele não teria problema em adiar a conversa sobre os cuidados com a criança até depois do nascimento. Para Audrey, contudo, as duas questões estão ligadas. Ela reconhece que cada hora que Trevor passa na academia é uma hora longe de casa e, pensando três meses adiante, quer saber se o marido vai estar presente quando ela precisar. Audrey se importa com os problemas de peso de Trevor, mas se importa ainda mais em ser a prioridade do marido. Trevor não reconhece o quanto a intenção dele de se matricular numa academia ameaça a segurança da esposa, então só registra a relutância dela em apoiar seu esforço para ser mais saudável.

> **Trevor:** Parece que você está procurando uma desculpa para que eu não me matricule. [*brincando*] Está com medo que eu fique bonito e corra atrás de outra garota?
>
> **Audrey:** [*sarcasticamente*] É, é isso. [*séria*] Não, só estou tentando fazer você adiar esse negócio de academia até a gente saber o que vai acontecer comigo e o meu emprego, só isso. Estou pensando que, em vez de você ficar preso a algo... Digamos que eu consiga emprego em agosto e você tenha que tomar conta da criança. Eu estou tentando só... Olha, eu não ligo se você vai se matricular numa academia. Se isso vai fazer você se sentir melhor, tudo bem.
>
> **Trevor:** Eu falei que vou pagar.
>
> **Audrey:** Minha preocupação não é essa. Estou só tentando procurar outras formas de você se exercitar, algo que possa fazer em casa. Ou adiar tudo isso até que a gente saiba como a nossa vida vai ficar depois que o bebê nascer. Só estou tentando ver o melhor momento para você se matricular. Esperar até a gente saber o que vai acontecer ou se matricular agora? Estou tentando pensar em outras opções.

Trevor começou essa conversa sobre exercícios físicos como todas as outras, com uma pergunta: como ir à academia regularmente? Eles nunca chegam a uma resposta, porque Audrey tem outras perguntas que considera mais importantes. Esse é o momento certo para fazer uma alteração tão grande no estilo de vida? Se houver uma escolha entre cuidar das crianças e malhar, qual compromisso tem prioridade? O desejo de Trevor de ir à academia interfere na capacidade de a esposa procurar emprego? Audrey ama o marido, mas enxerga essa necessidade de se exercitar como algo que compete com a necessidade dela de ter apoio em casa. Se ambos aceitam esta premissa, ficam presos num beco sem saída: quanto mais eles se dedicarem à família que agora vai aumentar, mais tenderão a impedir que o outro procure atividades físicas. É exatamente aí onde Trevor e Audrey parecem ter empacado e nada nessa conversa dá muita esperança que ele vá conseguir fazer mais exercícios depois que o bebê nascer.

Os desafios que Trevor e Audrey enfrentam para integrar o exercício físico à vida diária não são exclusivos dos pais de primeira viagem. O desejo de uma vida mais saudável sempre levanta questões mais amplas para os casais, porque o compromisso com a boa forma nunca é o único compromisso feito por eles. Sim, a maioria de nós quer que o parceiro seja ativo e saudável, mas nós também queremos que ele fique disponível e nos dê apoio. Queremos que o parceiro se cuide, mas também queremos que ele cuide de nós e do nosso relacionamento. Quando esses objetivos são vistos como competindo entre si, casais como Trevor e Audrey descobrem que quanto mais se amam e se dedicam ao relacionamento, mais difícil para eles é integrar a boa forma física à vida diária. Ter um ótimo relacionamento pode acabar agindo contra a nossa saúde em vez de ajudá-la.

A forma de sair desse dilema é *questionar a premissa de que o compromisso com a boa forma entra em conflito com o compromisso com o relacionamento.* Pelo contrário, o Princípio do Compromisso de Longo Prazo sugere que, ao longo de um relacionamento, esses objetivos estão interligados. Se nós queremos ter uma vida longa com o nosso parceiro, então o compromisso com o relacionamento exige o compromisso com a saúde desse parceiro.

Quando aplicamos este princípio a comer corretamente no Capítulo 6, enfatizamos como nosso amor pelo parceiro pode ajudar a manter os praticantes de dieta no caminho certo. As mesmas ideias se aplicam ao exercício físico, pois o desejo de uma vida longa e saudável pode perfeitamente ser um dos motivos para tirar o parceiro querido do sofá e o colocar numa bicicleta. Mas o exercício físico, como vimos nos últimos dois capítulos, também levanta novas questões, tais como a dificuldade de arrumar espaço para atividade física numa agenda ocupada. Neste capítulo, mostraremos como assumir uma perspectiva de longo prazo sobre os compromissos faz com que nossos objetivos de saúde e de relacionamento ganhem força e se apoiem mutuamente em vez de entrar em conflito. Mas primeiro vamos descrever por que colocar o exercício físico na vida diária pode ser tão desafiador para tantos de nós.

EXERCÍCIOS FÍSICOS AO LONGO DA VIDA: O QUE AS CRIANÇAS SABEM E OS ADULTOS SE ESQUECEM

Muitos adultos reclamam (com razão) por não fazer exercícios físicos o suficiente, mas você raramente ouve crianças com a mesma reclamação (*"Mamãe, eu preciso ir mais à academia!"*). Afinal, as crianças regularmente ficam livres em parques e playgrounds. O dia em uma escola de ensino fundamental gira em torno do recreio e da educação física. No segundo segmento do ensino fundamental, os jovens carregam mochilas pesadas cheias de livros pelos corredores e sobem escadas o tempo todo. O exercício físico não é um acessório na rotina das crianças, faz parte essencial do que significa ser criança.

E aí, o que acontece? Pesquisas que analisaram os níveis de atividade física ao longo da vida se mostram tão consistentes que os resultados chegam a ser dramáticos: a atividade física despenca depois da infância. Num estudo que usou acelerômetros para analisar os movimentos das pessoas ao longo do dia, 42% das crianças[83] entre os 6 e 11 anos atenderam aos

282 CASAIS INTELIGENTES EMAGRECEM JUNTOS

níveis recomendados de atividade física. Num contraste gritante, apenas 8% dos adolescentes entre 12 e 18 anos chegaram a este nível e menos de 5% dos adultos conseguiram o mesmo. Vários estudos descobriram que a atividade física continua a diminuir[84] à medida que envelhecemos.

Que alterações ocorridas após a infância podem ajudar a entender a mudança drástica na quantidade de exercícios físicos que fazemos ao longo da vida? Pesquisas sobre esta pergunta confirmam a culpa dos suspeitos de sempre: agendas mais cheias, obrigações conflitantes[85] e acesso reduzido a equipamentos (é mais fácil achar um parque do que uma academia, e parques são gratuitos). Mas um tema que persiste e talvez surpreenda neste trabalho é que à medida que envelhecemos a decisão de fazer exercícios fica mais diretamente ligada aos nossos relacionamentos.

Os aspectos sociais do exercício físico parecem surgir na adolescência, exatamente quando os níveis de atividade começam a cair. Por exemplo, num estudo que perguntou a crianças de quinta e sexta séries por que se envolviam em atividades físicas, a única resposta que previu o quanto eles realmente se exercitavam era o quanto eles diziam gostar de fazer exercícios físicos. As crianças ativas saíam do sedentarismo porque gostavam de ser ativas. Dois anos depois, contudo, entrevistas com as mesmas crianças, agora na sétima e oitava séries, revelaram que o gosto pelo exercício não conseguia mais prever o quanto eles se exercitavam. No segundo ciclo do ensino fundamental,[86] os *níveis de atividade estavam associados mais diretamente ao fato de os amigos estarem ou não se exercitando.*

E a batalha só fica mais intensa a partir daí.[87] Depois da faculdade, jovens adultos descrevem uma sensação maior de independência quando se trata de exercícios físicos. Isso é, eles sabem o quanto de atividade querem e onde obtê-la, mas ainda são menos fisicamente ativos[88] do que estudantes universitários, porque também percebem maiores barreiras para se exercitar. Mais uma vez, pesquisas sugerem que muitas dessas barreiras estão associadas aos relacionamentos, como obrigações conflitantes com parceiros, cônjuges e filhos. Adultos mais velhos, por sua vez,[89] relatam menos barreiras ao exercício físico, mas mesmo assim se exercitam

Sair do sedentarismo e o compromisso de longo prazo   283

ainda menos na média do que jovens adultos. É possível que, quando os casais enfrentarem o ninho vazio e as oportunidades para se exercitar aumentarem, a prioridade dos adultos mais velhos pode ter mudado permanentemente e o exercício físico pode continuar sendo uma preocupação secundária. E há mesmo evidências de que, ao longo do tempo,[90] o comportamento sedentário vira um hábito extremamente difícil de quebrar.

Como o nível de atividade física está diretamente ligado à nossa vida social, quando escolhemos relacionamentos estamos escolhendo também um estilo de vida. Se nós temos amigos adeptos a atividades físicas, o exercício físico provavelmente será parte duradoura da nossa identidade como adultos. Se as pessoas socializam e passam tempo de outras formas, aumentam a probabilidade de os exercícios ficarem para trás à medida que passamos mais tempo com os sedentários. Quando escolhermos os parceiros românticos dentro do nosso ambiente social, os relacionamentos íntimos geralmente servem para cristalizar esses padrões de atividade (ou inatividade) física. Para casais cuja rotina jamais incluiu exercícios físicos regulares, o relacionamento reforça hábitos sedentários. Neste caso, o exercício vira algo separado do relacionamento e mais uma tarefa a adicionar a uma lista já bastante grande.

Não precisa ser assim. O Princípio do Compromisso de Longo Prazo lembra que estabelecer uma "competição" entre a boa saúde e as necessidades dos nossos relacionamentos é uma ilusão. Se nós amamos o parceiro e queremos que ele fique conosco até a velhice, então o compromisso com esse parceiro *exige* o compromisso com a saúde dele e com a nossa também. Em vez de competir com o relacionamento, a atividade física pode *fortalecê-lo*, especialmente quando nos lembramos do que a maioria de nós sabia quando criança: fazer atividades físicas é uma forma de estar no mundo e pode ser um jeito de viver nos nossos relacionamentos também.

No resto deste capítulo, vamos explicar como a mudança para a perspectiva de longo prazo pode ajudar os casais que estão lutando para equilibrar os compromissos mútuos com o compromisso com uma vida ativa.

CASAIS INTELIGENTES EMAGRECEM JUNTOS

Para atingir esse objetivo, vamos oferecer sugestões para se livrar dos três obstáculos que entram no caminho dos casais em busca desse equilíbrio.

- O *Problema da Consciência Pesada* tem origem na suposição de que fazer exercícios físicos é egoísmo, algo que o parceiro faz por ele e não pelo relacionamento.

- Na *Armadilha do Alvo Móvel*, os conflitos surgem quando os parceiros têm objetivos diferentes quando se trata de exercícios físicos.

- *Esgotamento* é a frustração sentida por algumas pessoas quando o apoio e o estímulo não conseguem levar a mudanças positivas nos hábitos do parceiro.

Em cada caso, vamos descobrir que as escolhas aparentemente impossíveis a longo prazo geralmente são compatíveis com um compromisso de longo prazo.

QUANDO A PRÁTICA DE EXERCÍCIOS FÍSICOS É ALGO EGOÍSTA?

O Problema da Consciência Pesada

Nenhum parceiro é igual ao outro, então quanto maior a duração do re-lacionamento, mais inevitável será que os casais tenham necessidades e desejos conflitantes. A tensão entre Trevor e Audrey é um exemplo clássico disso: ele quer arrumar tempo para a academia e Audrey quer que o tempo dele seja usado para ajudá-la com o filho. A discordância era sobre conciliar as diferentes prioridades.

Quando se trata de fazer exercícios físicos, geralmente vemos os parceiros enfrentarem conflitos internos parecidos. Neste caso, eles sentem desejos conflitantes. Por um lado, sabem que deveriam estar se exercitando e cuidando melhor da forma física. Por outro, priorizam o relaciona-mento e relutam em aceitar obrigações que os afastem disso. Esse casal vê o ato de malhar como hedonista e, portanto, algo a que um parceiro verdadeiramente dedicado deveria resistir. Este conflito sobre a prática de exercícios físicos gera perguntas ansiosas: estou sendo egoísta? Amo suficientemente o meu parceiro? O que vem primeiro, meu relacionamento ou eu mesmo?

Resistir aos exercícios físicos por medo de ameaçar o relacionamento é um sinal do *Problema da Consciência Pesada*. Entre as armadilhas que impedem as pessoas de serem mais ativas, esta é particularmente insidiosa, pois se fortalece pelo compromisso do parceiro com o relacionamento. Quanto mais dedicados um ao outro eles são, mais os parceiros reféns deste problema têm uma desculpa para não procurar o exercício de que precisam. Para quem nunca foi muito adepto a atividades físicas e está buscando motivos para evitá-las, esta é uma desculpa bem atraente porque coloca o fracasso na atividade física como algo nobre ("*Amo demais o meu parceiro para tomar conta de mim mesmo.*"). Quem poderia julgar alguém por amar tanto assim?

A esposa do exemplo a seguir está claramente enfrentando o Problema da Consciência Pesada. Ela quer tudo: tempo para se exercitar, estudar para a faculdade de Direito e ficar abraçadinha no sofá com o novo marido. E o fato de não conseguir tudo isso faz com que se sinta incompetente.

Esposa: Penso nisso o dia todo. Tá, eu vou me exercitar. Aí eu não vou e fico me sentindo uma baleia preguiçosa. E agora eu meio que me sinto mal porque não estou fazendo nada, sabe?

Marido: Você acha que isso é culpa minha?

Esposa: Não, acho que parte do problema é que eu me sinto culpada, como se devesse usar esse tempo para a gente fazer algo em vez de eu me exercitar. Sabe, é uma hora só para ir e voltar da academia, e levo mais uma hora malhando. Acho que deveria estar passando esse tempo em casa com você.

Marido: E se a gente passasse o tempo se exercitando juntos?

Esposa: Mas esse é o problema. Eu gosto de patinar, e você não. E você também não gosta de andar de bicicleta, então eu não sei o que você poderia fazer.

Marido: Bem, não se sinta obrigada a passar tempo comigo. Quer dizer, eu quero que você fique comigo, mas o seu tempo na academia também vai me dar oportunidade de estudar, então não pense que eu vou ficar sentado em casa à toa.

Esta esposa está numa armadilha. Ela sabe que precisa de mais exercícios e gostaria de fazer várias atividades (ir à academia, patinar, andar de bicicleta). Ao mesmo tempo, ela sabe que o tempo gasto em qualquer uma dessas atividades a afastaria do marido, a quem já vê pouco. A culpa vem do conflito entre esses desejos, mas observe que o marido não alimenta os sentimentos dela. Pelo contrário, ele apoia o desejo da esposa de ir à academia e garante que poderia se ocupar perfeitamente bem na sua ausência. A tensão sentida por ela é totalmente interna e deriva da própria suposição de que entrar em forma e ser saudável é algo que deveria fazer por ela e não pelo relacionamento. Para não ser uma parceira ruim, ela evita se exercitar, mas o resultado é apenas outro tipo de experiência negativa (sentir-se "uma baleia preguiçosa").

A culpa sentida por alguns parceiros quando pensam em se exercitar sozinhos faz sentido numa perspectiva de curto prazo. Afinal, uma hora passada na academia é uma hora a menos para ver televisão, lavar a louça ou colocar os assuntos em dia com o parceiro. Se você pensar apenas em termos de um dia, então o tempo gasto com exercícios físicos realmente parece fazer falta para o relacionamento. Mas o Princípio do Compromisso de Longo Prazo lembra que a medida de um relacionamento não está em um dia, e sim no planejamento de uma vida inteira. Quando consideramos semanas, meses e anos, fica mais fácil conseguir espaço para ir à academia um dia, lavar os pratos no outro e colocar os assuntos em dia antes de dormir. Assim, ter em mente uma perspectiva de longo prazo dá aos casais a flexibilidade para ajustar as agendas para poder incluir os exercícios físicos.

Se você ou o seu parceiro sofre do Problema da Consciência Pesada

Se você ou o seu parceiro teme que fazer exercícios físicos os deixará menos dedicados ao relacionamento, aqui estão algumas estratégias concretas para aliviar a consciência pesada.

TRATE O EXERCÍCIO FÍSICO COMO UM INVESTIMENTO NO FUTURO. Muitos casais que trabalham reservam uma parte da renda mensal para a aposentadoria. Quando se trata de assuntos financeiros, eles estão perfeitamente dispostos a renunciar aos prazeres que o dinheiro poderia lhes dar no presente para conseguir um padrão de vida confortável no futuro. Trate o exercício físico e a boa forma da mesma maneira. A hora gasta pelo parceiro na academia hoje é um tempo que poderia ter sido passado juntos, e também é um investimento na vida ativa e saudável que ambos querem ter na velhice.

DEMONSTREM INTERESSE PELA SAÚDE UM DO OUTRO. Quando o parceiro confessa sentir culpa por cuidar da própria saúde, às vezes ele só precisa de um pouco de tranquilização e ouvir que nos importamos muito com o bem-estar dele e apreciamos tudo o que está fazendo em prol da saúde. O marido do exemplo anterior vai nesta direção ao insistir em que "não tem problema" a esposa ir para a academia sem ele. Mas imagine o quanto este apoio seria melhor se ele tivesse expressado não só a *disposição* de alterar a agenda como o entusiasmo legítimo pelas ações dela em prol da boa forma física. Por exemplo, ele poderia ter dito: "*Amor, eu entendo quando você diz que se sente culpada, mas é sério isso? Eu quero que você vá à academia quando puder. Preciso de você saudável para mim, para os nossos filhos e netos. O que você puder fazer para ficar em forma é um presente para mim. Culpada por ir à academia? Eu agradeço por você fazer isso!*"

NEGOCIE O TEMPO PARA FICAR SOZINHO(A). Quando a esposa do nosso exemplo pensa em malhar, sente culpa por mais de um motivo. Não só ela estaria tirando tempo do relacionamento como faria exercícios enquanto o marido continuaria sedentário. Ela saiu em vantagem, mas não é uma divisão justa de benefícios, e mesmo os parceiros favorecidos ficam menos satisfeitos[91] com o relacionamento quando o consideram injusto. A curto prazo, esse tipo de situação injusta é inevitável. Um casal com filhos pode descobrir que a única forma de um parceiro arranjar tempo para se exercitar é se o outro ficar em casa cuidando das crianças. A longo prazo, porém, a sensação de injustiça pode ser atenuada se eles fizerem planos explícitos para garantir que ambos consigam o que precisam. Em nosso exemplo, o marido poderia ter acalmado a parceira se tivesse garantido a ela que planejava arrumar tempo para jogar basquete com os amigos nos fins de semana. Quanto mais os dois parceiros considerarem aceitável o tempo dedicado ao exercício, menor será o espaço para a sensação de culpa.

QUEM DECIDE QUANTO EXERCÍCIO É O BASTANTE?

A Armadilha do Alvo Móvel

Para o segmento cada vez maior da população adulta que não se exercita regularmente, o mais difícil é começar. O parceiro do indivíduo que está iniciando uma rotina de exercícios geralmente apoia o desejo de um estilo de vida mais ativo, mas às vezes discorda dos objetivos específicos definidos por ele. Esse parceiro leu as manchetes sobre o nível ideal de esforço de que um adulto precisa para afastar doenças cardíacas e ouviu que um indivíduo obtém o benefício máximo ao atingir uma determinada frequência cardíaca e mantê-la por um determinado tempo. Ambicioso para fazer o melhor pelo ser amado, esse parceiro bem-intencionado descobre que, se o outro vai se exercitar mais, ele pode buscar o nível de exercício que faça o máximo pela saúde desse parceiro. Imediatamente.

Imaginando um parceiro adepto a atividades físicas e movido por um forte desejo de ser saudável, esse indivíduo leva o parceiro a seguir uma

Sair do sedentarismo e o compromisso de longo prazo   289

rotina de exercícios físicos mais puxados do que a definida originalmente. Esse parceiro eleva o nível para além do que uma boa malhação exige, esperando motivar um esforço maior do parceiro mais sedentário. Infelizmente, o resultado desse estímulo bem-intencionado pode minar o entusiasmo de quem pensa em fazer uma mudança em vez de aumentá-lo.

Chamamos isto de *Armadilha do Alvo Móvel,* quando um parceiro define um objetivo factível e o outro, como a Lucy segurando a bola de futebol americano para o Charlie Brown, move esse objetivo para uma posição impossível de atingir. Receber esse tipo de estímulo (como o Charlie Brown aprendeu repetidamente) é desmoralizador e dificulta o importantíssimo primeiro passo.

A esposa do exemplo a seguir se vê na Armadilha do Alvo Móvel montada pelo marido. Quando eles tiveram esta conserva, o marido ia à academia várias vezes por semana depois do trabalho, mas a esposa tinha horários diferentes e não podia acompanhá-lo. Com isso, não fazia exercícios físicos regularmente e sabia que não estava se ajudando.

Esposa: Eu me sinto preguiçosa e quero ser mais saudável. Quando não me exercito, eu me sinto gorda e nojenta. Quando faço exercícios, sinto que poderia conquistar o mundo.

Marido: Então é só fazer isso *o tempo todo.* Quando estamos vendo televisão, você deveria estar correndo.

Esposa: Bem, eu quero conseguir correr até chegar a uns quarenta minutos.

Marido: Quarenta minutos? Isso não é exercício! Você tem que correr pelo menos uma hora. Aí, sim, é exercício moderado. Não, nem moderado... É leve.

Esposa: Bem, dá para suar. Eu estava suando.

Marido: [*nada impressionado*] Isso não aumenta tanto a frequência cardíaca quanto deveria.

Esta esposa sabe o que quer e deixa isto bem claro: passar do sedentarismo para correr quarenta minutos seguidos. Este é um objetivo concreto e que ela deixa bem claro e, considerando os horários e hábitos dela, não vai ser fácil de atingir. Mas, por mais ambicioso que pareça para a esposa, o marido responde como se não fosse algo suficientemente difícil. Ignorando o objetivo que ela definiu para si, ele a estimula a ser mais ambiciosa (*"Você tem que correr pelo menos uma hora"*), como se ela já estivesse correndo quarenta minutos em vez de ainda estar pensando a respeito. Eles não se entendem porque têm preocupações diferentes: ela se concentra na lacuna entre a situação atual e a situação em que gostaria de estar, enquanto ele se concentra na lacuna entre o objetivo dela e o que ele considera ideal para que a esposa obtenha o máximo de benefício dos exercícios físicos.

Nós falamos de um problema semelhante no Capítulo 6 quando descrevemos o Sonhador, cujos objetivos de emagrecimento são tão irreais que atrapalham até o primeiro passo para atingi-lo. Neste caso, quem procurava a mudança definia o objetivo pouco realista. Na Armadilha do Alvo Móvel, quem procura a mudança define um objetivo realista, mas tem um parceiro que despreza ou ignora esse objetivo, propondo algo mais difícil. Em ambos os casos, diminui-se a probabilidade de o parceiro em busca da mudança desenvolver um plano e colocá-lo em prática: *Da minha posição no sofá, a ideia de correr pelo quarteirão merece ser discutida, mas, se o parceiro insiste em que eu treine para uma maratona, posso simplesmente esquecer tudo e pegar o controle remoto.*

Parecida com o Problema da Consciência Pesada, a Armadilha do Alvo Móvel vem de uma perspectiva de longo prazo no exercício físico. O marido do exemplo anterior acredita que o objetivo da esposa de correr quarenta minutos seja incompatível com o conselho de correr pelo menos uma hora e a pressiona para trocar um objetivo pelo outro. A perspectiva de longo prazo, contudo, lembra que geralmente buscamos vários objetivos enquanto amadurecemos. Primeiro procuramos os mais fáceis e depois corremos atrás dos difíceis. A esposa do nosso exemplo, que atualmente não faz qualquer tipo de atividade física, poderia facilmente definir a meta dos quarenta minutos de corrida e depois, tendo atingido seu objetivo, tentar correr uma hora. A capacidade de fazer exercício, assim como um relacionamento, evolui ao longo do tempo. O que parece um alvo móvel da perspectiva de curto prazo é apenas uma série de realizações possíveis quando vista da perspectiva de um compromisso de longo prazo com o exercício físico.

Se você está montando a Armadilha do Alvo Móvel para o seu parceiro

Se você acabou colocando o parceiro na Armadilha do Alvo Móvel sem se dar conta disso, reconhecer o Princípio do Compromisso de Longo Prazo oferece várias sugestões para direcionar o seu estímulo de formas mais produtivas.

ADAPTE OS CONSELHOS RELACIONADOS A EXERCÍCIOS FÍSICOS AO SEU PARCEIRO.

Quando se trata de fazer exercícios físicos, não há receita universal. A recomendação que chega às manchetes dos jornais se aplica ao indivíduo saudável médio, mas o seu parceiro tem preferências e capacidades singulares. Em vez de já sair dando conselhos e críticas, ele poderia ter começado fazendo algumas perguntas à esposa:

O que a boa forma física significa para você?
Que tipos de exercícios físicos você prefere?
Por que fazer exercícios físicos é difícil para você?
O que eu posso fazer para ajudar nisso?

Se o seu parceiro está cogitando uma mudança duradoura no estilo de vida, este é um bom ponto de partida. Atender às recomendações-padrão dos níveis diários de atividade pode ficar para depois.

DEIXE O PARCEIRO ESCOLHER UM NÍVEL DE INTENSIDADE CONFORTÁVEL PARA ELE.

Com que intensidade o seu parceiro precisa se exercitar? Uma abordagem para responder a esta pergunta é levá-lo ao nível máximo de intensidade

292 CASAIS INTELIGENTES EMAGRECEM JUNTOS

que consegue manter, transformando cada sessão de malhação num teste de estresse. O problema desta abordagem é que malhar além do confortável não é bom. Nem todos gostam de ficar exaustos ou concordam com o "sem dor não há ganho". Quando malhar é desconfortável,[92] as pessoas têm probabilidade menor de continuar malhando, especialmente se ainda não desenvolveram o hábito de se exercitar com regularidade.

Uma segunda abordagem consiste em deixar o parceiro escolher o nível de intensidade. A boa notícia sobre esta segunda abordagem é que com essa liberdade a maioria das pessoas que se exercita acaba escolhendo algo em torno dos níveis recomendados de intensidade para o seu tipo de corpo. E, o mais importante: quando escolhem o próprio ritmo,[93] as pessoas sentem mais prazer com o exercício e têm maior probabilidade de continuar se exercitando ao longo do tempo. Por isso o objetivo do seu apoio e estímulo deve ser tirar o parceiro do sedentarismo. E o parceiro é a melhor pessoa para decidir a quantidade e o nível de intensidade dos exercícios que irá fazer.

LEMBRE-SE DE QUE FAZER ALGO É MELHOR DO QUE NÃO FAZER NADA. Se o seu parceiro é sedentário, a sua tarefa mais importante é tirá-lo do sofá; então não aumente a dificuldade: diminua. O seu parceiro reclama que trinta minutos de caminhada parecem uma eternidade? Tente dez minutos então. Ou cinco. A ponte mais difícil de atravessar é aquela entre o sedentarismo e alguma atividade física, é isto que faz a maior diferença para a saúde do seu parceiro a longo prazo. Faça o que puder para ajudá-lo a dar o primeiro e mais difícil passo e continuar o caminho, dia após dia. Esta esposa entendeu a ideia e a expressou perfeitamente em nossa sala de pesquisa:

> **Esposa**: Eu não preciso necessariamente ir à academia por uma hora e meia porque isso não vai se encaixar na minha agenda. Não tenho como fazer isso agora, mas há várias outras atividades que posso fazer para me sentir melhor. Então decidi o seguinte: vou levar Justin para dar uma volta e fazer uma

pequena caminhada ou corrida de meia hora. Afinal, fazer algo é melhor do que não fazer nada, certo?

QUANDO O CUIDADO É EXAGERADO DEMAIS

Esgotamento

Continue fazendo. Este é um bom conselho tanto para o exercício físico quanto para apoiar o parceiro, mas, assim como manter uma rotina regular de exercícios físicos é difícil para muitas pessoas, manter o apoio ao parceiro também pode ser complicado. A verdadeira mudança pode ser lenta e o verdadeiro progresso nem sempre é contínuo. O nosso parceiro pode obter ganhos legítimos por um tempo e depois voltar aos velhos hábitos. Enquanto assistimos à luta deles para sair do sedentarismo e melhorar a saúde, quanto apoio devemos dar? O que acontece quando a pessoa que estamos apoiando não avança?

Diante de um parceiro cujos esforços para ficar mais saudável empacaram, é fácil se frustrar. Quem dá o apoio sabe o que o companheiro precisa fazer para ficar mais saudável e daí pode vir a dificuldade de entender por que ele simplesmente não segue o programa de exercícios físicos. Principalmente as pessoas acostumadas a ver resultados sempre que decidem fazer algo tendem a se sentir desestimuladas quando os esforços para apoiar o parceiro não têm retorno imediato. Após tentar várias vezes e não conseguir fazer a diferença, eles podem duvidar dos próprios esforços. Nada disso é bom. Relutantes em viver frustrações repetidas, alguns parceiros perdem a fé e gradualmente desistem de dar apoio.

Psicólogos criaram o termo[94] *desamparo aprendido* para descrever como as pessoas que não têm controle sobre uma determinada situação param de tentar mudar. Quando se trata de dar apoio, o termo mais comum é *esgotamento*. Os cuidadores que vivenciam o esgotamento[95] relatam uma sensação de desgaste, como se tivessem dado tudo o que tinham. O resultado é o desinteresse em dar mais apoio. Nos casais que visitaram a nossa sala de pesquisa, o esgotamento geralmente se expressa na forma de impaciência com a falta de progresso do parceiro. Falamos dessa impaciência no Capítulo 6, quando descrevemos o Problema do Agora ou Nunca. Lá, nós explicamos que os parceiros podem desistir quando não atingem os objetivos relacionados à saúde ou peso tão rapidamente quanto esperavam. O esgotamento é uma ideia relacionada a esta, mas acontece quando desistimos do nosso parceiro.

Dá para ouvir a impaciência neste próximo marido. Nas duas vezes em que o casal visitou a nossa sala de pesquisa, a esposa escolheu falar sobre o ganho de peso e os desafios que enfrentou tentando gerenciá-lo. Na primeira visita, o marido assumiu com empolgação o papel de dar apoio. Ele rapidamente a tranquilizou e deu várias sugestões para adicionar atividades físicas à vida deles. Dois anos depois, o problema que ela escolheu discutir não mudou, mas o comportamento dele sim. Estava claro que ela não tinha avançado muito nos objetivos relacionados à boa forma e a frustração dele era visível.

Esposa: Bem, eu estou chateada.

Marido: Eu sei que você está chateada. Você sempre fala isso. Sempre diz que está acima do peso, mas não consegue seguir programa algum.

Esposa: Sei lá. Acho que sempre começo bem, mas depois vou mal. Não entendo.

Marido: Eu entendo. Já lhe falei um milhão de vezes.

Esposa: O quê?

Marido: Você não... Você escolheu não me ouvir.

Esposa: Tem algo que me impede.

Marido: O que a impede é que você nunca, jamais seguiu um programa em toda a sua vida e isso virou um hábito. Você vai lá, começa, depois se cansa e desiste. É sempre assim. Você precisa planejar uma rotina diária que vai seguir, mas não conte comigo. Não posso me responsabilizar. Eu me sinto responsável pelo que você faz e não deveria ser assim.

Esta esposa começa a discussão sentindo-se chateada. Nada que o marido diga parece melhorar o seu humor. Enquanto ela parece aberta a uma discussão sobre os problemas para manter uma rotina de exercícios, ele deixa bem clara a opinião de que o momento para esta discussão já passou há tempos. O marido acaba concluindo que o fracasso da esposa vem das próprias falhas de caráter (*"você nunca, jamais seguiu um programa em toda a sua vida"*). Ele acredita que ofereceu uma forma de avançar e ela dispensou (*"Você escolheu não me ouvir."*). O marido sente que não tem escolha, exceto lavar as mãos para os problemas da esposa (*"Não posso me responsabilizar."*). Este é um homem que se sente desamparado para ajudar a parceira e, portanto, decidiu que não é mais função dele: sinais clássicos de esgotamento. A ironia neste caso é que ela está visivelmente frustrada e também se sente desamparada. O fato de o marido culpá-la por não progredir o deixa em posição oposta à esposa, mas na verdade ambos estão batendo a cabeça na mesma parede.

A esta altura você provavelmente consegue enxergar o culpado: toda essa frustração é mais um resultado do pensamento de curto prazo. O parceiro quer ver o outro mudar, ou pelo menos algum retorno pelo apoio investido, e por isso fica frustrado e ameaça desistir quando não vê a mudança acontecendo rápido o bastante. Expressar essa frustração pode ser o recurso final para tentar motivar o parceiro, uma espécie de ultimato (*"Jogue de acordo com as minhas regras ou eu pego a bola e vou para casa!"*). Geralmente esta estratégia não dá certo porque coloca um peso emocional a mais num parceiro que já está sobrecarregado. Imagine como uma pessoa lutando para se exercitar pode responder ao ultimato do parceiro: *Eu já sei que preciso de mais exercícios físicos e estou achando praticamente impossível fazer isso, agora preciso me preocupar com os seus sentimentos também?* Assim, o relacionamento que os parceiros esperam ser fonte de apoio e conforto vira uma fonte adicional de ameaça. Ninguém ganha com isso.

CASAIS INTELIGENTES EMAGRECEM JUNTOS

Se o pensamento de curto prazo contribui para o esgotamento, então reconhecer o Princípio do Compromisso de Longo Prazo pode ser um antídoto contra ele, livrando um parceiro de ter que esperar ou exigir resultados de longo prazo do outro. Pensar na atividade física como processo para uma vida inteira dá ao parceiro o espaço para ir devagar, cometer erros e tentar de novo. Claro que a pessoa que deseja mudar precisa dar o primeiro passo em algum momento, mas o lado bom da procrastinação é que, se isso não acontecer hoje, sempre haverá o amanhã. Nunca é cedo demais para começar, mas numa perspectiva de longo prazo, também nunca é tarde demais. Há uma nova oportunidade a cada dia e isso vale tanto para a pessoa que deseja mudar quanto para o parceiro que a apoia.

Se você está vivenciando o Esgotamento

Quando você estiver sentindo frustração e impaciência com o parceiro que avança a passos lentos, aqui estão algumas sugestões para continuar envolvido nas mudanças e evitar o esgotamento.

UNAM-SE CONTRA O PROBLEMA. Muito provavelmente, você e o seu parceiro estão no mesmo barco: ambos querem sair do sedentarismo e entrar em forma. Se o parceiro não está progredindo como você gostaria, vale a pena lembrar que isso provavelmente é tão frustrante e confuso para ele quanto para você, então não leve o fracasso do parceiro para o lado pessoal. Resista à vontade de apontar o dedo ou culpar alguém. Prefira unir-se a ele. Juntos, vocês podem ser uma equipe trabalhando para identificar e superar os desafios que estão atrapalhando a saúde desse parceiro. O marido no nosso exemplo perdeu uma oportunidade fácil de usar esta abordagem. Quando a esposa confessou não entender o que a afastava da rotina de exercícios, em vez de dar bronca (*"Já lhe falei um milhão de vezes."*), ele poderia ter ficado do lado dela:

Acho que você tem razão. Eu sei o quanto você quer fazer mais atividades físicas, mas é evidente que algo a está afastando disso.

Admito que está sendo frustrante ver você tentando com tanto afinco sem resultado. Eu só posso imaginar o quanto deve ser frustrante, então vamos tentar resolver isso juntos. Depois que a gente descobrir o problema, tenho certeza de que poderemos solucioná-lo.

Talvez esta abordagem pudesse ter apontado um caminho rumo à mudança duradoura no nível de atividade física dela, mas mesmo se não conseguisse teria pelo menos unido o casal contra a frustração em vez de permitir que ela o atrapalhe.

EXPERIMENTE ALGO NOVO. Se você planeja passar o resto da vida ou boa parte dela com o seu parceiro, então desistir não é uma opção válida. Se o seu parceiro veio para ficar, as questões de saúde dele também não vão embora, então use a criatividade em vez de desistir. Se ele está malhando sozinho, você pode sugerir que ele faça uma aula com outras pessoas. Se os exercícios físicos numa academia não têm mais graça, você pode sugerir uma trilha a pé ou de bicicleta. Ser criativo com o parceiro transmite duas mensagens importantes: primeiro, diz que há opções para entrar em forma que ele ainda não tentou e isto gera esperança em vez de desespero. Segundo, e não menos importante, diz que *você* não desistiu dele, ainda está envolvido e confiante na capacidade dele de mudar. Esta é uma mensagem que o parceiro precisa ouvir.

LEMBRE-SE DE QUE VOCÊ NÃO PRECISA RESOLVER OS PROBLEMAS DO SEU PARCEIRO. Um dos motivos do esgotamento é a sensação de não ter conseguido dar apoio. Quem está esgotado costuma pensar: "*Se o meu apoio tivesse sido mais eficiente, então o meu parceiro não teria tanta dificuldade com esse problema.*" Como ninguém gosta de se sentir um fracasso, esta forma de pensar geralmente leva a jogar a culpa no parceiro e se afastar do papel de dar apoio.

Mas este pensamento supõe uma definição muito estreita do que significa o apoio eficaz. Resolver os problemas do outro pode ajudar muito, mas está *longe* de ser a única função para o apoio que damos. Mesmo sem resolver o problema, o nosso apoio pode transmitir amor e confiança no relacionamento. Apoiar o parceiro na resolução de um problema pode oferecer perspectiva ao dizer: "*Sim, estamos enfrentando desafios agora, mas isso não nos define. Nosso relacionamento é maior do que os desafios que enfrentamos.*" Em muitos casos, o parceiro pode nem querer que você resolva os problemas dele, preferindo apenas se entender melhor ou ser lembrado de que não está sozinho. Adotar esta visão mais ampla sobre as funções do apoio abre um leque de opções de como definir o sucesso e lembra a quem se encarrega de dar o apoio de todas as formas possíveis para fazer uma grande diferença na vida de seu parceiro.

PONTOS PRINCIPAIS DO CAPÍTULO 9

- Se o exercício físico não faz parte do relacionamento desde o começo, as exigências da boa forma podem entrar em conflito com as demandas do relacionamento e pesquisas sugerem que isto acontece para muitas pessoas.

- O Princípio do Compromisso de Longo Prazo lembra que a competição entre as demandas da boa forma física e do relacionamento é ilusória. Ao longo da vida em comum, o compromisso com o parceiro *exige* um compromisso com a saúde e a boa forma dele.

- Os parceiros empacados no pensamento de curto prazo podem cair na armadilha de considerar os esforços para fazer mais atividades físicas como egoísmo que atrapalha o relacionamento (o *Problema da Consciência Pesada*), mas a perspectiva de longo prazo pode lembrar aos casais que o tempo gasto na boa forma física hoje é um investimento capaz de render uma qualidade de vida melhor no futuro que eles terão juntos.

Sair do sedentarismo e o compromisso de longo prazo 299

- Os parceiros focados nas mudanças de curto prazo decorrentes das atividades físicas às vezes definem objetivos maiores e mais difíceis de atingir do que aqueles originalmente definidos por seus parceiros (a *Armadilha do Alvo Móvel*). Ter uma perspectiva de longo prazo destaca a importância de começar os exercícios físicos num nível confortável, e mais fácil de ser mantido no longo prazo, e ir aumentando aos poucos.

- Quando o parceiro que está dando apoio se decepciona com o que não está progredindo, o resultado pode ser frustração e vontade de deixar para lá, visto que parece não estar dando certo (*Esgotamento*). Ter uma perspectiva de longo prazo lembra ao parceiro que desistir não é uma opção válida e apoiar o parceiro pode ter benefícios duradouros, mesmo se não resolver o problema logo de cara.

PLANEJANDO A MUDANÇA

Esta seção convida a pensar em como você e seu parceiro estão explorando o compromisso de longo prazo. As frases abaixo descrevem o que casais bem-sucedidos fizeram para apoiar os esforços um do outro para fazer mais exercícios físicos. Veja se você e seu parceiro têm o comportamento descrito em cada uma delas e pense em quanto é fácil ou difícil para vocês fazer os ajustes necessários para melhorar.

1. Reconhecemos que o tempo gasto em atividades e exercícios físicos *é um investimento num futuro que passaremos juntos.*

   ____ Este é um dos nossos pontos fortes. Não precisamos fazer mudanças em relação a isso.

   ____ Poderíamos melhorar neste ponto e achamos que vai ser fácil conseguir isso.

   ____ Poderíamos melhorar neste ponto, mas achamos que vai ser difícil conseguir isso.

300 CASAIS INTELIGENTES EMAGRECEM JUNTOS

2. Demonstramos *interesse verdadeiro* na saúde e boa forma um do outro.

____ Este é um dos nossos pontos fortes. Não precisamos fazer mudanças em relação a isso.

____ Poderíamos melhorar neste ponto e achamos que vai ser fácil conseguir isso.

____ Poderíamos melhorar neste ponto, mas achamos que vai ser difícil conseguir isso.

3. Conseguimos arranjar tempo *suficiente* para fazer exercícios físicos.

____ Este é um dos nossos pontos fortes. Não precisamos fazer mudanças em relação a isso.

____ Poderíamos melhorar neste ponto e achamos que vai ser fácil conseguir isso.

____ Poderíamos melhorar neste ponto, mas achamos que vai ser difícil conseguir isso.

4. Estimulamos um ao outro a escolher níveis de intensidade do exercício físico *confortáveis e que possam ser mantidos no longo prazo*.

____ Este é um dos nossos pontos fortes. Não precisamos fazer mudanças em relação a isso.

____ Poderíamos melhorar neste ponto e achamos que vai ser fácil conseguir isso.

____ Poderíamos melhorar neste ponto, mas achamos que vai ser difícil conseguir isso.

5. Nós *nos unimos em equipe* para superar todos os obstáculos de modo a obter os exercícios físicos de que precisamos.

____ Este é um dos nossos pontos fortes. Não precisamos fazer mudanças em relação a isso.

____ Poderíamos melhorar neste ponto e achamos que vai ser fácil conseguir isso.

____ Poderíamos melhorar neste ponto, mas achamos que vai ser difícil conseguir isso.

Se a primeira resposta foi marcada muitas vezes, então você e o seu parceiro valorizam o Princípio do Compromisso de Longo Prazo e exploram este compromisso de modo a reforçar os esforços mútuos para sair do sedentarismo e continuar fazendo exercícios físicos ao longo do tempo.

Se as respostas tenderam para a segunda opção, então vocês podem não saber muito bem aonde querem chegar, mas estão no caminho certo. Agora que entendem como o Princípio do Compromisso de Longo Prazo afeta a prática de exercícios físicos, você e o seu parceiro têm várias formas excelentes para atingir o objetivo de se manter na linha e nada os impede de trabalhar juntos para fazer do exercício físico algo permanente na vida de vocês.

Se a terceira resposta foi a mais escolhida, garanta que primeiro você e o seu parceiro tenham entendido bem o Princípio do Compromisso de Longo Prazo. Concentrem-se no futuro distante e unam-se como casal para articular o tipo de saúde que imaginam ter. Lembrem um ao outro deste objetivo vital e tenham as conversas que vão motivá-los a ser mais fisicamente ativos hoje, sempre tendo em mente que a parte mais difícil, porém mais importante, é começar.

Epílogo

Relacionamentos melhores contribuem para parceiros mais saudáveis... E parceiros mais saudáveis contribuem para relacionamentos melhores

A ESTA ALTURA VOCÊ PROVAVELMENTE já notou que os casais participantes da nossa pesquisa formam um grupo variado, cada um com vontades, fraquezas, estilos emocionais e hábitos de conversas particulares. No meio de toda essa diversidade, vale a pena lembrar que um objetivo marcante une esses casais e, sem dúvida, é uma meta desejada por muitos de nós: ficar em forma e saudáveis. [96]

E existem bons motivos para acreditar que podemos atingir este objetivo. Afinal, a boa forma e uma vida longa e saudável estão entre as nossas prioridades mais importantes e todos reconhecemos que estes benefícios virão quando fizermos mudanças inteligentes e consistentes em termos de alimentação e exercícios físicos. Claro que podemos não saber as pesquisas mais recentes sobre resistência à insulina, dietas com baixo teor de carboidratos ou treinamentos intervalados, mas todos nós temos uma noção bem clara dos fundamentos da boa saúde e não temos qualquer ilusão sobre o que acontecerá se não nos cuidarmos. Sabemos que os chamados assassinos silenciosos (câncer, doenças cardíacas, obesidade, hipertensão, colesterol alto, diabetes) podem e vão diminuir a qualidade de vida se não mudarmos de hábitos. Nossos pais e parentes mais velhos, além das notícias diárias, servem como lembretes amplos e vívidos de tudo isto, aumentando a ansiedade e também nos estimulando a agir.

Mesmo com todos esses fatores servindo de motivação, a lacuna entre a saúde que queremos e a que temos continua grande. Qualquer estatística recente confirma isto. Por exemplo, apenas cerca de 9% dos adultos[97] nos Estados Unidos atendem aos quatro critérios principais para um estilo de vida de baixo risco (não fumar, ter feito exercício físico em algum momento do mês anterior, comer cinco ou mais porções de frutas e vegetais por dia e manter o peso saudável), e esta porcentagem diminuiu entre 1996 e 2007.

Se tantos de nós queremos sinceramente ser saudáveis e tão poucos estão conseguindo, a conclusão inevitável é que entrar em forma e se manter fisicamente ativo é muito difícil. E os motivos para isso não são difíceis de identificar: só agora a sociedade ocidental está entendendo todos os problemas associados às longas viagens de ida e volta para o trabalho, aos empregos sedentários, acesso a entretenimento e alimentos baratos e calóricos 24 horas por dia, sete dias por semana. Falta orientação real para criar um estilo de vida que anule essas pressões, estimule o comportamento saudável e, o mais importante, ajude a nos colocar na linha quando tivermos alguma recaída nos maus hábitos. Os conselhos existentes se baseiam fortemente na responsabilidade pessoal e força de vontade, valores obviamente importantes mas que nem de longe englobam os desafios oriundos de vidas corridas, famílias em que ambos trabalham e crianças ativas. Agora se sabe que a maioria das dietas (há muito consideradas o método testado e aprovado para perder muitos quilos rapidamente) gera forte resistência biológica quando começamos a cortar calorias. Não surpreende que sejamos ótimos para começar dietas[98] e tenhamos tanta dificuldade em mantê-las.

Mas nós temos algo que pode colocar a balança definitivamente a nosso favor: o relacionamento. Sabemos instintivamente que eles são um ótimo remédio, e que *bons* relacionamentos são *excelentes* remédios. Sabemos que precisamos colaborar com o parceiro de modo a afastar as pressões da vida moderna. Se vamos ser saudáveis e ficar em forma, precisamos de soluções personalizadas para nós, tanto individualmente quanto como casal. A pessoa com quem dividimos a vida (isto é: com quem nos importamos e se importa conosco) também está na posição mais adequada para nos ajudar a ter uma vida longa e saudável.

ADOTAR A MUDANÇA: COMO UNIR-SE EM PROL DA SAÚDE PODE MELHORAR O RELACIONAMENTO

Então vamos imaginar que você e o seu parceiro conseguiram fazer todos estes princípios funcionarem para vocês: o Princípio da Influência Mútua, o Princípio da Compreensão Mútua e o Princípio do Compromisso de Longo Prazo. Seus músculos estão em movimento, o coração de ambos está funcionando, boas decisões alimentares estão superando as más e ambos estão sentindo a confiança que vem de ter um aliado tão próximo. Talvez vocês já estejam começando a notar as mudanças (maior sensação de felicidade e confiança, um pouco mais de disposição no fim do dia) e, melhor ainda, sabem que os hábitos mais saudáveis estão fazendo efeito no corpo em níveis biológicos mais profundos. Estatisticamente falando, vocês estão no caminho certo para reduzir o risco[99] de vários cânceres, diabetes, insuficiência cardíaca, derrame, doença de Alzheimer e osteoporose, levando consequentemente a uma vida mais longa. A fórmula de "comer corretamente e sair do sedentarismo"[100] está em vigor, permitindo que você gerencie melhor o seu peso e entre em forma.

As células no corpo de vocês não são as únicas beneficiárias de todo esse trabalho árduo. Como se a saúde melhor não fosse uma recompensa ótima em si, unir-se para ter uma vida mais saudável gera benefícios que se estendem ao modo como pensamos, sentimos e agimos no nosso relacionamento. Todo o esforço que duas pessoas investem em promover a saúde física um do outro acaba rendendo dividendos inesperados: unir-se para atingir a forma física *pessoal* aumenta a probabilidade de melhorar a forma física *interpessoal*. Os parceiros que colaboram para melhorar a

306 CASAIS INTELIGENTES EMAGRECEM JUNTOS

saúde física criam três vantagens distintas para si quando se trata de estimular um bom relacionamento (melhora na saúde psicológica, envolvimento construtivo no relacionamento e maior noção de compromisso e proximidade), contribuindo para um círculo virtuoso que reforça ainda mais todos os hábitos saudáveis desse casal.

PRIMEIRO, QUANDO NOS UNIMOS AO PARCEIRO PARA MELHORAR A SAÚDE FÍSICA... TAMBÉM MELHORAMOS A SAÚDE PSICOLÓGICA. Como podemos destacar melhor a gentileza e a compreensão que fizeram os nossos parceiros serem tão atraentes quando os conhecemos? Quais medidas podemos tomar (e ajudar o nosso parceiro a tomar) para sermos parceiros generosos e receptivos? Agora está claro que comer corretamente e sair do sedentarismo funcionam muito bem para nos colocar exatamente nos estados emocionais que ajudam a gerar mais empatia:

- Comer corretamente e fazer mais atividades físicas geram benefícios imediatos para o humor. Enquanto a maioria de nós inteligentemente busca melhorar a saúde pelos benefícios de longo prazo, várias recompensas de curto prazo também são visíveis. Comer frutas e vegetais[101] aumenta o nível de emoções positivas até o dia seguinte, por exemplo, e as atividades físicas elevam o nível de emoção positiva por até três horas depois do seu início.

- As melhoras de longo prazo na saúde nos deixam mais positivos e dispostos, diminuindo a ansiedade, depressão e raiva. Quem perde muito peso rapidamente pode ficar ansioso e aflito, afastando-se das dietas, o que também dificulta o apoio a esse tipo de indivíduo. Já quem perde entre dois e cinco quilos num período de 12 meses sente menos ansiedade e depressão e mais vitalidade, autoestima e autocontrole, comparadas às pessoas que não perdem peso. Sabe-se que mudar para uma dieta com menor teor de gordura[102] reduz particularmente a fadiga e a sensação de raiva e agressividade.

- À medida que aumentam a dieta e os exercícios físicos, a qualidade do sono também melhora. Dormir mal acaba com o humor, a capacidade de pensar e se concentrar, a disposição para fazer exercícios físicos e até de resistir aos lanches pouco saudáveis. Felizmente, à medida que melhoramos os hábitos de alimentação e os exercícios físicos, o sono também melhora. Os benefícios em termos de sono[103] são iguais para homens e mulheres e ficam claros em estudos experimentais realizados sobre programas de emagrecimento e em estudos naturalistas sobre mudança de peso.

- O exercício físico é uma forma particularmente boa de melhorar a capacidade de gerenciar o estresse. Poucos de nós reagimos bem quando as exigências do dia a dia são maiores que os recursos disponíveis para dar conta delas, mas o exercício permite clicar no botão Reiniciar do estresse. Quem está estressado no trabalho[104] geralmente fica irritadiço e depressivo, como seria de se esperar, mas estes sintomas são muito reduzidos entre as pessoas que se exercitam regularmente. Quanto mais você se exercita, maior será esta redução.

- Ser fisicamente ativo e comer alimentos mais saudáveis nos deixa com a mente mais afiada. Pesquisas mostram que dietas com alto teor de gordura e açúcar reduzem o aprendizado e os níveis do fator neurotrófico derivado do cérebro (FNDC), proteína que atua no crescimento de novos neurônios. Quando fazemos exercícios físicos e melhoramos[105] a alimentação, o funcionamento mental também melhora, provavelmente graças ao aumento no nível do FNDC.

Em resumo, um parceiro mais saudável é um parceiro mais feliz. Ao estimular a melhora da saúde física, os parceiros naturalmente estimulam a melhora na saúde psicológica. Vamos ser claros: um vegetal aqui e uma caminhada rápida ali não vão ter efeito duradouro em você ou no seu relacionamento, mas os parceiros que trabalham em conjunto para fazer

308 CASAIS INTELIGENTES EMAGRECEM JUNTOS

melhoras duradouras (mesmo que pequenas) nos alimentos que consomem e nas calorias que queimam conseguirão lidar um com o outro com menos estresse, irritabilidade e mais disposição.

SEGUNDO, QUANDO NOS UNIMOS AO PARCEIRO PARA MELHORAR A SAÚDE FÍSICA... FICAMOS ENVOLVIDOS DE MODO MAIS CONSTRUTIVO NO RELACIONAMENTO.

Não estamos revelando segredo comercial algum[106] ao dizer que os relacionamentos mudam ao longo do tempo nem estamos traindo qualquer confiança profissional ao dizer que estas mudanças tendem a ser para pior. Mas por que os relacionamentos em média acabam perdendo o brilho ao longo dos anos? Por que não acontece de o nosso vínculo ficar mais forte e os ótimos sentimentos vivenciados nos primeiros meses do relacionamento ficarem apenas mais profundos e carinhosos? Parece que o motivo envolve algo chamado autoexpansão. Nas etapas iniciais do relacionamento, a noção de quem somos e quem podemos ser se expande automaticamente e sem esforço, apenas por estarmos com o novo parceiro. Expandimos a nossa identidade, assumindo a identidade e as características dessa pessoa (amigos, conhecimentos, preferências, esperanças futuras, posses), e todo esse novo crescimento parece ótimo, mas nada tão bom assim dura para sempre. Seja qual for a substância que Cupido coloca em suas flechas, ela acaba perdendo a força. À medida que o relacionamento progride, ficamos acostumados ao parceiro e ao que ele nos oferece, e vice-versa. Se nós queremos continuar ganhando os benefícios oriundos dessa expansão e enriquecimento da vida, precisamos sacudir a poeira[107] e descobrir novas formas de crescer.

- Dividir atividades novas, empolgantes, dinâmicas e desafiadoras melhora o relacionamento. E sair do sedentarismo é ideal para isto. Num experimento, os casais escolhidos para participar[108] de atividades novas e empolgantes (fazer trilha, esquiar e dançar, por exemplo) por noventa minutos semanais ao longo de dez semanas acabaram sendo significativamente mais felizes no relacionamento, mesmo quando comparados às pessoas escolhidas para se envolver em atividades menos empolgantes embora agradáveis (como visitar amigos, ir à igreja, ver um filme, ser criativo na cozinha). Também sabemos que os casais se sentem mais próximos depois de se envolver[109] em atividades empolgantes juntos. Imagine só! As mesmas atividades que permitem gerenciar o peso com sucesso ajudam a manter o relacionamento renovado e saudável. Se você está apenas começando a colocar as atividades físicas na agenda diária, tente fazer isto como casal e continuar se desafiando à medida que avança. Agora, se você prefere fazer a maior parte dos exercícios físicos sozinho, encontre um jeito de ver o progresso um do outro e considere reunir o casal de vez em quando para fazer seus corações acelerarem juntos.

- Casais mais saudáveis têm uma vida sexual melhor. Você estará se adiantando caso pergunte se uma das marcas de um bom relacionamento[110] (uma vida sexual satisfatória) melhora quando os parceiros passam a comer corretamente e fazer mais atividades físicas. A resposta é: com certeza. As pessoas que alegam ter saúde muito boa ou excelente[111] também relatam ter vida sexual mais ativa e satisfatória, e vão continuar sexualmente ativas por muito mais tempo do que as pessoas menos saudáveis. Melhor ainda: quando homens e mulheres sedentários perdem peso e ficam em forma sob condições controladas aos 40 ou 50 anos, eles se sentem mais atraentes, aumentam o desejo sexual e ficam mais confortáveis com o próprio corpo, comparadas às pessoas que não melhoram a saúde. Na verdade, não só a boa forma melhora praticamente todas as dimensões do funcionamento sexual, como estes benefícios geralmente começam a aparecer[112] pouco depois do início do programa de exercícios físicos, crescem à medida que os ganhos na boa forma aumentam e continuam mesmo depois que a perda de peso se estabiliza.

310   CASAIS INTELIGENTES EMAGRECEM JUNTOS

Infelizmente, é preciso acabar com alguns mitos. A ideia atraente de que ter uma vida sexual saudável pode ser uma ótima forma de queimar várias calorias foi derrubada recentemente no *New England Journal of Medicine*. A Dra. Krista Casazza e seus colegas escreveram: "Dado que o período médio de atividade sexual dura cerca de seis minutos, um homem por volta dos 30 anos gasta aproximadamente 21 calorias durante o ato sexual. Claro que ele poderia gastar aproximadamente um terço dessa energia assistindo à televisão, então o benefício de um período[113] de atividade sexual no que diz respeito à energia gasta fica na ordem de 13 calorias." Mesmo assim, são seis ótimos minutos, melhores que boa parte do que se vê na televisão e uma ótima forma de aproximar os parceiros. Além disso, é algo mais provável de ocorrer quando os casais estão colaborando para melhorar a alimentação e queimar calorias de outros modos mais eficientes.

POR FIM, QUANDO NOS UNIMOS AO PARCEIRO PARA MELHORAR A SAÚDE FÍSICA... FICAMOS MAIS PRÓXIMOS E MAIS CONTENTES NO RELACIONAMENTO. Existem poucas formas melhores de transmitir a profundidade do nosso afeto do que observar e nos oferecer para dar apoio às necessidades e objetivos do ser amado. Somos feitos para cuidar dos outros, mas também somos feitos para reagir quando os outros cuidam de nós, e assim os relacionamentos naturalmente ficam mais fortes quando os dois parceiros deixam claro que colocam os objetivos e o bem-estar mútuos em alta prioridade. Como somos feitos para a conexão social, obtemos um impulso extraordinário quando nos unimos ativamente e cuidamos um do outro, ficando assim mais próximos e mais contentes no relacionamento.

- Esta união faz com que sejamos mais cooperativos e eficazes para resolver desavenças no relacionamento. Os casais mais eficazes ao se unir e apoiar os objetivos pessoais um do outro criam um espaço em comum para discutir *outras* questões importantes no relacionamento. Provou-se, por exemplo, que a empatia maior em torno dos objetivos pessoais é eficaz para diminuir a

Epílogo   311

quantidade de raiva e frustração expressa pelos parceiros quando trabalham para resolver grandes desavenças no relacionamento. À medida que os casais encontram mais formas[114] de demonstrar que são aliados e colegas de equipe, o conflito diminui e o relacionamento se fortalece.

- Esta união faz com que sejamos mais confiantes e nos aproxima do que desejamos ser. Tentar perder cinco quilos ou fazer esteira três vezes por semana é um objetivo importante e específico por si, mas geralmente vem acompanhado de visões e sonhos maiores que temos para nós, como ser uma pessoa saudável e em forma, ficar jovem e envelhecer bem, continuar atraente para o parceiro e por aí vai. Uma pesquisa sobre o fenômeno Michelangelo (assim chamado porque o famoso escultor acreditava que sua tarefa consistia em revelar as formas ideais dormentes nos grandes blocos de pedra em que trabalhava) confirma esta ideia: parceiros que se unem de modo eficaz se aproximam mutuamente do eu ideal. Como uma profecia que sempre se cumpre, quanto mais os parceiros se percebem e se tratam[115] como se já estivessem no processo de virar o eu ideal, mais eles se esforçam para atingir esse resultado.

- Esta união aumenta a probabilidade de realmente atingirmos os nossos objetivos pessoais. Os casais que dão mais apoio e são menos críticos ao discutir os objetivos de melhora pessoal têm maior probabilidade de atingir esses objetivos ao longo dos próximos 12 meses do que os casais que dão menos apoio e são mais críticos. Esses benefícios não são apenas um reflexo do quanto os parceiros são amigáveis e compreensivos *no geral* ou do quanto os indivíduos *querem* conquistar seus objetivos, eles acontecem quando um parceiro dá o tipo de apoio de que o outro mais precisa. A maioria de nós se sente ótima[116] quando atinge os objetivos pessoais. E quando reconhecemos que o parceiro foi fundamental para conseguir isto, então ambos saíamos ganhando.

Quando pensamos no que fortalece um relacionamento, a mente costuma se voltar primeiro para jantares à luz de velas, conversas francas sobre os grandes problemas da relação, um fim de semana relaxante, livros de autoajuda sobre boa comunicação, um cruzeiro ou férias longas, talvez até uma visita ao terapeuta de casais quando a situação fica mais difícil. Todas estas são estratégias recomendáveis, mas o que podemos fazer todos os dias, repetidamente, ao longo do ano para manter o relacionamento renovado e crucial? A resposta é que gestos simples de carinho, comuns e invisíveis, mas não menos afetuosos (*"Vou dar uma caminhada, quer vir comigo?"*, *"Fiz salada para o almoço, quer atum na sua?"*, *"Que tal eu tomar conta das crianças enquanto você vai à academia?"*), têm mais chance de nos aproximar do objetivo de ter uma saúde melhor e também de aproximar os integrantes do casal.

CONCLUSÃO

Não há nada de novo na ideia de que nos baseamos em nossas conexões pessoais mais profundas para promover a saúde de quem amamos. Somos feitos para cuidar dos outros[117] e, mesmo quando o sacrifício é grande, nossa capacidade inata de cuidar se mostra evidente. Mas apenas possuir esta capacidade não significa usá-la com sabedoria ou tão bem quanto poderíamos, como mostramos várias vezes ao longo deste livro. Na verdade, quando se trata de dois adultos lutando para se unir de modo a comer corretamente e fazer mais atividades físicas todos os dias, pode ser difícil mobilizar carinho e apoio eficaz. Talvez isto aconteça porque a necessidade imediata de agir não seja tão óbvia ou porque os hábitos pouco saudáveis viraram uma parte aceita e difícil de tirar da nossa vida. De qualquer modo, em situações assim, a capacidade inata de cuidar precisa ser ativada e canalizada. Esta é a ideia nova do *Casais inteligentes emagrecem juntos*: basta conhecer alguns princípios básicos e os parceiros terão autonomia para incorporar o cuidado preventivo e proativo com a saúde no dia a dia. Embora todos naturalmente *se importem com* o parceiro, colocar a responsabilidade pela saúde diretamente no círculo social imediato dá a eles formas totalmente novas de *cuidar um do outro*. Esta mudança, do passivo *se importar com* para o ativo *cuidar de* captura a essência da nossa mensagem e é o que acontece quando dois parceiros implementam os nossos princípios no dia a dia.

Sendo assim, chega a surpreender que o amor, considerado a força mais poderosa da vida, surja como a melhor esperança que cada um de nós tem para comer corretamente, fazer mais atividades físicas e viver bem?

Agradecimentos

Ao longo destas páginas, nós argumentamos que a boa saúde se baseia nos bons relacionamentos. Aprendemos que bons livros têm a mesma base e *Casais inteligentes emagrecem juntos* certamente não existiria sem o apoio generoso e entusiasmado de várias pessoas e empresas maravilhosas.

Agradecemos aos casais que consentiram em participar da nossa pesquisa ao longo do tempo e cujas palavras nos forneceram a ideia principal e a matéria-prima para este livro. Somos muito gratos a esses casais por dividirem conosco suas lutas e sucessos relacionados à saúde, pois foram a sinceridade e a franqueza deles que nos inspiraram a encontrar a ordem em todas as complexidades que surgiram quando duas pessoas que se amam tentam melhorar os comportamentos associados à saúde.

O Instituto Nacional de Saúde forneceu os fundos de pesquisa necessários para coletar as informações mostradas aqui. O INS dá apoio à pesquisa científica nos Estados Unidos, e somos afortunados por termos conseguido acesso a esses recursos.

Já o nosso agente literário, Rob McQuilkin, foi imprescindivelmente útil e profissional ao transformar a nossa ideia inicial para este livro em produto final. Tivemos a sorte de contar com a orientação inteligente de Rob, que nos deu ideias em todas as principais decisões a respeito deste projeto. A paciência e a gentileza dele sempre foram além de todas as nossas expectativas.

Michelle Howry, nossa brilhante editora na Simon & Schuster, trouxe a riqueza de sua experiência a cada aspecto e página deste livro. Desde o começo, Michelle intuiu o que esperávamos obter com este projeto, e, graças aos esforços dela e de sua excelente equipe de produção, conseguimos isto e muito mais. Também mandamos agradecimentos especiais para as pessoas a seguir.

Agradecemos a Sharbari Kamat, que passou o bastão editorial para Michelle Howry. O entusiasmo e a visão de Sharbari nas etapas iniciais deste projeto deram a motivação necessária para nos concentrar na mensagem que desejávamos transmitir e melhorar o nosso texto.

Amber Piatt, Davina Simantob, Arielle Ered, Elizabeth Glanzer e Sravya Mallam, responsáveis pelas transcrições, trabalharam com várias horas de fitas de vídeo. A disposição, o talento e as ideias sem limites deste grupo foram cruciais para ajudar a identificar as conversas mais importantes que compõem boa parte deste livro.

David Lederman participou das conversas iniciais sobre possíveis projetos de livros e teve papel fundamental em orientar o tema desta publicação para a saúde e o bem-estar dos casais que estudamos.

O advogado Zick Rubin merece reconhecimento especial por nos apresentar a Rob McQuilkin e pelos conselhos sábios dados ao longo de todo o processo de produção desta obra.

Thomas também reconhece a generosidade e o apoio da família: agradeço aos meus pais, Charles e Mary, por pagarem meus estudos, apoiarem a minha carreira e mostrarem como funciona um casamento saudável e duradouro. Também agradeço aos meus filhos, Timothy e Nicholas, não por ajudarem a escrever este livro, mas por me distraírem tão bem quando eu não estava escrevendo. Por fim, agradeço à pessoa a quem jamais conseguirei agradecer o bastante: minha esposa, amiga, colega e confidente há mais de 25 anos, Cindy Yee-Bradbury. Obrigado, Cindy, por nunca deixar que as minhas realizações inflem o meu ego e nem permitir que os meus fracassos entristeçam o meu coração. Valorizo a vida que temos juntos e a família que criamos mais do que tudo e agradeço por você não ter me lembrado disto em todas aquelas noites em que fiquei acordado até tarde digitando o manuscrito deste livro.

Benjamin também tem muitas pessoas a agradecer: agradeço aos meus pais, Amiram e Pérla Karney, por uma vida inteira de apoio inabalável aos meus estudos e carreira e por me dar um lar seguro e carinhoso até hoje. Agradeço a Jessica Schulman, por mudar a minha forma de pensar sobre saúde e pela nossa colaboração constante. Também agradeço todos os dias pelos meus filhos, Daniella e Gabriel, os melhores frutos desta colaboração e meus organismos prediletos na história do universo. Por fim, agradeço a Ali Borden pelas ideias, muitas e profundas demais para listar aqui.

Notas

OBSERVAÇÕES SOBRE OS NOSSOS CASAIS

1   J. Sobal, B. Rauschenbach, and E. A. Frongillo, "Marital Status Changes and Body Weight Changes: A US Longitudinal Analysis", *Social Science and Medicine* 56 (2003): 1543–55. N. The and P. Gordon-Larsen, "Entry Into Romantic Partnership is Associated with Obesity", *Obesity* 17 (2009): 1441–47. D. Umberson, H. Liu, J. Mirowsky, and C. Reczek, "Parenthood and Trajectories of Change in Body Weight Over the Life Course", *Social Science and Medicine* 73 (2011): 1323–31.

2   C. Reczek, "The Promotion of Unhealthy Habits in Gay, Lesbian, and Straight Intimate Partnerships", *Social Science and Medicine* 75 (2012): 1114–21. C. Reczek and D. Umberson, "Gender, Health Behavior, and Intimate Relationships: Lesbian, Gay, and Straight Contexts", *Social Science and Medicine* 74 (2102): 1783–90.

CAPÍTULO 1: DE RELACIONAMENTOS SAUDÁVEIS A CORPOS SAUDÁVEIS

3   R. Estruch, E. Ros, and J. Salas-Salvado, et al., "Primary Prevention of Cardiovascular Disease with a Mediterranean Diet," *New England Journal of Medicine* 368 (2013): 1279–90. T. S. Church, C. P. Earnest, J. S. Skinner, and S. N. Blair, "Effects of Different Doses of Physical Activity on Cardiorespiratory Fitness Among Sedentary, Overweight, or Obese Postmenopausal Women with Elevated Blood Pressure: A Randomized Controlled Trial", *Journal of the American Medical Association* 297 (2007): 2081–91. D. Mozaffarian, T. Hao, E. B. Rimm, W. C. Willett, and F. Hu, "Changes in Diet and Lifestyle

and Long-term Weight Gain in Women and Men," *New England Journal of Medicine* 364 (2011): 2392–404. D. Riebe, B. Blissmer, G. Greene, M. Caldwell, L. Ruggiero, K. M. Stillwell, and C. R. Nigg, "Long-term Maintenance of Exercise and Healthy Eating Behaviors in Overweight Adults", *Preventive Medicine* 40 (2005): 769–78. Look AHEAD Research Group, "Long-term Effects of a Lifestyle Intervention on Weight and Cardiovascular Risk Factors in Individuals with Type 2 Diabetes Mellitus: Four-year Results of the Look AHEAD Trial", *Archives of Internal Medicine* 170 (2010): 1566–75.

4   L. H. Kushi, C. Doyle, and M. McCullough, et al., "American Cancer Society Guidelines on Nutrition and Physical Activity for Cancer Prevention", *CA: A Cancer Journal for Clinicians* 62 (2102): 30–67.

5   C. L. Bish, H. M. Blanck, and M. K. Serdula, et al., "Diet and Physical Activity Behaviors Among Americans Trying to Lose Weight: 2000 Behavioral Risk Factor Surveillance System", *Obesity Research* 13 (2005): 596–607. J. P. Weiner, S. M. Goodwin, and H. Y. Chang, et al., "Impact of Bariatric Surgery on Health Care Costs of Obese Persons: A 6-Year Follow-up of Surgical and Comparison Cohorts Using Health Plan Data", *JAMA Surgery* (2013): 1–8. "US Weight Loss Market Worth 60.9 Billion", http://www.prweb.com/releases/2011/5/prweb8393658.htm, acessado em 21 de junho de 2013. "Cost of Weight Loss in America: Many Americans Would Forgo a Job Promotion to Lose 10 Pounds, Reports Nutrisystem Diet Index", http://www.nutrisystemnews.com/2010/08/cost-of-weight-loss-in-america-many-americans-would-forgo-a-job-promotion-to-lose-10-pounds-reports-nutrisystem-diet-index/, acessado em 21 de junho de 2013.

6   Wang, M. A. Beydoun, and L. Liang, et al., "Will All Americans Become Overweight or Obese? Estimating the Progression and Cost of the US Obesity Epidemic", *Obesity* 16 (2008): 2323–30.

7   C. D. Harris, K. B. Watson, and S. A.Carlson, et al., "Adult Participation in Aerobic and Muscle-Strengthening Physical Activities—Estados Unidos, 2011," *Morbidity and Mortality Weekly Report* 62 (2013): 326–30. A. S. Go, D. Mozaffarian, and V. L. Roger, et al., "Executive Summary: Heart Disease and Stroke Statistics—2013 Update", *Circulation* 127 (2013): 143–52. D. E. King, A. G. Mainous III, M Carnemolla, and C. J. Everett, "Adherence to Healthy Lifestyle Habits in US Adults, 1988–2006", *American Journal of Medicine* 122 (2009): 528–34. D. E. King, A. G. Mainous III, and C. A.

Lambourne, "Trends in Dietary Fiber Intake in the United States, 1999–2008", *Journal of the Academy of Nutrition and Dietetics* 112 (2012): 642–48. P. Coxson, N. R Cook, and M. Joffres, et al., "Mortality Benefits From US Population-wide Reduction in Sodium Consumption: Novelty and Significance Projections From 3 Modeling Approaches", *Hypertension* 61 (2013): 564–70. R. Rosenheck, "Fast Food Consumption and Increased Caloric Intake: A Systematic Review of a Trajectory Toward Weight Gain and Obesity Risk", *Obesity Reviews* 9 (2008): 535–47.

8   B. M. King, "The Modern Obesity Epidemic: Ancestral Hunter-Gatherers, and the Sensory/Reward Control of Food Intake", *American Psychologist* 68 (2013): 88–96.

9   J. P. Block, S. K. Condon, and K. Kleinman, et al., "Consumers' Estimation of Calorie Content at Fast Food Restaurants: Cross Sectional Observational Study", *British Medical Journal* 346 (2013): 2907. D. Lansky and K. D. Brownell, "Estimates of Food Quantity and Calories: Errors in Self-report Among Obese Patients", *American Journal of Clinical Nutrition* 35 (1982): 727–32.

10 D. A. Kessler, *The End of Overeating: Taking Control of the Insatiable American Appetite* (Nova York: Rodale, 2009).

11 J. T. Cacioppo and W. Patrick, *Loneliness: Human Nature and the Need for Social Connection* (Nova York: W. W. Norton, 2008). J. Barth, S. Schneider, and R. von Känel, "Lack of Social Support in the Etiology and the Prognosis of Coronary Heart Disease: A Systematic Review and Meta-analysis", *Psychosomatic Medicine* 72 (2010): 229–38.

12 J. Holt-Lunstad, T. B. Smith, and J. B. Layton, "Social Relationships and Mortality Risk: A Meta-analytic Review," *PLoS Medicine* 7 (2010): e316. J. S. House, K. R. Landis, and D. Umberson, "Social Relationships and Health", *Science* 241 (1988): 540–45. C. M. Proulx and L. A. Snyder-Rivas, "The Longitudinal Associations Between Marital Happiness, Problems, and Self-rated Health", *Journal of Family Psychology* 27 (2013): 194–202.

13 A. Di Castelnuovo, G. Quacquaruccio, and M. B. Donati, et al., "Spousal Concordance for Major Coronary Risk Factors: A Systematic Review and Meta-analysis", *American Journal of Epidemiology* 169 (2009): 1–8. D. M. Meyler, J. P. Stimpson, and M. K. Peek, "Health Concordance Within

320 CASAIS INTELIGENTES EMAGRECEM JUNTOS

Couples: A Systematic Review", *Social Science and Medicine* 64 (2007): 2297–310.

14 A. L. Jurg, W. Wen, and H. L. Li, et al., "Spousal Correlations for Lifestyle Factors and Selected Diseases in Chinese Couples", *Annals of Epidemiology* 16 (2006): 285–91. S. D. Pike, D. A. Wood, A. L. Kinmonth, and S. G. Thompson, "Change in Coronary Risk and Coronary Risk Factor Levels in Couples Following Lifestyle Intervention: The British Family Heart Study", *Archives of Family Medicine* 6 (1997): 354–60.

15 T. A. Falba and J. L. Sindelar, "Spousal Concordance in Health Behavior Change", *Health Services Research* 43 (2008): 96–116.

16 J. Hippisley-Cox, C. Coupland, and M. Pringle, et al., "Married Couples' Risk of Same Disease: Cross Sectional Study", *British Medical Journal* 325 (2002): 636–40.

17 C. E. Cutrona, *Social Support in Marriage* (Thousand Oaks, CA: Sage, 1996). K. T. Sullivan and J. Davila, eds., *Support Processes in Intimate Relationships* (Nova York: Oxford University Press, 2010).

18 J. P. Gouin, C. S. Carter, and H. Pournajafi-Nazarloo, et al., "Marital Behavior, Oxytocin, Vasopressin, and Wound Healing", *Psychoneuroendocrinology* 35 (2010): 1082–90.

19 J. C. Coyne, M. J. Rohrbaugh, and V. Shoham, et al., "Prognostic importance of marital quality for survival of congestive heart failure", *American Journal of Cardiology* 88 (2001): 526–29. M. J. Rohrbaugh, M. R. Mehl, and V. Shoham, et al., "Prognostic Significance of Spouse *We* Talk in Couples Coping with Heart Failure", *Journal of Consulting and Clinical Psychology* 76 (2008): 781–89.

20 T. B. Hong, M. M. Franks, and R. Gonzalez, et al., "A Dyadic Investigation of Exercise Support Between Cardiac Patients and Their Spouses", *Health Psychology* 24 (2005): 430–34.

21 V. E. Bovbjerg, B. S. McCann, and D. J. Brief, et al., "Spouse Support and Long-term Adherence to Lipid-lowering Diets", *American Journal of Epidemiology* 141 (1995): 451–60.

22 A. A. Gorin, H. A. Raynor, and J. Fava, et al., "Randomized Controlled Trial of a Comprehensive Home Environment-Focused Weight-Loss Program for Adults", *Health Psychology* 32 (2013): 128–37.

Notas 321

23 D. R. Black, L. J. Gleser, and K. J. Kooyers, "A Meta-analytic Evaluation of Couples Weight-Loss Programs", *Health Psychology* 9 (1990): 330-47. K. Kelsey, J. L. Earp, and B. G. Kirkley, "Is Social Support Beneficial for Dietary Change? A Review of the Literature", *Family and Community Health* 20 (1997): 70-82. N. McLean, S. Griffin, K. Toney, and W. Hardeman, "Family Involvement in Weight Control, Weight Maintenance and Weight-Loss Interventions:A Systematic Review of Randomised Trials", *International Journal of Obesity* 27 (2003): 987-1005. M. R. DiMatteo, "Social Support and Patient Adherence to Medical Treatment: A Meta-Analysis", *Health Psychology* 23 (2004): 207-18. M. W. Verheijden, J. C. Bakx, and C. van Weel, et al., "Role of Social Support in Lifestyle-Focused Weight Management Interventions", *European Journal of Clinical Nutrition* 59 (2005, Suppl. 1): S179-86. L. M. Martire, R. Schulz, and V. S. Helgeson, et al., "Review and Meta-analysis of Couple-Oriented Interventions for Chronic Illness", *Annals of Behavioral Medicine* 40 (2010): 325-42.

CAPÍTULO 2: COMO OS RELACIONAMENTOS AFETAM A SAÚDE

24 R. Golan, D. Schwarzfuchs, M. J. Stampfer, and I. Shai, "Halo Effect of a Weight-Loss Trial on Spouses: The DIRECT-Spouse Study", *Public Health Nutrition* 13, no. 4 (2009): 544-49, doi: 10.1017/s1368980009991273.

25 J. W. Thibaut and H. H. Kelley, *The Social Psychology of Groups* (Nova York: Wiley, 1959).

26 N. D. Glenn and C. N. Weaver, "The Contribution of Marital Happiness to Global Happiness," *Journal of Marriage and the Family* 43 (1981): 61-68. D. Heller, D. Watson, and R. Ilies, "The Role of Person Versus Situation In Life Satisfaction: A Critical Examination", *Psychological Bulletin* 130 (2004): 574-600.

27 J. A. Coan, H. S. Schaefer, and R. J. Davidson, "Lending a Hand: Social Regulation of the Neural Response to Threat", *Psychological Science* 17 (2006): 1032-39.

28 M. A. Lieberman, "The Effects of Social Supports on Response to Stress", in L. Goldberger and S. Breznitz, eds., *Handbook of Stress: Theoretical and Clinical Aspects* (Nova York: Academic Press reprint, 1982): 764-84.

322 CASAIS INTELIGENTES EMAGRECEM JUNTOS

29 J. C. Coyne and A. DeLongis, "Going Beyond Social Support: The Role of Social Relationships in Adaptation", *Journal of Consulting and Clinical Psychology* 5 (1986): 454–60.

30 B. M. DePaulo, M. E. Ansfield, S. E. Kirkendol, and J. M. Boden, "Serious Lies," *Basic and Applied Social Psychology* 26, nos. 2–3 (2004), 147–67, doi: 10.1080/01973533.2004.9646402.

31 G. R. Birchler, R. L. Weiss, and J. P. Vincent, "Multimethod Analysis of Social Reinforcement Exchange between Maritally Distressed and Nondistressed Spouse and Stranger Dyads", *Journal of Personality and Social Psychology* 31 (1975): 349–60.

32 L. A. Neff and B. R. Karney, "Stress Crossover in Newlywed Marriage: A Longitudinal and Dyadic Perspective", *Journal of Marriage and Family* 69 (2007): 594–607.

33 C. F. Bove, J. Sobal, and B. S. Rauschenbach, "Food Choices Among Newly Married Couples: Convergence, Conflict, Individualism, and Projects", *Appetite* 40 (2003): 25–41. C. N. Markey, J. N. Gomel, and P. M. Markey, "Romantic Relationships and Eating Regulation: An Investigation of Partners' Attempts to Control Each Other's Eating Behaviors", *Journal of Health Psychology* 13 (2008): 422–32.

34 B. Wansink, *Mindless Eating: Why We Eat More Than We Think* (Nova York: Bantam, 2006).

35 N. C. Gyurcsik, S. R. Bray, and D. R. Brittain, "Coping with Barriers to Vigorous Physical Activity During Transition to University", *Family and Community Health* 27 (2004): 130. T. G. Plante, L. Coscarelli, and M. Ford, "Does Exercising with Another Enhance the Stress-Reducing Benefits of Exercise?": *International Journal of Stress Management* 8 (2001): 201–13. N. Triplett, "The Dynamogenic Factors in Pacemaking and Competition", *American Journal of Psychology* 9 (1898): 507–33. C. J. Worringhama and D. M. Messicka, "Social Facilitation of Running: An Unobtrusive Study", *Journal of Social Psychology* 121 (1983): 23–29.

36 P. L. Berger and H. Kellner, "Marriage and the Construction of Reality: An Exercise in the Microsociology of Knowledge", *Diogenes* 46 (1964): 1–24.

37 W. B. Swann, C. De La Ronde, and J. G. Hixon, "Authenticity and Positivity Strivings in Marriage and Courtship", *Journal of Personality and Social*

Psychology 66 (1994): 857–69. L. A. Neff and B. R. Karney, "To Know You Is to Love You: The Implications of Global Adoration and Specific Accuracy for Marital Relationships", *Journal of Personality and Social Psychology* 88, no. 3 (2005): 480–97.

38 S. L. Murray, J. G. Holmes, and D. W. Griffin, "The Self-Fulfilling Nature of Positive Illusions in Romantic Relationships: Love Is Not Blind, But Prescient", *Journal of Personality and Social Psychology* 71 (1996): 1155–80. C. E. Rusbult, E. J. Finkel, and M. Kumashiro, "The Michelangelo Phenomenon", *Current Directions in Psychological Science* 18, no. 6 (2009): 305–9.

39 A. Christensen and N. S. Jacobson, *Reconcilable Differences* (Nova York: Guilford, 2002).

40 L. A. Neff and B. R. Karney, "To Know You Is to Love You."

41 J. Weiselquist, C. E. Rusbult, C. A. Foster, and C. R. Agnew, "Commitment, Pro-Relationship Behavior, and Trust in Close Relationships", *Journal of Personality and Social Psychology* 77 (1999): 942–66. P. A. M. Van Lange, C. E. Rusbult, S. M. Drigotas, X. B. Arriaga, B. S. Witcher, and C. L. Cox, "Willingness to Sacrifice in Close Relationships", *Journal of Personality and Social Psychology* 72, no. 6 (1997): 1373–95.

42 D. J. Johnson and C. E. Rusbult, "Resisting Temptation: Devaluation of Alternative Partners as a Means of Maintaining Commitment in Close Relationships", *Journal of Personality and Social Psychology* 57 (1989): 967–80.

43 E. J. Finkel, C. E. Rusbult, M. Kumashiro, and P. A. Hannon, "Dealing with Betrayal in Close Relationships: Does Commitment Promote Forgiveness?" *Journal of Personality and Social Psychology* 82, no. 6 (2002): 956–74

44 J. Polivy and C. P. Herman, "If at First You Don't Succeed: False Hopes of Self-Change", *American Psychologist* 57, no. 9 (2002): 677–89.

45 Para uma análise meticulosa da pesquisa que levou a esta conclusão, ver M. R. Lowe, "Self-Regulation of Energy Intake in the Prevention and Treatment of Obesity: Is It Feasible?" *Obesity Research* 11 (2003, Suppl. 1): 44S–59S.

CAPÍTULO 3: O BÊ-Á-BÁ DE DAR E RECEBER AJUDA

46 R. Golan, D. Schwarzfuchs, M. J. Stampfer, and I. Shai, "Halo Effect of a Weight-Loss Trial on Spouses: The DIRECT-Spouse Study", *Public Health Nutrition* 13, no. 4 (2009): 544–49, doi: 10 1017/s1368980009991273.

47 A. A. Gorin, R. R. Wing, and J. L. Fava, et al., "Weight Loss Treatment Influences Untreated Spouses and the Home Environment: Evidence of the Ripple Effect", *International Journal of Obesity* 32 (2008): 1678–84. M. Sexton, D. Bross, and J. R. Hebel, et al., "Risk-factor Changes in Wives with Husbands at High Risk of Coronary Heart Disease (CHD): The Spin-Off Effect", *Journal of Behavioral Medicine* 10 (1987): 251–61. T. Matsuo, M. K. Kim, and Y. Murotake, et al., "Indirect Lifestyle Intervention Through Wives Improves Metabolic Syndrome Components in Men", *International Journal of Obesity* 34, (2010): 136-45.

48 N. Bolger and D. Amarel, "Effects of Social Support Visibility on Adjustment to Stress: Experimental Evidence", *Journal of Personality and Social Psychology* 92 (2007): 458–745.

49 M. Lewis, C. M. McBride, and K. I. Pollak, et al., "Understanding Health Behavior Change Among Couples: An Interdependence and Communal Coping Approach", *Social Science and Medicine* 62 (2006): 1369–80. M. Lewis and R. M. Butterfield, "Social Control in Marital Relationships: Effect of One's Partner on Health Behaviors", *Journal of Applied Social Psychology* 37 (2007): 298–319. A. L. Meltzer, J. K. McNulty, and B. R. Karney, "Social Support and Weight Maintenance in Marriage: The Interactive Effects of Support Seeking, Support Provision, and Gender", *Journal of Family Psychology* 26 (2012): 678–87. S. A. Novak and G. D. Webster, "Spousal Social Control during a Weight Loss Attempt: A Daily Diary Study", *Personal Relationships* 18 (2011): 224–41. J. S. Tucker and J. S. Mueller, "Spouses' Social Control of Health Behaviors: Use and Effectiveness of Special Strategies", *Personality and Social Psychology Bulletin* 26 (2000): 1120–30.

50 J. O. Prochaska and C. C. Di-Clemente, *The Transtheoretical Approach: Crossing the Traditional Boundaries of Change* (Homewood, IL: Irwin, 1984).

51 C. J. Armitage, P. Sheeran, M. Conner, and M. A. Arden, "Stages of Change or Changes of Stage? Predicting Transitions in Transtheoretical Model Stages in Relation to Healthy Food Choice", *Journal of Consulting and Clinical Psychology* 72, (2004): 491–99.

52 M. D. Johnson, C. L. Cohan, and J. Davila, et al., "Problem-Solving Skills and Affective Expressions as Predictors of Change in Marital Satisfaction", *Journal of Consulting and Clinical Psychology* 73 (2005): 15–27. L. A. Pasch and T. N. Bradbury, "Social Support, Conflict, and the Development of Marital Dysfunction", *Journal of Consulting and Clinical Psychology* 66 (1998): 219–30.

Notas   325

53   N. C. Overall, G. J. O. Fletcher, J. A. Simpson, and C. G. Sibley, "Regulating Partners in Intimate Relationships: The Costs and Benefits of Different Communication Strategies", *Journal of Personality and Social Psychology* 96 (2009): 620–39. N. C. Overall, G. J. O. Fletcher, and J. A. Simpson, "Helping Each Other Grow: Romantic Partner Support, Self-Improvement, and Relationship Quality", *Personality and Social Psychology Bulletin* 36 (2010): 1496–513. M. M. Oriña, W. Wood, and J. A. Simpson, "Strategies of Influence in Close Relationships", *Journal of Experimental Social Psychology* 38 (2002): 459–72.

CAPÍTULO 4: COMER CORRETAMENTE
E A INFLUÊNCIA MÚTUA

54   Ver C. Stockmyer, "Remember When Mom Wanted You Home for Dinner?", *Nutrition Reviews* 59 (2001): 57–60.

CAPÍTULO 5: COMER CORRETAMENTE
E A COMPREENSÃO MÚTUA

55   J. S. Tucker and J. S. Mueller, "Spouses' Social Control of Health Behaviors: Use and Effectiveness of Special Strategies," *Personality and Social Psychology Bulletin* 26 (2000): 1120–30. J. S. Tucker and S. L. Anders, "Social Control of Health Behaviors in Marriage", *Journal of Applied Social Psychology* 31 (2001): 467–85. M.A.P. Stephens, K. S. Rook, and M. M. Franks, et al., "Spouses' Use of Social Control to Improve Diabetic Patients' Dietary Adherence", *Families, Systems, & Health* 28 (2010): 199–208.

CAPÍTULO 6: COMER CORRETAMENTE E O COMPROMISSO
DE LONGO PRAZO

56   C. D. Gardner, A. Kiazand, S. Alhassan, S. Kim, R. S. Stafford, R. R. Balise, H. C. Kraemer, and A. C. King, "Comparison of the Atkins, Zone, Ornish, and LEARN Diets for Change in Weight and Related Risk Factors Among Overweight Premenopausal Women: The A TO Z Weight Loss Study: A Randomized Trial", *JAMA: The Journal of the American Medical Association* 297, no. 9 (2007): 969–77, doi: 10.1001/jama.297.9.969.

57 M. G. Perri and P. R. Fuller, "Success and Failure in the Treatment of Obesity: Where Do We Go From Here?", *Medicine, Exercise, Nutrition, and Health* 4 (1995): 255–72.

58 D. Garner and S. Wooley, "Confronting the Failure of Behavioral and Dietary Treatments for Obesity", *Clinical Psychology Review* 11 (1991): 729–80.

59 D. W. Swanson and F. A. Dinello, "Follow-up of Patients Starved for Obesity", *Psychosomatic Medicine* 32 (1970): 209–14.

60 T. Mann, A. J. Tomiyama, E. Westling, A. M. Lew, B. Samuels, and J. Chatman, "Medicare's Search for Effective Obesity Treatments: Diets Are Not the Answer", *American Psychologist* 62, no. 3 (2007): 220–33, doi: 10.1037/0003-066x.62.3.220.

61 S. N. Shick, R. R. Wing, M. L. Klem, M. T. McGuire, J. O. Hill, and H. M. Seagle, "Persons Successful at Long-Term Weight Loss and Maintenance Continue to Consume a Low Calorie, Low Fat Diet", *Journal of the American Dietetic Association* 98 (1998): 408–13.

62 E. T. Higgins, "Beyond Pleasure and Pain", *American Psychologist* 52 (1997): 1280–1300.

63 G. Oettingen, H. Pak, and K. Schnetter, "Self-Regulation of Goal-Setting: Turning Free Fantasies about the Future into Binding Goals", *Journal of Personality and Social Psychology* 80, no. 5 (2001): 736.

64 M. A. Adriaanse, G. Oettingen, P. M. Gollwitzer, E. P. Hennes, D. T. D. de Ridder, and J. B. F. de Wit, "When Planning Is Not Enough: Fighting Unhealthy Snacking Habits by Mental Contrasting with Implementation Intentions (MCII)", *European Journal of Social Psychology* 40, no. 7 (2010): 1277–93, doi: 10.1002/ejsp.730.

65 D. Ariely, *The Upside of Irrationality* (Nova York: HarperCollins, 2010).

66 J. Polivy and C. P. Herman, "If at First You Don't Succeed: False Hopes of Self-Change", *American Psychologist* 57, no. 9 (2002): 677–89.

67 P. M. Gollwitzer and G. Oettingen, "The Emergence and Implementation of Health Goals", *Psychology & Health* 13, no. 4 (1998): 687–715.

Notas   327

CAPÍTULO 7: SAIR DO SEDENTARISMO E A INFLUÊNCIA MÚTUA

68   C. D. Reimers, G. Knapp, and A. K. Reimers, "Does Physical Activity Increase Life Expectancy? A Review of the Literature", *Journal of Aging Research* 1–9 (2012): doi: 10.1155/2012/243958.

69   W. J. Rejeski and S. L. Mihalko, "Physical Activity and Quality of Life in Older Adults", *The Journals of Gerontology Series A: Biological Sciences and Medical Sciences* 56 (2001, Suppl. 2): 23–35, doi: 10.1093/gerona/56. suppl_2.23.

70   J. P. Maher, S. E. Doerksen, S. Elavsky, A. L. Hyde, A. L. Pincus, N. Ram, and D. E. Conroy, "A Daily Analysis of Physical Activity and Satisfaction with Life in Emerging Adults", *Health Psychology* 32 (2012): 647–56, doi: 10.1037/a0030129.

71   A. Rozanski, "Exercise as Medical Treatment for Depression," *Journal of the American College of Cardiology* 60, no. 12 (2012): 1064–66, doi: 10.1016/j. jacc.2012.05.015.

72   J. A. Blumenthal, A. Sherwood, and M. A. Babyak, et al., "Exercise and Pharmacological Treatment of Depressive Symptoms in Patients with Coronary Heart Disease", *Journal of the American College of Cardiology* 60, no. 12 (2012): 1053–63, doi: 10.1016/j. jacc.2012.04.040.

73   C. J. Zelasko, "Exercise for Weight Loss", *Journal of the American Dietetic Association* 95, no. 12 (1995): 1414–17, doi: 10.1016/s0002-8223(95)00371-1.

74   W. C. Miller, D. Koceja, and E. Hamilton, "A Meta-Analysis of the Past 25 Years of Weight Loss Research Using Diet, Exercise or Diet Plus Exercise Intervention", *International Journal of Obesity* 21, no. 10 (1997): 941–47.

75   S. N. Blair, M. J. LaMonte, and M. Z. Nichaman, "The Evolution of Physical Activity Recommendations: How Much Is Enough?", *The American Journal of Clinical Nutrition* 79, no. 5 (2004): 913S–20S.

76   US Department of Health and Human Services, *The Surgeon General's Vision for a Healthy and Fit Nation* (Rockville, MD: US Department of Health and Human Services, Office of the Surgeon General, 2010).

77   Centers for Disease Control and Prevention, *State Indicator Report on Physical Activity* (Atlanta, GA: US Department of Health and Human Services, 2010).

328 CASAIS INTELIGENTES EMAGRECEM JUNTOS

78   P. Gellert, J. P. Ziegelmann, L. M. Warner, and R. Schwarzer, "Physical Activity Intervention in Older Adults: Does a Participating Partner Make a Difference?", *European Journal of Ageing* 8, no. 3 (2011): 211–19, doi: 10.1007/s10433-011-0193-5.

79   D. Ariely, *The Upside of Irrationality* (Nova York: HarperCollins, 2010).

CAPÍTULO 8: SAIR DO SEDENTARISMO E A COMPREENSÃO MÚTUA

80   M. M. Franks, C. G. Shields, and E. Lim, et al., "I Will if You Will: Similarity in Married Partners' Readiness to Change Health Risk Behaviors", *Health Education and Behavior* 39 (2012): 324–31.

81   S. L. Murray, J. G. Holmes, and D. W. Griffin, et al., "The Mismeasure of Love: How Self-doubt Contaminates Relationship Beliefs", *Personality and Social Psychology Bulletin* 27 (2001): 423–36.

82   G. Stadler, G. Oettingen, and P. Gollwitzer, "Physical Activity in Women: Effects of a Self-Regulation Intervention", *American Journal of Preventive Medicine* 36 (2009): 29–34.

CAPÍTULO 9: SAIR DO SEDENTARISMO E O COMPROMISSO DE LONGO PRAZO

83   R. P. Troiano, D. Berrigan, K. W. Dodd, L. C. Mâsse, T. Tilert, and M. McDowell, "Physical Activity in the United States Measured by Accelerometer", *Medicine and Science in Sports and Exercise* 40 (2008): 181–88.

84   R. M. Malina, "Physical Activity and Fitness: Pathways from Childhood to Adulthood," *American Journal of Human Biology* 13, no. 2 (2001): 162–72, doi: 10.1002/1520–6300(200102/03)13:2[162::aid-ajhb1025]3.0.co;2-t. D. P. Scharff, S. Homan, M. Kreuter, and L. Brennan, "Factors Associated with Physical Activity in Women Across the Life Span: Implications for Program Development", *Women & Health* 29, no. 2 (1999): 115–34, doi: 10.1300/J013v29n02_08.

85   P. Gordon-Larsen, M. C. Nelson, and B. M. Popkin, "Longitudinal Physical Activity and Sedentary Behavior Trends", *American Journal of Preventive Medicine* 27, no. 4 (2004): 277–83, doi: 10.1016/j.amepre.2004.07.006.

86 T. M. DiLorenzo, R. C. Stucky-Ropp, J. S. Vander Wal, and H. J. Gotham, "Determinants of Exercise among Children. II. A Longitudinal Analysis", *Preventive Medicine* 27, no. 3 (1998): 470–77, doi: http://dx.doi.org/10.1006/pmed.1998.0307.

87 J. Lefevre, R. M. Philippaerts, and K. Delvaux, et al., "Daily Physical Activity and Physical Fitness From Adolescence to Adulthood: A Longitudinal Study", *American Journal of Human Biology* 12, no. 4 (2000): 487–97, doi: 10.1002/1520-6300(200007/08)12:4[487::aid-ajhb8]3.0.co;2-w.

88 M. L. Booth, A. Bauman, N. Owen, and C. J. Gore, "Physical Activity Preferences, Preferred Sources of Assistance, and Perceived Barriers to Increased Activity among Physically Inactive Australians", *Preventive Medicine* 26, no. 1 (1997): 131–37, doi: http://dx.doi.org/10.1006/pmed.1996.9982.

89 D. P. Scharff, S. Homan, M. Kreuter, and L. Brennan, "Factors Associated with Physical Activity in Women Across the Life Span: Implications for Program Development."

90 D. E. Conroy, J. P. Maher, S. Elavsky, A. L. Hyde, and S. E. Doerksen, "Sedentary Behavior as a Daily Process Regulated by Habits and Intentions", *Health Psychology* (2013), doi: 10.1037/a0031629.

91 N. W. Van Yperen and B. P. Buunk, "A Longitudinal Study of Equity and Satisfaction in Intimate Relationships", *European Journal of Social Psychology* 20 (1990): 287–309.

92 D. M. Williams, S. Dunsiger, J. T. Ciccolo, and B. A. Lewis, et al., "Acute Affective Response to a Moderate-Intensity Exercise Stimulus Predicts Physical Activity Participation 6 and 12 Months Later", *Psychology of Sport and Exercise* 9 (2008): 231–45.

93 P. Ekkekakis, "Let Them Roam Free?: Physiological and Psychological Evidence for the Potential of Self-Selected Exercise Intensity in Public Health", *Sports Medicine* 39, no. 10 (2009): 857–88. P. Ekkekakis, G. Parfitt, and S. J. Petruzzello, "The Pleasure and Displeasure People Feel when They Exercise at Different Intensities: Decennial Update and Progress Towards a Tripartite Rationale for Exercise Intensity Prescription", *Sports Medicine* 41, no. 8 (2011): 641–71.

94 L. Y. Abramson, M. E. P. Seligman, and J. F. Teasdale, "Learned Helplessness in Humans: Critique and Reformulation", *Journal of Abnormal Psychology* 87, no. 1 (1978): 49–74.

330 CASAIS INTELIGENTES EMAGRECEM JUNTOS

95 M. C. Angermeyer, N. Bull, S. Bernert, S. Dietrich, and A. Kopf, "Burnout of Caregivers: A Comparison Between Partners of Psychiatric Patients and Nurses", *Archives of Psychiatric Nursing* 20, no. 4 (2006): 158–65, doi: 10.1016/j.apnu.2005.12.004.

EPÍLOGO: RELACIONAMENTOS MELHORES CONTRIBUEM PARA PARCEIROS MAIS SAUDÁVEIS... E PARCEIROS MAIS SAUDÁVEIS CONTRIBUEM PARA RELACIONAMENTOS MELHORES

96 J. C. Norcross, M. S. Mryalko, and M. D. Blagys, "Auld Lang Syne: Success Predictors, Change Processes, and Self-Reported Outcomes of New Year's Resolvers and Nonresolvers", *Journal of Clinical Psychology* 58 (2002): 397–405. J. C. Norcross, A. C. Ratzin, and D. Payne, "Ringing in the New Year: The Change Processes and Reported Outcomes of Resolutions", *Addictive Behaviors* 14, no. 2 (1989): 205–212.

97 E. E. Ford, C. Li, and G. Zhao, et al., "Trends in Low-Risk Lifestyle Factors among Adults in the United States: Findings from the Behavioral Risk Factor Surveillance System 1996–2007", *Preventive Medicine* 51 (2010): 403–7. E. S. Ford, M. M. Bergmann, and H. Boeing, et al., "Healthy Lifestyle Behaviors and All-Cause Mortality among Adults in the United States", *Preventive Medicine* 55 (2012): 23–27.

98 A. Weil, *Why Our Health Matters: A Vision of Medicine That Can Transform Our Future* (Nova York: Hudson Street Press, 2009).

99 L. Djoussé, J. A. Driver, and J. M. Gaziano, "Relation Between Modifiable Lifestyle Factors and Lifetime Risk of Heart Failure", *Journal of the American Medical Association* 302 (2009): 394–400. E. S. Ford, M. M. Bergmann, and J. Kroger, et al., "Healthy Living Is the Best Revenge: Findings from the European Prospective Investigation into Cancer and Nutrition—Potsdam Study", *Archives of Internal Medicine* 169 (2009): 1355–62. Y. Gu, J. W. Nieves, and Y. Stern, et al., "Diet and Prevention of Alzheimer Disease", *Archives of Neurology* 67 (2010): 699–706. D. E. King, A. G. Mainous, and M. E. Geesey, "Turning Back the Clock: Adopting a Healthy Lifestyle in Middle Age", *American Journal of Medicine* 120 (2007): 598–603. L. H. Kushi, et al., "American Cancer Society Guidelines on Nutrition and Physical Activity for Cancer Prevention: Reducing the Risk of Cancer With Healthy Food Choices and Physical Activity", *Cancer Journal for Clinicians* 62 (2012): 30–67. A. Nicolucci, S. Balducci,

and P. Cardelli, et al., "Relationship of Exercise Volume to Improvements of Quality of Life with Supervised Exercise Training in Patients with Type 2 Diabetes in a Randomized Controlled Trial: The Italian Diabetes and Exercise Study (IDES)", *Diabetologia* 55 (2012): 579–88. D. E. R. Warburton, C. W. Nicol, and S. S. D. Bredin, "Health Benefits of Physical Exercise: The Evidence", *Canadian Medical Association Journal* 174 (2006): 801–9.

100 D. Mozaffarian, T. Hao, and E. B. Rimm, et al., "Changes in Diet and Lifestyle and Long-Term Weight Gain in Women and Men", *The New England Journal of Medicine* 364 (2011): 2392–404. D. Riebe, B. Blissmer, and G. Greene, et al., "Long-Term Maintenance of Exercise and Healthy Eating Behaviors in Overweight Adults," *Preventive Medicine* 40 (2005): 769–78. Look AHEAD Research Group, "Long-Term Effects of a Lifestyle Intervention on Weight and Cardiovascular Risk Factors in Individuals with Type 2 Diabetes Mellitus: Four-Year Results of the Look AHEAD Trial," *Archives of Internal Medicine* 170 (2010): 1566–75.

101 B. A. White, C. C. Horwath, and T. S. Conner, "Many Apples a Day Keep the Blues Away—Experiences of Negative and Positive Affect and Food Consumption in Young Adults", *British Journal of Health Psychology* (2013). M. Wichers, F. Peeters, and B. P. F. Rutten, et al., "A Time-Lagged Momentary Assessment of Daily Life Physical Activity and Affect", *Health Psychology* 31 (2012): 135–44.

102 G. D. Brinkworth, J. D. Buckley, and M. Noakes, et al., "Long-Term Effects of a Very Low-Carbohydrate Diet and a Low-Fat Diet On Mood and Cognitive and Function", *Archives of Internal Medicine* 169 (2009): 1873–80. J.-P. Chaput, V. Drapeau, and M. Hetherington, et al., "Psychobiological Impact of a Progressive Weight Loss Program in Obese Men", *Physiology and Behavior* 86 (2005): 224–32. C. Swencionis, J. Wylie-Rosett, and M. Lent, et al., "Weight Change, Psychological Well-Being, and Vitality in Adults Participating in a Cognitive-Behavioral Weight Loss Program", *Health Psychology* 32 (2013): 439–46.

103 A. Anandam, M. Akinusi, and T. Kufel, et al., "Effects of Dietary Weight Loss on Obstructive Sleep Apnea: A Meta- Analysis," *Sleep and Breathing* 17 (2012): 227–34. P. E. Peppard, T. Young, and M. Palta, et al., "Longitudinal Study of Moderate Weight Change and Sleep-Disordered Breathing", *Journal of the American Medical Association* 284 (2000): 3015–21. K. Peuhkuri, N. Shivola, and R. Korpela, "Diet Promotes Sleep Duration and Quality", *Nutrition Research* 32 (2012): 309–19.

332 CASAIS INTELIGENTES EMAGRECEM JUNTOS

104 P. Salmon, "Effects of Physical Exercise on Anxiety, Depression, and Sensitivity to Stress: A Unifying Theory," *Clinical Psychology Review* 21 (2001): 33–61. S. Toker and M. Biron, "Job Burnout and Depression: Unraveling Their Temporal Relationship and Considering the Role of Physical Activity", *Journal of Applied Psychology* 97 (2012): 699–710. A. Tsatsoulis and S. Fountoulakis, "The Protective Role of Exercise on Stress System Dysregulation and Comorbidities", *Annals of the New York Academy of Sciences* 1083 (2006): 196–213.

105 H. Francis and R. Stevenson, "The Longer-Term Impacts of Western Diet on Human Cognition and the Brain", *Appetite* 63 (2013): 119–28. F. B. Gillison, S. M. Skevington, and A. Sato, et al., "The Effects of Exercise On Quality of Life in Clinical and Healthy Populations: A Meta-Analysis", *Social Science and Medicine* 68 (2009): 1700–10. C. H. Hillman, K. I. Erickson, and A. F. Kramer, "Be Smart, Exercise Your Heart: Exercise Effects on Brain and Cognition," *Nature Reviews Neuroscience* 9 (2008): 58–65. R. Molteni, A. Wu, and S. Vaynman, et al., "Exercises Reverses the Harmful Effects of Consumption of a High-Fat Diet on Synaptic and Behavioral Plasticity Associated to the Action of Brain-Derived Neurotrophic Factor", *Neuroscience* 123 (2004): 429–40.

106 T. L. Huston and A. L. Vangelisti, "Socioemotional Behavior and Satisfaction in Marital Relationships: A Longitudinal Study", *Journal of Personality and Social Psychology* 61 (1991): 721–33.

107 A. Aron, C. C. Norman, and E. N. Aron, et al., "Couples' Shared Participation in Novel and Arousing Activities and Experienced Relationship Quality," *Journal of Personality and Social Psychology* 78 (2000): 273–84.

108 C. Reissman, A. Aron, and M. R. Bergen, "Shared Activities and Marital Satisfaction: Causal Direction and Self-Expansion Versus Boredom", *Journal of Social and Personal Relationships* 10 (1993): 243–54.

109 J. M. Graham, "Self-Expansion and Flow in Couples' Momentary Experiences: An Experience Sampling Study", *Journal of Personality and Social Psychology* 95 (2008): 679–94.

110 E. Lawrence, et al., "Objective Ratings of Relationship Skills Across Multiple Domains as Predictors of Marital Satisfaction Trajectories", *Journal of Social and Personal Relationships* 25 (2008): 445–66.

Notas   333

111   S. T. Lindau and N. Gavrilova, "Sex, Health, and Years of Sexually Active Life Gained Due to Good Health: Evidence from Two US Population-Based Cross-Sectional Surveys of Ageing", *British Medical Journal* 340 (2010): c810.

112   B. P. Gupta, H. Murad, and M. M. Clifton, et al., "The Effect of Lifestyle Modification and Cardiovascular Risk Factor Reduction on Erectile Dysfunction: A Systematic Review and Meta-Analysis", *Archives of Internal Medicine* 171 (2011): 1797–803. R. L. Kolotkin, M. Binks, and R. D. Crosby, et al., "Improvements in Sexual Quality of Life after Moderate Weight Loss", *International Journal of Impotence* 20 (2008): 487–92. R. L. Kolotkin, C. Zunker, and T. Østbye, "Sexual Functioning and Obesity", *Obesity* 20 (2012): 2325–38. J. R. White, D. A. Case, D. McWhirter, and A. M. Mattison, "Enhanced Sexual Behavior in Exercising Men", *Archives of Sexual Behavior* 19 (1990): 193–209.

113   K. Casazza, et al., "Myths, Presumptions, and Facts about Obesity", *New England Journal of Medicine* 368 (2013): 446–54.

114   L. A. Pasch and T. N. Bradbury, "Social Support, Conflict, and the Development of Marital Dysfunction", *Journal of Consulting and Clinical Psychology* 66 (1998): 219–30. K. T. Sullivan, L. A. Pasch, M. D. Johnson, and T. N. Bradbury, "Social Support, Problem-Solving, and the Longitudinal Course of Newlywed Marriage", *Journal of Personality and Social Psychology* 98 (2010): 631–44. J. C. Brunstein, G. Dangelmeyer, and O. C. Schultheiss, "Personal Goals and Social Support in Close Relationships: Effects on Relationship Mood and Marital Satisfaction", *Journal of Personality and Social Psychology* 71 (1996): 1006–19.

115   D. C. Molden, G. M. Lucas, and E. J. Finkel, et al., "Perceived Support for Promotion-Focused and Prevention-Focused Goals: Associations with Well-being in Unmarried and Married Couples", *Psychological Science* 20 (2009): 787–93. C. E. Rusbult, E. J. Finkel, and M. Kumashiro, "The Michelangelo Phenomenon", *Current Directions in Psychological Science* 18 (2009): 305–9.

116   J. Gere, U. Schimmack, R. T. Pinkus, and P. Lockwood, "The Effects of Romantic Partners' Goal Congruence on Affective Wellbeing", *Journal of Research in Personality* 45 (2011): 549–59. N. C. Overall, G. J. O. Fletcher, and J. A. Simpson, "Helping Each Other Grow: Romantic Partner Support, Self-

Improvement, and Relationship Quality", *Personality and Social Psychology Bulletin* 36 (2010): 1496–513. L. L. Verhofstadt, A. Buysse, and W. Ickes, et al., "Support Provision in Marriage: The Role of Emotional Similarity and Empathic Accuracy", *Emotion* 8 (2008): 792–802.

117 S. E. Taylor, *The Tending Instinct: How Nurturing Is Essential to Who We Are and How We Live* (Nova York: Henry Holt, 2002).

Este livro foi composto na tipologia MinionPro,
em corpo 11/16,5, impresso em papel off-white
no Sistema Cameron da Divisão Gráfica
da Distribuidora Record.